"十二五"职业教育国家规划教材
经全国职业教育教材审定委员会审定

SHEQU HULI

社区护理

（第3版）

何坪 主编

高等教育出版社·北京

内容简介

本书是"十二五"职业教育国家规划教材。

本书共分14章，重点介绍社区护理工作的基本理论与原则、基本内容与基本形式，包括社区护理概述、社区护理与社区护士、以人为本的健康照顾、以家庭为单位的健康照顾、以预防为导向的健康照顾、以社区为范围的健康照顾、社区护理的基本形式、健康教育与健康促进、社区常见健康问题护理、社区常见慢性非传染性疾病的管理、临终关怀、社区居民健康档案的建立与管理、社区护理管理、社区护理常用操作技术与技能。为加强学生的社区护理实践，本书还编有社区实习指导，供院校教学时酌情选择使用。

本书可作为高职高专护理类专业教材，也可供医学其他类专业以及卫生学校、成人教育等相关专业使用，还可供在职医护人员参考阅读。

图书在版编目（CIP）数据

社区护理 / 何坪主编 . —3版 . — 北京：高等教育出版社，2015.2

ISBN 978-7-04-041798-2

Ⅰ.①社… Ⅱ.①何… Ⅲ.①社区－护理学－高等职业教育－教材 Ⅳ.① R473.2

中国版本图书馆 CIP 数据核字（2015）第 017931 号

策划编辑	肖　娴	责任编辑	肖　娴	封面设计　李小璐	版式设计　于　婕
责任校对	窦丽娜	责任印制	刘思涵		

出版发行	高等教育出版社		网　　址	http://www.hep.edu.cn
社　　址	北京市西城区德外大街4号			http://www.hep.com.cn
邮政编码	100120		网上订购	http://www.landraco.com
印　　刷	山东鸿杰印务集团有限公司			http://www.landraco.com.cn
开　　本	787mm×1092mm　1/16			
印　　张	18.25		版　　次	2005年7月第1版
字　　数	440千字			2015年2月第3版
购书热线	010-58581118		印　　次	2015年2月第1次印刷
咨询电话	400-810-0598		定　　价	28.70元

本书如有缺页、倒页、脱页等质量问题，请到所购图书销售部门联系调换
版权所有　侵权必究
物　料　号　41798-00

《社区护理》(第3版)编写人员

主　编　何　坪

副主编　刘紫萍　王海英

编　者（以姓氏汉语拼音为序）

蔡　莉（四川卫生康复职业学院）
何　坪（重庆医药高等专科学校）
何新华（宜春职业技术学院）
何雪娟（沧州医学高等专科学校）
李曼霞（重庆医科大学附属第一医院）
刘紫萍（天津医学高等专科学校）
罗艳芳（湖南中医药高等专科学校）
莫秀梅（广州医学院护理学院）
全香兰（大庆医学高等专科学校）
苏建平（哈尔滨医科大学附属第五医院）
陶　慧（昆明医科大学护理学院）
王海英（滨州职业学院）
赵樊成（西安交通大学医学院附设卫生学校）
周　标（浙江省疾病预防控制中心）
周佳丽（重庆医药高等专科学校）

秘　书　刘　彦（重庆医药高等专科学校）

出版说明

教材是教学过程的重要载体,加强教材建设是深化职业教育教学改革的有效途径,推进人才培养模式改革的重要条件,也是推动中高职协调发展的基础性工程,对促进现代职业教育体系建设,切实提高职业教育人才培养质量具有十分重要的作用。

为了认真贯彻《教育部关于"十二五"职业教育教材建设的若干意见》(教职成〔2012〕9号),2012年12月,教育部职业教育与成人教育司启动了"十二五"职业教育国家规划教材(高等职业教育部分)的选题立项工作。作为全国最大的职业教育教材出版基地,我社按照"统筹规划,优化结构,锤炼精品,鼓励创新"的原则,完成了立项选题的论证遴选与申报工作。在教育部职业教育与成人教育司随后组织的选题评审中,由我社申报的1 338种选题被确定为"十二五"职业教育国家规划教材立项选题。现在,这批选题相继完成了编写工作,并由全国职业教育教材审定委员会审定通过后,陆续出版。

这批规划教材中,部分为修订版,其前身多为普通高等教育"十一五"国家级规划教材(高职高专)或普通高等教育"十五"国家级规划教材(高职高专),在高等职业教育教学改革进程中不断吐故纳新,在长期的教学实践中接受检验并修改完善,是"锤炼精品"的基础与传承创新的硕果;部分为新编教材,反映了近年来高职院校教学内容与课程体系改革的成果,并对接新的职业标准和新的产业需求,反映新知识、新技术、新工艺和新方法,具有鲜明的时代特色和职教特色。无论是修订版,还是新编版,我社都将发挥自身在数字化教学资源建设方面的优势,为规划教材开发配备数字化教学资源,实现教材的一体化服务。

这批规划教材立项之时,也是国家职业教育专业教学资源库建设项目及国家精品资源共享课建设项目深入开展之际,而专业、课程、教材之间的紧密联系,无疑为融通教改项目、整合优质资源、打造精品力作奠定了基础。我社作为国家专业教学资源库平台建设和资源运营机构及国家精品开放课程项目组织实施单位,将建设成果以系列教材的形式成功申报立项,并在审定通过后陆续推出。这两个系列的规划教材,具有作者队伍强大、教改基础深厚、示范效应显著、配套资源丰富、纸质教材与在线资源一体化设计的鲜明特点,将是职业教育信息化条件下,扩展教学手段和范围,推动教学方式方法变革的重要媒介与典型代表。

教学改革无止境,精品教材永追求。我社将在今后一到两年内,集中优势力量,全力以赴,出版好、推广好这批规划教材,力促优质教材进校园、精品资源进课堂,从而更好地服务于高等职业教育教学改革,更好地服务于现代职教体系建设,更好地服务于青年成才。

高等教育出版社

2014年11月

前 言

随着经济发展和人民生活水平的提高,城乡居民对健康水平的要求越来越高;同时,工业化、城镇化和生态环境变化带来的影响健康的因素越来越多,人口老龄化和疾病谱变化也对医疗卫生服务提出了新的要求。现有医院的医疗服务已不能完全满足这一快速发展的卫生需求,加快发展社区卫生服务,大力推进社区护理已经成为我国医疗卫生事业的发展趋势。2006年《国务院关于发展城市社区卫生服务的指导意见》(国发〔2006〕10号)及国家五部委《关于加强城市社区卫生人才队伍建设的指导意见》(国人部发〔2006〕69号)均要求"加强高等医学院校的全科医学、社区护理学教育,积极为社区培训全科医师、护士""护理学本、专科专业教育要开设社区护理学课程""加强全科医学、社区护理学教材建设,进一步完善临床教学和社区实习的配套教材"。因此,为适应我国社区卫生服务发展对社区护理人才的需求,加快在各类护理人才中普及社区护理知识与技能,促进我国社区卫生服务可持续健康发展,我们组织编写了本教材。

本书为"十二五"职业教育国家规划教材,是在2010年第2版教材的4年教学实践的基础上,结合近年来社区护理的最新进展,并充分收集了多方面使用者的意见反馈,进行的全面修订。本书与第2版比较,注重以岗位任务为主线,以执业能力为本位,紧密围绕社区护士工作任务,根据整体性、综合性、连续性原则,结合精品资源共享课和国家职业教育专业教学资源库建设要求进行编写。本书突出了社区护理学科特点,是独具特色的护理类高职高专教材,既可作为高等职业院校专科生教材,也可作为社区护士岗位培训教材。

本书旨在通过学习,让学生了解国内外社区护理的现状、发展趋势及重要地位,掌握社区护理的概念、基本理论、基本技能,培养学生的社区护理服务意识,锻炼、提高学生的实践能力;使学生能够有效地运用社区护理的专业理论和技术及方法来维护和促进个人、家庭和社区的健康,预防疾病,提高生命质量。

本教材共编写十四章,重点突出社区护理工作的基本理论与原则、基本内容与基本形式。本教材第一章"社区护理概述"由陶慧编写;第二章"社区护理与社区护士"由刘紫萍编写;第三章"以人为本的健康照顾"由全香兰编写;第四章"以家庭为单位的健康照顾"由李曼霞编写;第五章"以预防为导向的健康照顾"由莫秀梅编写;第六章"以社区为范围的健康照顾"由赵樊成编写;第七章"社区护理的基本形式"由何坪、蔡莉编写;第八章"健康教育与健康促进"由周标编写;第九章"社区常见健康问题护理"由周佳丽编写;第十章"社区常见慢性非传染性疾病的管理"由何雪娟编写;第十一章"临终关怀"由苏建平编写;第十二章"社区居民健康档案的建立与管理"由罗艳芳编写;第十三章"社区护理管理"由何新华编写;第十四章"社区护理常用操作技术与技能"由何坪、王海英编写。为加强学生的社区护理实践活动,我们特编写了六节社区实习指导的内容,希望各校在使用该教材时,因时因地因人制宜,酌情选择。

由于作者水平和经验有限,书中难免存在疏漏和不足之处,热切希望有关专家学者、师生指正,提出更加完善的意见和建议。

何 坪

2014 年 11 月于重庆

目 录

第一章 社区护理概述 …… 1	思考题 …… 88
第一节 社区护理发展历史 …… 1	**第六章 以社区为范围的健康照顾** …… 89
第二节 国内外社区护理现况 …… 4	第一节 社区护理中的流行病学 …… 89
第三节 社区护理的性质和特点 …… 8	第二节 社区诊断 …… 96
第四节 社区护理在卫生事业中的地位与作用 …… 14	第三节 社区干预试验方法 …… 105
	思考题 …… 111
第二章 社区护理与社区护士 …… 17	**第七章 社区护理的基本形式** …… 112
第一节 社区护理工作 …… 17	第一节 社区护理形式与分类 …… 112
第二节 社区护士 …… 21	第二节 家庭访视、家庭护理和家庭病床 …… 114
第三节 社区护理教育 …… 27	第三节 自我护理 …… 125
思考题 …… 29	思考题 …… 130
第三章 以人为本的健康照顾 …… 30	**第八章 健康教育与健康促进** …… 131
第一节 以人为本的基本概念 …… 30	第一节 健康的概念 …… 132
第二节 以人为本的患者照顾方法 …… 35	第二节 健康教育与健康促进的概念 …… 136
思考题 …… 47	第三节 健康教育的方法 …… 139
第四章 以家庭为单位的健康照顾 …… 48	思考题 …… 149
第一节 家庭的概念 …… 48	**第九章 社区常见健康问题护理** …… 150
第二节 家庭生活周期 …… 54	第一节 疼痛 …… 150
第三节 家庭与健康 …… 56	第二节 便秘 …… 162
第四节 家庭评估 …… 58	第三节 失眠 …… 165
第五节 家庭保健与护理 …… 63	第四节 抑郁 …… 167
思考题 …… 70	第五节 肥胖 …… 169
第五章 以预防为导向的健康照顾 …… 71	第六节 创伤 …… 172
第一节 社区护理中的三级预防 …… 71	第七节 压疮 …… 175
第二节 疾病的病因学说 …… 72	思考题 …… 178
第三节 社区与健康 …… 74	

第十章 社区常见慢性非传染性疾病的管理 …… 179
第一节 心、脑血管疾病 …… 180
第二节 恶性肿瘤 …… 188
第三节 糖尿病 …… 193
第四节 慢性阻塞性肺疾病 …… 197
第五节 骨关节疾病 …… 199
思考题 …… 201

第十一章 临终关怀 …… 202
第一节 临终与临终关怀 …… 202
第二节 社区临终关怀的基本原则及方法 …… 208
第三节 社区临终关怀的特点 …… 215
第四节 死亡和尸体料理 …… 216
思考题 …… 218

第十二章 社区居民健康档案的建立与管理 …… 219
第一节 社区居民健康档案的概念 …… 219
第二节 社区居民健康档案的类别及基本内容 …… 221
第三节 社区居民健康档案的管理 …… 239
第四节 计算机在健康档案管理中的应用 …… 242
思考题 …… 243

第十三章 社区护理管理 …… 244
第一节 社区护理的组织结构与社区护士的任职要求及培养 …… 244
第二节 社区护理的管理内容、过程和原则 …… 246
第三节 质量管理与评价 …… 250
思考题 …… 252

第十四章 社区护理常用操作技术与技能 …… 253
第一节 产后访视 …… 253
第二节 乳腺自查指导 …… 254
第三节 冷热疗法 …… 256
第四节 各种管道的护理 …… 261

附 实习指导 …… 265
实习一 社区护理服务模式及服务内容 …… 265
实习二 接诊技巧 …… 266
实习三 家庭访视 …… 267
实习四 健康教育 …… 268
实习五 入户调查 …… 269
实习六 居民个人健康档案 …… 273

参考文献 …… 276

常用英中文词汇对照 …… 277

第一章 社区护理概述

学习目标

1. 了解国内、外社区护理的发展历史与现状,社区护理在卫生事业中的地位与作用。
2. 熟悉社区的定义、特征和功能,社区卫生服务的定义、项目和特点。
3. 掌握社区护理的定义和特点。

社区护理学是随着社会的进步、社区卫生服务体系的建立、医学和护理学的发展而形成的一个护理学分支,基于护理学、医学、社会学、公共卫生学、预防医学、康复医学等相关学科理论基础,并在护理实践过程中,为适应社会公众的需求而逐渐发展成为一门相对独立的应用性学科。社区护理起源于公共卫生护理,其发生发展与国民经济、政治、文化、社会、人民群众的需求密切相关。社区护理是社区卫生服务的重要组成部分,在我国的社区卫生服务工作中发挥着重要作用。

第一节 社区护理发展历史

一、国外社区护理发展历史

(一)早期阶段(1859年以前)

社区护理的发展可追溯到公元前后的公共卫生及公共卫生护理的发展。如公元前印度的经书中所记载的疾病治疗与卫生保健的关系;埃及的个人卫生及环境卫生观念;罗马帝国的公共卫生设施等,均是公共卫生的开始。《新约·罗马》中记载圣菲比(St. Phoebe)是公共卫生史上第一位访视护士,曾建造了第一个慈善医院收容患者。中世纪时,许多人出于宗教信仰参加自然灾害和疾病的救治工作。1669年,圣文森特·保罗(St. Vincent de Paul)在巴黎创立"慈善姊妹社",这是历史上社区访视护士的开始。

(二)地段访视护理阶段(1859—1900年)

地段访视护理起源于美国利物浦的企业家威廉·拉斯伯恩(William Rathbone),他的妻子患慢性病卧床在家,因得到地段护士玛丽·鲁滨孙(Mary Robinson)的家庭护理而减轻了病痛。为此,他大力提倡家庭护理活动并求助于玛丽·鲁滨孙,1859年在利物浦成立了第一个地段访视护理机构,此机构将培训后的护理人员分到若干地段,进入贫病者家庭访问和提供护理照顾。此项工作虽受到社会非议,但仍坚持数年,之后还得到佛罗伦斯·南丁格尔(Florence

Nightingale)的支持和帮助,在利物浦设立护士学校,专门培训地段护士。因此有人将威廉·拉斯伯恩誉为地段访视护理之父。1874 年,伦敦成立了全国访问贫病护士协会,各地设有分会。英国此项工作的开展影响了美国,1885 年,美国在纽约成立地段访视社,先在其附近开展家庭访问并逐渐扩展,至 1890 年美国访问护士机构已有 20 多家。

（三）公共卫生护理阶段(1900—1970 年)

正式提出公共卫生护理名称的是美国护士莉连·沃尔德(Lillian Wald),她将南丁格尔以往使用的卫生护理前加上"公共"二字,使大家了解这是为人民大众服务的卫生事业。她本人早年致力于贫民社会的卫生工作,和同事们调查贫民家庭,发现因住房阴暗拥挤,使得肺结核、伤寒、脑膜炎等传染病多发,给居民带来极大的灾难。1895 年,她在街道成立了办事处,组织护士走访贫病家庭,对传染病患者进行消毒隔离,护理慢性病患者,提倡全民卫生保健运动;此后,她又推动妇幼卫生与学校卫生工作;1900 年以前,很少人注意妇幼健康,当时美国的孕产妇和婴儿死亡率很高,经过她的努力和有关人士的支持,儿童局成立,妇幼卫生研究得以开展;学校卫生是她的创举,她致力于学校环境卫生的改善和学生传染病的防治,使患传染病的学生不再流落在外,扩散疫源,使校方看到学校卫生管理的成果,这是学校卫生护理的开始;同时,她提出公共卫生护士有独特的职能,可独立工作,并主张公共卫生护士最好住在执行工作的地区附近,以充分了解本地区的情况和变化,以便更好地发挥护理功能;她还参与了公共卫生护理学会的成立,并提议在大学教育中设立公共卫生护理教育的课程标准,因而她被称为现代公共卫生护理的创始人。1910 年,哥伦比亚大学首先开办公共卫生护理的全部课程。1935—1965 年,美国政府制定了一些法令,为了促进人民的健康、加强教育、改善住房环境等,在大学中设立奖学金,使更多的人有学习公共卫生护理的机会,掌握更多的知识与技能,拓展了工作范围。1950 年后,公共卫生护理的工作范围从个人、家庭走向社区。

（四）社区护理阶段(1970 年至今)

1970 年,美国护士露丝·依思曼(Rose Eastman)首次提出社区护理一词,并把公共卫生护理与社区护理职责范畴进行了区分,认为社区护理是护理人员在各种不同形式的卫生机构中进行的各项工作,社区护理的重点是社区,因此社区护士应关心整个社区居民的健康,包括在家疗养的患者与健康人,同时也应与各种卫生保健人员密切合作,以促进社区卫生事业的发展及居民的健康。

国外社区护理的发展见表 1-1。

表 1-1 国外社区护理的发展

名称	年代	护理对象	服务内容	服务机构
早期阶段	1859 年以前	贫病的个体	治疗	自愿团体
地段访视护理阶段	1859—1900 年			
公共卫生护理阶段	1900—1970 年	有需要的群众	治疗、预防	政府资助
社区护理阶段	1970 年至今	整个社区人群	促进健康、预防疾病	政府机构、自愿团体

二、国内社区护理发展概况

国内的社区护理同"护士"一词一样,是由医学传教士们引入中国的,紧随中国护理事业的发展而发展,并且伴随着21世纪初中国政府大力推进社区卫生服务而正式登上历史舞台。

众所周知,100多年前,中华护士会的护士教育委员会中第一位中国护士钟茂芳把"nurse"首次翻译成"护士"。护士开始在中国出现,并发展为当今健全的护理教育、服务和研究队伍,是洋为中用的结果。19世纪,随着西方的医学传教士们把西方医学带入中国,"洋护"也随着"洋医"一同进入中国。从护士进入中国至今,中国的护理发展基本上是沿着西方医学的模式。比如,1921年协和医院创办护理本科教育,20世纪30年代初国民政府成立护理教育委员会,即便是条件艰苦的解放区也致力于推行正规化的护理教育。中国的护士没有经过漫长的进化过程,直接从空白一步跨入了南丁格尔的现代护理时代。

随着现代护理在中国的兴起,1925年,我国出现了社区护理的雏形,北京协和医学院在医护院校课程中设置预防医学,以培养医护学生临床医学和预防医学并重的观念。同时,学院与北京市卫生科联合创立公共卫生教学区,称为"北京市第一卫生事务所",为医护学生提供理论联系实际、了解群众生活与预防疾病关系的实践活动。该所设有生命统计、环境卫生、妇幼卫生、学校卫生、工厂卫生、传染病管理、防痨、公共卫生护理等部门。1945年,北京协和医学院成立公共卫生护理系,王琇瑛女士任公共卫生护理系主任。公共卫生护理的课程包括公共卫生概论、健康教育、心理卫生、家庭访视、护理技术指导(包括妊娠期指导、家庭接生、产妇和婴幼儿的护理及喂养指导、学龄前儿童保健、传染病访视和隔离护理等实习)、学校和工厂的卫生护理等。1932年,国民政府设立中央卫生实验处训练公共卫生护士。1945年,北京的卫生事务所由1个发展为4个,全国从事公共卫生护理的护士也有所增加。

新中国成立后,高等护理教育停办,中等护士学校的课程设置中没有社区护理或公共卫生护理课程。卫生事务所改扩为城区卫生局,局内设防疫站、妇幼保健所、结核病防治所等。城市、农村虽都设有三级预防保健网,但参加预防保健工作的护士寥寥无几。

20世纪70年代,改革开放的春风吹遍了中国大地,也推动了中国护理事业的发展。1984年,卫生部(2013年改称国家卫生和计划生育委员会,简称国家卫生计生委)成立护理处,各大医院重建护理部,从政策、规范、标准、培训等角度加强护理队伍建设。原卫生部沿用计划经济模式,规定护士的配置标准为每张病床0.4名护士,医护比例应改为1:2.3(这个标准一直沿用至今,但国内绝大多数的医院达不到此要求)。1979年,国务院确定护理人员专业技术职称标准。1984年开始,天津医学院(现天津医科大学)、北京医科大学(现北京大学医学部)等高校逐渐设立护理本科专业,同时护理继续教育系统也逐渐形成。2012年,中国护士总数达到249万。护理管理法制化进入新阶段,1993年,卫生部颁发《护士管理办法》;2008年,国务院正式颁发《护士条例》,规定了护士的执业注册、权利义务、医疗机构职责和法律责任。

1997年和2006年关于发展社区卫生服务的两个中央文件的出台,表明了我国政府大力发展社区卫生服务的决心,社区护理正式登上了我国医疗卫生事业的大舞台,无论是社区护士的岗位培训、高等教育中社区护理的学科建设,还是社区护士的职称晋升以及职能和地位等,都受到愈来愈多的重视与关注,营造了我国社区护理快速发展的良好的外部环境。

第二节　国内外社区护理现况

一、欧美部分国家社区护理现况

英国是现代护理开创者南丁格尔的故乡,也是社区卫生服务的发源地。20世纪80年代初,英国卫生事业进行了全面改革,医疗保健的重点从二级医疗转向社区医疗保健,从以疾病治疗为主转向健康维护和健康促进模式,仅健康教育一项就使酗酒、吸烟、药物成瘾的受害人数远低于美国等国家。目前,英联邦国家卫生保健系统大致由"家庭－初级保健－院外治疗－院内治疗"组成,而初级卫生保健是构成整个卫生服务及社区服务系统的重要部分。80年代以来,英联邦国家广泛实施了3种社区服务,即教区护理、保健访视和学校护理。教区护理是英联邦国家社区护理中最重要的服务形式。主要护理内容包括家庭护理、术后护理、患者出院护理、保健中心护理及社区护理等;健康访视的主要护理任务是疾病访视、婴幼儿及老年人巡视、预防和健康教育;学校护理大致分为两方面:一是选择和筛检学生,二是对学生的卫生保健及健康促进。英国的社区服务工作主要由社区护士来完成,英国护士培养为学分制,护校毕业后通过国家资格考试才能成为正式护士。社区护士的培养比医院护士要求更高,一般需接受3年基础教育,毕业后还要进行1年社区护理技能培训,使之有较强的独立工作能力,以适应社区保健工作的需要。

美国社区护理开展时间较长,体系相当完善。20世纪60年代初社区护理就通过了联邦政府医疗资助项目,将家庭健康护理扩展到花费较少的医院外社区健康护理。80年代末又提出了把全国的卫生工作重点转向初级保健。目前,美国的社区护理工作基本上实现了网络化,需在社区接受护理和康复的患者全部资料及信息交流均由计算机网络控制,资料由医院转入,根据家庭地址编入护士所管辖区域。提供社区健康护理的机构包括:家庭健康服务机构、临终关怀机构、救护中心、社区精神健康中心、老人院等。这些组织分别由联邦政府和州政府拨专款资助老年($\geq$65岁)慢性疾病患者、癌症患者的晚期阶段及生活在贫困线以下的无业者和穷人。美国社区护理机构是一个独立的医疗单位,护士占80%以上。社区健康护士一般由具有本科以上学历和临床丰富经验的注册护士承担,要求至少有3~5年临床经验,具有较强的决策能力及合作和管理能力。目前,从事社区护理工作的注册护士人数占到注册护士总人数的15%。美国的社区护理工作包括公共卫生护理和家庭护理,公共卫生护理包括所有的预防保健服务,如健康教育、学生性知识教育、健康训练、定期体检、开办健康博览会,等等;家庭护理包括居家患者和临终患者的护理、家属和陪护的指导、边缘城乡的应诊,等等,从事家庭护理的社区护士占社区护士数的40%。一直以来,社区护士主要是进行一级医疗保健服务,随着医疗技术的提高,社区护士越来越多地参与二级、三级医疗保健服务,并且逐渐趋向具有硕士学位。据统计,2000年美国社区护士具有硕士学历以上者达11.6%,远远高于医院护士7.6%的比例。

德国社区护理从20世纪60年代就有了较快的发展,90年代初已有约1万家社区护理站,约有一半护士从事社区护理工作。在社区工作的护理人员无论是护士还是护理员,根据有关法律规定,只有在医院从事临床工作5年以上,具有丰富经验者方有资格从事社区护理工作。

德国社区护理站由公立、教会、红十字等团体开办,也有私人开设的。通常每7个护理站归1个总部管理,各州护理技术监测协会定期对护理站进行考核和验收。社区护理的服务对象多为老年人、儿童、术后恢复期患者、慢性疾病患者、残疾人等,服务内容以慢性病的预防、自我保健、康复护理工作为主。德国社区护理的发展与其经济基础和社会保障体系的建立是密不可分的,其支撑体系遍及全国的六大福利组织和众多的个人慈善机构。

在荷兰,有组织的专业化社区卫生服务已有100多年的历史。进入21世纪后,荷兰已形成了较完善、先进的社区卫生服务体系,基本实现了小病在社区、大病进医院的医疗模式。荷兰有一套合理的健康保险制度,社会健康保险和私人投保相结合,成为社区卫生服务体系的经济保障,在其资助下,荷兰几乎人人享有社区卫生服务。荷兰的社区卫生服务被看做是最基础的卫生服务,除急诊外,看病必须先到自己固定的社区医生处,社区医生也经常家访,以及时发现居民的健康问题,它给人们带来了许多医疗服务上的便利,同时又大大减少了医疗支出。荷兰的社区护理人员分为5个等级,服务层次分明,责任明确,工作中注重心理护理、健康教育和疾病的预防等。荷兰的社区护理组成了网络化管理的社区护理中心,它与医院有着广泛的联系,这样不仅大大提高了社会资源的共享程度,同时也减少了社区医疗费用的支出。

二、亚洲一些国家社区护理现况

日本的社区护理是在20世纪40年代发展起来的,从60年代起逐步走向正规、完善。老龄化社会推进了日本社区保健事业的发展,其中以老年人保健与母子保健为社区护理的中心工作。日本厚生省于1989年12月提出了"高龄者保健福利发展10年战略",1992年第3次修订"老人保健法",开设了以65岁以上高龄者为对象的社区护理站,1994年6月制定了"地区保健法",进一步向所有在家疗养的患者提供护理服务,1986年开展了社区精神护理并将服务范围扩大到家庭患者,到2000年,全国已经开设5 000所社区护理站。日本的社区护理包括以个人、家庭、特定集团、社区为服务视点的公共卫生护理和以居家疗养者及其家庭为服务视点的居家护理两个领域。公共卫生护理和居家护理协同发挥预防、保健、健康教育、康复、诊疗处置、照顾护理作用。公共卫生护理以1937年的"保健所法"为起点,已有70多年的发展历史,其组织机构主要由各都、道、府、县所属的保健所和保健所所辖的市、街、村保健中心构成,其活动主体为在这些机构就职的保健师。居家护理是以介护保险制度和医疗保险制度为基础,为有护理需求的居家疗养者及其家庭成员提供服务的。根据国家《保健护士、助产士、护士法》的规定,社区护理人员称为保健护士,保健护士取得注册护士资格后,需要完成半年到1年的社区护理课程的专修,并通过国家的专科统一考试,才能取得保健护士资格证书。截至1996年,日本已经拥有保健护士31 581人。日本社区护士的培养包括学校培养和医院护士转化两种途径:① 学校培养:截至2012年,日本共有护理大学194所,其中设博士课程的护理大学61所。② 医院护士转化:取得国家注册护士资格、有一定临床经验的医院护士再通过半年保健课程的学习和自费的继续医学教育研修后,就可以取得社区护士执业资格。

韩国从20世纪60年代开始大力发展社区护理事业,并迅速形成了自己的特色。韩国在20世纪医疗资源十分有限的情况下,为了缓解医院病床不足,通过试点运行推广社区护理,经过评估,逐渐在全国开展了以医院为中心的社区护理工作,建立起了较完善、合理的社会卫生服务体系。韩国在 70 年代末开始试行医疗保险政策,不仅解决了大量社区贫困居民的医疗费用问题,也使护士真正作为独立的角色,与医生、卫生技师一起成为保健管理者,担当起了初级保健医疗的任务。此外,为了保持社区护理可持续性健康发展,韩国的社区服务特别注重便利性,社区各医疗机构之间保持密切联系,从而满足各种情况下居民看病的要求,社区医疗服务达到了高效利用。韩国的社区护士必须毕业于看护大学并积累了一定的临床经验,在国家指定的专门机构经 6 个月至 1 年的专门培训并考试合格后,才可获得国家认可的资格。社区护士的主要任务有直接护理、健康教育与咨询、环境的监督和指导、实习指导、转诊和行政业务等。

新加坡政府为了减少医疗消费,也致力于发展社区护理,在社区建立护理中心、护理之家,逐渐形成了医院－社区护理中心－护理之家－白日护理－双向转诊的服务网络。医院的患者 70% 是急诊入院的,大量慢性病患者则在社区中治疗和康复,而社区康复和家庭护理工作大部分由社区护士承担,因此,社区护理在新加坡的医疗保健中占有非常重要的地位。

三、澳大利亚社区护理现况

澳大利亚的社区护理模式为多种形式,不是单一的社区护理模式。护士不是和医生工作在同一个组织中,而是有自己独立的组织。澳大利亚社区护理模式包括:皇家地区护理服务、社区卫生服务中心护理、学校护理、临床护理、母婴护理、私人护理、临终护理、精神服务、老年人护理、农村和边远地区护理等。还可分为家庭护理、普通护理、职业护理和学校护理。普通护理,如新维尔州包括从婴儿到老年人的一线护理;学校护理,如悉尼要求每一所学校要有学校护士;专业护理表现为市场化的护理服务,如在墨尔本医院和社区均开展家庭护理。以皇家地区护理中心为例,它是澳大利亚最大的社区护理组织,有 1 200 多名护士,下设 12 个服务中心,具有明确的护理使命、核心价值。护士分为 5 级,明确专业分工和岗位职责,各级人员经过合理搭配形成工作小组,以小组为单位对患者开展全过程的护理服务。澳大利亚社区护理组织的经费主要来自政府的财政支持,护理组织具有独立性、多样性和专业性,护理服务为专业化的服务。社区护理在居民的健康护理(尤其是家庭护理)方面发挥了重要作用。此外,澳大利亚地广人稀,居民就医路途遥远,因此,澳大利亚的院外社区服务机构非常完善和先进,已经形成一个专门机构,组织专业护士对社区个体、家庭和团体进行全方位的护理服务。

澳大利亚的社区护士肩负着双重角色,他们既参与社区医疗服务(辅助全科医学服务),又从事初级卫生保健服务(健康促进、社区发展、健康教育、疾病预防等),服务项目呈现多样化和专业化。以家庭护理为例,家庭护理开展的项目为:健康评估、老年保健、临终关怀、乳腺癌管理、糖尿病管理、创伤治疗、艾滋病管理、囊肿性纤维化服务、血友病服务、无家者服务、电话咨询等。

四、我国社区护理现况

我国社区护理的发展与政府发展社区卫生服务的政策密切相关,可以说国内的社区护理是随着社区卫生服务的开展才快速发展起来的。一般来说,国内社区卫生服务的发展可以分为两个阶段:起步阶段(1997—2005 年)和推进阶段(2006 年至今)。

1997年,《中共中央、国务院关于卫生改革与发展的决定》作出"改革城市卫生服务体系,积极发展社区卫生服务"的决策。1999年,卫生部等10部委制订《关于发展城市社区卫生服务的若干意见》,提出发展社区卫生服务的具体政策措施。10余年来,我国的社区卫生服务工作取得积极进展:一是服务网络逐步发展。目前,全国95%的地级以上城市、86%的市辖区和一批县级市开展了城市社区卫生服务,全国已设置社区卫生服务中心3 400多个,社区卫生服务站近12 000个。二是人员素质有所提高。建立了全科医师任职资格制度,广泛开展了全科医师和社区护士的岗位培训;一些地方还选调本科毕业生到大中型医院接受规范化培训,培养高素质的全科医师;一些城市通过大中型医院下派医疗卫生人员、社会招聘及聘请退休医务人员等方式,为社区引进人才。三是服务功能有所改善。社区卫生服务机构为居民提供了方便、快捷的医疗护理服务,计划免疫、妇幼保健、慢性病管理等预防保健工作有所加强。四是服务模式受到欢迎。社区卫生服务贴近百姓,主动服务、上门服务,深受社区居民尤其是老年人、残疾人、慢性病患者的欢迎,被社区居民称为省时、省力、省钱、省心的卫生服务。

为大力推进城市社区卫生服务,深化城市医疗卫生体制改革,缓解群众看病难、看病贵问题。2006年2月,国务院印发《国务院关于发展城市社区卫生服务的指导意见》(简称《指导意见》),成立国务院城市社区卫生工作领导小组,并召开全国城市社区卫生工作会议,全面部署社区卫生服务工作。《指导意见》中指明了发展社区卫生服务的指导思想、基本原则和工作目标。① 指导思想:以邓小平理论和"三个代表"重要思想为指导,全面落实科学发展观,坚持为人民健康服务的方向,将发展社区卫生服务作为深化城市医疗卫生体制改革,有效解决城市居民看病难、看病贵问题的重要举措,作为构建新型城市卫生服务体系的基础,着力推进体制、机制创新,为居民提供安全、有效、便捷、经济的公共卫生服务和基本医疗服务。② 基本原则:坚持社区卫生服务的公益性质,注重卫生服务的公平、效率和可及性;坚持政府主导,鼓励社会参与,多渠道发展社区卫生服务;坚持实行区域卫生规划,立足于调整现有卫生资源,辅以改扩建和新建、健全社区卫生服务网络;坚持公共卫生和基本医疗并重,中西医并重,防治结合;坚持以地方为主,因地制宜,探索创新,积极推进。③ 工作目标:到2010年,全国地级以上城市和有条件的县级市要建立比较完善的城市社区卫生服务体系。具体目标是:社区卫生服务机构设置合理,服务功能健全,人员素质较高,运行机制科学,监督管理规范,居民可以在社区享受到疾病预防等公共卫生服务和一般常见病、多发病的基本医疗服务。东中部地区地级以上城市和西部地区省会城市及有条件的地级城市要加快发展,力争在两三年内取得明显进展。

在政府大力发展社区卫生服务的背景下,社区护理已逐渐在全国开展,服务对象包括患病和健康人群,服务内容包括老年人、慢性病患者、伤残者的保健与护理,妇幼保健与护理,家庭访视与护理,临终护理,建立居民健康档案,定期巡视,配备保健卡,提供预防咨询服务,开展健康教育等。同时,社区护理教育与培训也得到了一定程度的发展,我国从1983年起恢复高等护理教育,尤其在1990年后,高等护理教育迅速发展,并在专业课程设置中相继开设社区护理理论和实践课程。1997年,首都医科大学首先设立社区护理专科并开始招生。2000年7月,卫生部科教司印发了关于《社区护士岗位培训大纲(试行)》的通知,全国各地的社区护士岗位培训工作正式展开。2007年3月,卫生部又印发了新修订的《社区护士岗位培训大纲》,使全国各地的社区护士岗位培训更加有章可循。目前,社区护理研究方向的研究生教育也正在开展,根据中国研究生招生信息网2012年的招生信息显示,国内已经有20多所大学招收护理学社区护理研究方向的研究生,如北京大学、北京协和医学院、中南大学、四川大学、杭州师范大学、浙江大学、复旦大学、华中科技大学、南方医科大学等。

如今,我国的社区护理同社区卫生服务一道步入了推进阶段,社区护理的功能不断扩展,服务的领域不断扩大,但是,社区护理队伍无论从数量上还是质量上看都存在不足,社区卫生服务机构中医生多、护士少,医护比达不到1:1,而且社区护士学历以中专为主。尽快培养出适合我国社区服务的高素质护理人才,建立完善的社区护理体系,提供优质社区保健服务,以满足广大人民群众对社区护理的需求,乃是当务之急。

我国香港、澳门和台湾的社区护理则比其他省市的社区护理发展较早较快。

香港社区护理工作的开展始于20世纪60年代末期。为了适应社区需求,杨震社区服务中心于1967年开始实行一个为期3年、试验性质的家居护理服务,实践证明:香港亟须发展社区护理服务。随后,各医院陆续成立社康护理中心,其良好业绩引起了政府的关注,政府在1977年4月开始补助70%的费用,更于一年后实行全面资助。香港社区护理的内容包括三个方面:① 社区访视:根据1996年的统计资料,全港共有260名社区护士工作于14个医院管辖的55个社区健康服务中心,每天上门为家庭患者提供保健和护理服务。其服务内容主要包括两大类:一类是基础护理,包括生命体征监测,伤口护理和拆线,用药护理,导管、胃管护理,个人卫生与饮食指导,留取标本,指导康复运动等。另一类是专科护理,包括造瘘护理,产妇和婴儿护理,连续性腹膜透析护理,糖尿病、肺结核护理,老年专科护理,临终护理等。② 长期护理:长期护理主要是针对精神病患者的一种保健方式,通过在社区建立一种称为"中途宿舍"的机构,为出院后的精神病患者提供免费或廉价的临时住处,期限为2年。自我照顾能力较差及在"中途宿舍"无明显好转的患者则需转入长期护理院。中途宿舍和长期护理院均配有专职的精神科护士,他们定期向医生汇报患者的病情,并安排医生来社区随访患者的日程和时间。③ 医院-社区连贯性护理:20世纪90年代以来,香港的医院与社区卫生服务机构开始密切合作,建立从医院到社区的连贯性卫生服务体系。目前,90%的患者愿意接受这种连贯性的卫生服务体系。此外,香港还有为数不少颇具特色的老人院,老人院有严格的组织管理制度和细致的分工,相当多的老年人在老人院接受扶养和照顾,这也成为社区护理工作的一大内容。

澳门的社区护士可向社区的个人、家庭或群体提供直接的护理服务,并承担健康评估、引导健康行为、健康教育、健康组织管理及协调等多项社区服务工作。社区护理工作场所除卫生服务中心外,还涉及家庭、学校、幼儿园、工厂、老年中心等,他们有计划地组织工作,制定卫生保健计划,保管居民的个人和家庭健康档案,保持良好人际关系,推动社区卫生服务的发展。

台湾的社区护理工作是基层保健医疗服务的一个重要组成部分。基层保健医疗服务主要由卫生所承担,其工作内容包括门诊医疗、预防接种、妇幼卫生、计划生育、中老年疾病防治、传染病防治、卫生教育、学校卫生、环境卫生、食品卫生稽查管理与检验等。目前为了适应社会需求,许多公共卫生护理单位以医院为基础陆续成立,推行居家照护,以节省大量的医疗费用。

第三节　社区护理的性质和特点

社区护理是社区卫生服务的重要组成部分。社区护士直接面对社区内的个体、家庭、群体,提供预防疾病和残障、促进和维护健康的护理服务,协助全科医师实施基本医疗性质的护理服务,并与公共卫生医师等专业人员以及相关机构合作,开展预防、保健、健康教育等公共卫生性质的护理服务,以达到提高社区人群整体健康水平的目的。

一、社区

(一)社区的定义

社区(community)来源于拉丁语,原意是团体、共同。现在社区又包含有公社、团体、社会、共同体、共有、共性、一致性、类似性、大家庭、集体、乡镇、村落、居民区、公众、一群人、群落等意思。"社区"最早更多地被用于社会学的研究,德国的社会学家斐迪南最早将"社区"的概念引入到社会学领域,将其定义为:家庭为基础的、传统的富有人情味的、有着共同价值观念、关系亲密的社会生活共同体。世界卫生组织(WHO)在1978年阿拉木图公共卫生大会中将社区定义为:以某种形式的社会组织或团体结合在一起的人群。戈派格(Goeppinger,1984年)认为,社区是以地域为基础的实体,由正式和非正式的组织、机构或群体等社会系统组成,彼此依赖,行使社会功能,以满足社区各类人群的需要。格林和安德森(Green & Anderson,1986年)认为,社区是一个社会单元,由一群人共同生活在一起组成,作为社会的群体,它具有资源结构及行为规范,并管理着环境和行为。我国社会学家费孝通先生结合我国的国情,于1933年提出了"社区"的概念,认为:社区是若干社会群体(家族、氏族)或社会组织(机关、团体)聚集在某一个地域里所形成的在生活上相互关联的大集体。

(二)社区的特征

1. **地域性** 社区有一定的区域范围,其大小不定,可按行政区域或地理范围划分。WHO对社区的界定是:一个有代表性的社区,人口为10万~30万,面积为5 000~50 000 km^2。在我国,城市的社区是按街道办事处管辖范围设置,人口一般为3万~10万,而农村则按乡镇和村划分。社区是人们参与社会生活的基本场所,是人们从事多种活动的基本舞台,而人们的活动总是依赖于一定的场所和设施进行的。

2. **人口要素** 社区是由人组成的,社区人群是社区的核心。社区的人口要素包括社区人口的数量、结构和分布等。共同生活的人群,是社区物质财富和精神财富的创造者,是构成一定社区的主体。

3. **同质性** 聚居在同一社区的居民常有共同的利益、价值观和风俗习惯,面临着某些共同的问题,具有共同的需要,由此形成了特定的社区文化及社区意识的维系动力。

4. **结构要素** 指的是社区内各种相互联系的组织和机构。即包括社区特有的管理机构、一定的规章制度、社区道德标准等,以行使社会功能;还包括一定的社会服务机构,来满足社区居民的需求,如社会咨询服务、健康服务、生活服务、家政服务、通信服务、交通服务、安全保护性服务、文娱体育服务等。

(三)社区的功能

1. **社会化功能** 社区内的文化、风俗习惯影响着居住在这里的人群,影响着他们的生活态度、生活习惯以及行为方式。

2. 生产、分配及消费的功能　社区内有工厂生产产品,有商店销售商品,有居民购买商品,一般而言,社区居民在社区内就可以满足日常生活的需要,但由于社会的发展、交通的便利,这些需求已不仅仅局限于本社区内。

3. 社会参与及归属的功能　社区内有各种社团和组织,如老年大学、小区活动中心、业主委员会等,提供社区居民自由参与和相互交往的机会,社区居民在参加集体活动时,感受到集体活动带来的身心愉快,满足了社会参与的愿望,获得了集体归属感。

4. 社会控制功能　社区运用社会力量,制定出各种规章制度,对社区成员的行为实行制约和限制,以维持社区良好环境和社会秩序,达到保护社区环境和居民健康的目的。如规定小区内禁止鸣笛、禁止乱倒垃圾等。

5. 相互支持及福利功能　指社区内邻里相互帮助,以及养老院、托儿所、福利院等机构为居民提供援助,社区内部努力做到社区成员"一方有难,八方支援"。如社区的孤寡老人、空巢老人得到志愿者的照顾。

总之,社区中的居民在政治、经济、文化、精神及日常生活领域相互联系、相互沟通、相互影响,产生了各种社会活动和互动关系,从而形成了不同形态的社区。正因为不同的社区有着各自不同的特点,社区护士应对其所管辖的社区进行深入了解,掌握社区居民的基本需要,特别是健康方面的需要,提供有针对性的社区护理服务,以促进社区人群整体健康水平的提高。

二、社区卫生服务

社区卫生服务又称社区健康服务(community health service,CHS)是卫生服务体系的重要组成部分,是实现人人享有初级卫生保健目标的基础环节。在我国,大力发展社区卫生服务,构建以社区卫生服务为基础,社区卫生服务机构与医院和预防保健机构分工合理、协作密切的新型城市卫生服务体系,对于坚持预防为主、防治结合的方针,优化城市卫生服务结构,方便群众就医,减轻费用负担,建立和谐医患关系,具有重要意义。

(一) 社区卫生服务的定义

1999年卫生部等10部委制订《关于发展城市社区卫生服务的若干意见》中指出,社区卫生服务是社区建设的重要组成部分,是在政府领导、社区参与、上级卫生机构指导下,以基层卫生机构为主体,全科医师为骨干,合理使用社会资源和适宜技术,以人的健康为中心、家庭为单位、社区为范围、需求为导向,以妇女、儿童、老年人、慢性病患者、残疾人为重点,以解决社会主要卫生问题、满足基本卫生服务需求为目的,融预防、医疗、保健、康复、健康教育和计划生育技术服务为一体的(简称"六位一体"),有效、经济、方便、综合、连续的基层卫生服务。

2006年2月,《国务院关于发展城市社区卫生服务的指导意见》中进一步指出,社区卫生服务机构提供的是公共卫生服务和基本医疗服务,具有公益性质,不以营利为目的。要以社区、家庭和居民为服务对象,以妇女、儿童、老年人、慢性病患者、残疾人、贫困居民等为服务重点,以主动服务、上门服务为主,开展健康教育、预防、保健、康复、计划生育技术服务和一般常见病、多发病的诊疗服务。

在我国的大中型城市,政府原则上按照3万~10万居民或按照街道办事处所辖范围规划设置1所社区卫生服务中心,根据需要设置若干社区卫生服务站。

(二) 社区卫生服务项目

在2006年6月卫生部与国家中医药管理局联合下发的《城市社区卫生服务机构管理办法(试行)》中明确了社区卫生服务机构基本医疗与公共卫生服务功能的具体项目。

1. 社区基本医疗服务项目

(1) 一般常见病、多发病的诊疗、护理和诊断明确的慢性病治疗。

(2) 社区现场应急救护。

(3) 家庭出诊、家庭护理、家庭病床等家庭医疗服务。

(4) 转诊服务。

(5) 康复医疗服务。

(6) 提供政府卫生行政部门批准的其他适宜医疗服务。

2. 社区基本公共卫生服务项目

(1) 卫生信息管理。

(2) 健康教育。

(3) 传染病、地方病、寄生虫病预防控制。

(4) 慢性非传染性疾病预防控制。

(5) 精神卫生服务。

(6) 妇女保健。

(7) 儿童保健。

(8) 老年保健。

(9) 残疾康复指导和康复训练。

(10) 计划生育技术咨询指导,发放避孕药具。

(11) 协助处置辖区内突发公共卫生事件。

(12) 政府卫生行政部门规定的其他公共卫生服务项目。

另外,还包括与上述基本医疗、公共卫生服务内容相关的中医药(民族医药)服务。

(三) 社区卫生服务特点

全科医生、社区护士是社区卫生服务队伍的主要力量,通过与其他卫生技术人员和有关社区工作人员的合作,为社区居民提供"六位一体"的基本卫生服务。社区卫生服务的特点可归纳为以下五点。

1. 服务对象的广泛性 社区卫生服务面向社区的全体居民,包括健康人群、亚健康人群、高危人群、患病人群、重点人群等。

2. 服务内容的综合性 社区卫生服务综合预防、医疗、保健、康复、健康教育、计划生育技术等内容,为居民提供生理、心理、社会等方面的整体医疗护理服务,所遇到的居民健康问题涉及多学科的内容,如内、外、妇、儿等各专科以及老年病学、康复医学、精神病学、传染病学、预防医学、生殖健康等,居民需要社区卫生服务人员提供综合性的健康服务。

3. 服务时间的持续性 社区卫生服务的时间跨度是人的生老病死的全过程,提供包括生长发育监测、计划免疫、婚育咨询、围产期护理、疾病治疗与护理、临终关怀等内容的全程服务，社区卫生服务人员对辖区内居民的健康负有长期的相对固定的责任。

4. 服务利用的可及性　社区卫生服务机构设在社区内，往往步行即可到达，这是地理位置上的可及性。再有，社区卫生服务机构的医疗服务以及药品价格较为低廉，这是费用上的可及性。另外，为社区居民提供的健康服务是符合居民健康需求的，这是服务项目上的可及性。

5. 人员机构的协调性　社区居民健康问题往往涉及多个学科，需要全科医生、社区护士、公共卫生医师、口腔科医生、康复治疗师、心理咨询师、营养师、社会工作者等专业人员的密切配合与相互协调，也需要社区各部门各机构之间的协调与合作，如上级医院、疾病预防控制机构、卫生行政部门、民政部门、公安部门、街道办、居委会、工厂企业、学校、幼儿园等，以保证社区各种健康服务活动的实施。

三、社区护理

（一）社区护理的定义

社区护理（community nursing）是在地段访视护理（district visiting nursing）和公共卫生护理（public health nursing）的基础上逐渐发展而形成的，结合公共卫生学和护理学的理论和技能，促进和维护社区全民健康，与全科医师工作互补，体现全科性质的护理业务工作，而不仅仅局限于某一特定人群或某种疾病的护理，是现代护理的一个重要的实践范畴（即社区护理、临床护理、护理教育、护理科研、护理管理）。由于1970年才正式提出"社区护理"这一名词，因此不同的国家和地区目前同时使用"公共卫生护理"或"社区护理"两个名词。

社区护理发展到今天，由于各个国家社区护理发展的历史、社会经济文化背景以及卫生服务体系等方面都存在着较大的差异，因而对社区护理的理解、解释也各不相同，并且在解释社区护理概念的同时，往往也将社区护理的目的、意义、宗旨等一并加以描述。

英国作为社区护理的发源地，社区护理的历史较长，在阐述社区护理的定义时，认为其宗旨是以一定的责任区和居民组为服务对象，其任务是鉴定生理、心理、社会及环境等因素对居民健康和疾病的影响，根据社区需要，协同专业人员、社区居民、社区团体等，开展特殊和一般性防治服务，并结合临床护理，开展健康教育及以救治或自救为主的各项社会工作。

美国护士学会于1980年为社区护理下的定义是：社区护理是综合公共卫生学与专业护理学的理论，应用于促进与维持群众的健康，是一种专门和完整的实务工作。它的服务不限于一类特别的年龄群或疾病，而是提供连续性、非片断性的服务，其主要职责是视人口群体为一整体，直接提供护理给个体、家庭或团体，以使全民达到健康。

加拿大公共卫生协会将社区护理定义为：社区护理是职业性的护理工作，经由有组织的社会力量开展工作，并将工作的重点放在一般家庭、学校或生活环境中的人群。社区护理除考虑到健康人、患者和残疾人外，还致力于预防疾病或控制疾病的发展，减少疾病对人群的影响，对居家患者或有健康问题的人提供熟练的护理，援助那些面临危机者，对于个人、家庭、特殊团体以及整个社区提供知识并鼓励他们养成有益于健康的生活习惯。

在荷兰，社区护理被定义为专为社区中的人们提供预防保健、家庭护理、家政照料方面的支持和帮助,从而可以使社区中的家庭更好地生活。

社区护理的基本概念包含了预防疾病及残障、保护健康、促进健康三方面内容。预防疾病及残障,主要是指防止疾病或伤害的发生发展,减少并发症与后遗症的出现,促进伤病和残障的康复等。如对多发病、常见病、地方病进行普查,落实"早发现、早诊断、早治疗"原则;加强社区传染病管理;开展对社区糖尿病、心脑血管病等慢性病患者的保健指导;提高社区人群的交通规则与安全防范意识;提供心理卫生咨询服务等。保护健康,则是指保护社区人群免受环境中有害因素的侵袭。如防止空气污染、水源污染、食物污染、噪声污染、居室装修污染,禁止在公共场合吸烟,打击伪劣食品,开展饮食饮水卫生、环境卫生、个人卫生等方面的宣传教育活动。促进健康,即是指鼓励社区居民养成良好的生活习惯,注意合理的饮食、营养和锻炼,组织有益的文体活动(如打太极拳、跳舞、练太极剑、跳健美操等),开展各种卫生宣传教育(包括优生优育知识宣传、烹调技巧交流、卫生保健知识竞赛等),促进社区的全民健康。

综上所述,社区护理是结合公共卫生学和护理学的理论与技能,将医疗、预防、保健、康复、健康教育、计划生育等融于护理学中,并借助有组织的社会力量,为社区的个体、家庭、群体提供综合的、动态的、连续的健康服务,实现预防疾病及残障、维护和促进健康的目标,提高社区人群健康水平的护理服务活动。

(二) 社区护理的特点

1. 以促进健康为中心　社区护理的服务宗旨是提高社区人群的健康水平。与医院的护理工作不同,社区护理不是单纯针对个案的疾病护理,而是侧重于预防保健、维护和促进社区群体健康,以提高全体居民生理、心理、社会等方面的健康水平为目标。

2. 强调群体健康　社区护理的服务对象是社区的整体人群,包括健康人群、亚健康人群、高危人群、患病人群、重点人群等,而不局限于患病的个体。社区护士要收集和分析各类人群的健康状况和需求,以便解决他们的主要健康问题。如社区护士通过社区调查,发现辖区内孕妇人数较多,于是考虑开办准妈妈学习班,开展孕期健康教育。

3. 社区护士具有高度的自主性和独立性　社区护士工作范围广,护理对象繁杂,在许多情况下,需独自深入家庭及社区,处理和解决居民面临的各种健康问题,提供相应的护理服务,因此要求社区护士具备独立分析判断和处理问题的能力。

4. 多方合作开展综合性服务　社区护士不但要和其他医疗保健人员密切配合,还要与社区政府人员和各种机构的人员密切合作,利用社区各种组织力量和资源,以及社区公众的参与来开展工作,提供各类有益于健康的服务。如儿童保健工作的开展,包括对父母的孕产期保健指导、与托幼机构和学校合作进行儿童健康体检、提议有关部门减少社区内网吧的开放数量等。

5. 服务的长期性、连续性和可及性　社区护理强调对社区居民进行从出生到死亡的生命全过程的照顾与护理,不因服务对象的某一个健康问题得到解决而中断,它是延续个体生老病死全程的长期、连续的整体护理服务,加之社区护理服务机构地理位置上的就近和价格的低廉,也使社区护理具有可及性的特点。

第四节 社区护理在卫生事业中的地位与作用

一、在我国发展社区护理的重要性

卫生事业发展是我国经济和社会发展的重要组成部分,一方面,卫生工作对于保障生产力、促进我国社会主义现代化建设发挥着不可替代的作用;另一方面,经济、社会的改革发展也促进了卫生事业的发展。据统计,近16年来,我国医疗费用平均年增长率约21%,大大超过国民生产总值(GNP)总值的增长率。医疗费用的世界性增长使包括我国在内的各国政府不得不努力寻求更合理、更有效的医疗服务模式。1978年,WHO向全世界推荐社区卫生服务作为"最经济、最适宜的医疗卫生保健服务模式",倡导世界各国将大力发展社区卫生服务作为推进初级卫生保健的重要方法和途径。此后,社区卫生服务(社区健康服务)开始在世界流行,随着社区卫生服务模式的推广,社区护理逐渐成为卫生服务事业的重要组成部分,在实现"人人享有卫生保健"这一全球性战略目标中占有举足轻重的地位。在当今人口老龄化趋势日益明显的情况下,随着经济的发展和社会的进步,人们的健康观念发生了改变,对保健服务的需求也不断增长,公平、公正、合理、方便的医疗服务成为城市和乡村广大居民的一种迫切要求,社区护理的产生和发展顺应了这种大趋势,因此,它必然要成为影响和改变现今我国医疗服务模式的重大举措。

(一)社区护理顺应时代要求

随着护理学的发展,护理工作由疾病护理向"以患者为中心"的护理转变,护理范围及场所由医院走向社区和家庭,服务对象由患者转向康复人群,护理工作开始集预防、保健、康复为一体,以促进健康、预防疾病、提高生命质量为主要目标。随着疾病谱的改变,医学工作重点已由第一次卫生革命时期的传染性疾病转移到第二次卫生革命时期的慢性非传染性疾病和退行性疾病,如高血压病、糖尿病、心血管疾病及肿瘤,等等。这些慢性病护理需求量,必将由社区和家庭来负担。由于我国卫生资源配置严重失调,80%投入在城市,只有20%资源配置在农村。在所有卫生资源中的80%投入到大医院,20%投入到基层医疗卫生机构。这就需要通过社区卫生服务,将有限的资源充分利用到提高居民健康中去。健康需要从个人做起,从家庭做起,从社区做起。只有10%的疾病需要在现代化的医院治疗,大批患者应该在社区获得照顾。医疗保健经历着从家庭→社区→医院→家庭→社区的循环发展过程。医疗保健重新回归社区,是维护和促进健康行为科学化的体现,是卫生资源使用合理化之必需,是医学发展的必然规律。

(二)社区护理是实现"2000年人人享有卫生保健"目标的必然

人人享有卫生保健是一个全球性的战略目标,这个目标要求各国必须推行初级卫生保健,初级卫生保健则是社区护理的主要任务之一。社区护理面向人群、家庭及社区,可利用各种方式将护理工作与健康教育有机结合起来,提高社区人群疾病的防治能力,以及自我保健、参与意识和保健能力,矫正不良的生活方式和行为习惯,从而实现世界卫生组织的总目标。

（三）社区护理满足人口老龄化的需求

按照WHO的规定，不分性别、专业、宗教等，只要年龄在60岁以上（发展中国家）或65岁以上（发达国家）的人就称为老年人。资料表明，预计到2040年，我国老年人口总数将达到3.74亿（占我国人口总数的24.48%），我国将进入老龄化高峰期，成为老龄人口绝对数最多的国家。老年人是健康状态最脆弱的群体，而且老年人患病有病程长、康复慢等特点，计划生育政策的推行，使得家庭子女减少，家庭规模减小，直接影响老年人生活照顾资源的数量，成年人面临社会日益激烈的竞争和在家庭中养老携子的双重负担，导致家庭养老功能弱化。社区护理针对老年人特点开展的预防保健、康复护理和慢性病护理则是解决这一难题的最佳方法。

二、我国社区护理发展中存在的问题

我国社区护理的发展起步较晚，与英、美等发达国家相比尚存在很多问题。

（一）社区护理管理体系不健全

社区护理管理体系不健全，主要体现在社区护士工作内容分工不明确；岗位设置不具体；社区护理质量管理考核无指标；岗位培训不规范；社区护理人员配置不合理，医护比例偏低。所有这些问题严重制约了社区卫生服务的发展和社区护理质量的提高。

（二）社区护士准入标准不严格

国内研究发现：目前35%～70%工作在社区的护士没有系统接受过有关社区护理的专业培训和教育，他们的护理知识仍停留在疾病护理的单一层面上，很难胜任社区公共卫生护理工作。因此，制定社区护士准入标准和培训后认证工作显得尤其重要。目前北京、上海、杭州、深圳等地已启动了社区护士岗位培训，这将有利于我国社区护士准入标准的制定工作。

（三）社区护士综合素质偏低

据国内多项社区护士基本情况调查分析资料显示：目前我国从事社区护理工作的社区护士学历以中专为主，占79%～91%，大专以上学历占5%～15%，无专业学历的护理人员占4%～8%；社区护士职称以初级为主，初级人员占56%～85%，中级人员占12%～38%，同时还有少量的初级以下的护理人员。由于对社区护士定位缺乏基本了解，社区卫生服务的管理人员对社区护士的培养缺乏认识，甚至将一些年老体弱、需要照顾的护理人员安排到社区工作。

（四）社区护士定位不清

目前我国社区护士人才一方面缺乏，另一方面，社区护理人员浪费现象也同时存在。这主要是由于社区护士定位不清，职责不明确，岗位不清楚，有些社区护士身兼数职，不但要管理药房工作、财务工作，而且还要管理家庭病床访视工作，社区护士做了大量的非护理专业工作，这一状况对社区护理质量的提高和社区护士的成长均极为不利。

(五）社区护士教育体系和岗位培训不完善

社区护理教育面临培训体系、培训师资、培训基地及培训质量控制等问题。目前,我国社区护理人才奇缺,能培训社区护士的师资更为缺乏。现有社区护理教育体系、专业设置、课程结构、培养目标、师资的资历和培训经费等方面均不能较好地满足社区护士岗位培训的需要。有研究人员认为：社区护士岗位培训和资格认证是社区卫生服务管理的长期工作,其规范化、制度化建设关系到社区护理从业人员技术准入、护理队伍建设、服务质量安全保障等诸多方面的问题。

(六）社区护理工作内容偏重于二级预防

相关调查显示：我国社区护士目前主要护理活动有静脉输液、家庭访视、测血压、肌内注射、送药、健康教育、体检等。社区护理工作主要是以个案为中心,以二级预防为主的较局限的护理活动。这一现状反映了我国社区护理与发达国家和地区社区护理的差距。发达国家和地区社区护理主要是以群体为中心,将以第一级预防为主的护理活动作为工作重点,如发达国家社区护士的服务对象是整个社区、学校、工厂、企业人群,提供直接护理、健康教育、咨询,并指导转诊,他们不仅从事治疗性的护理工作,也从事大量的公共卫生和预防保健工作。

总而言之,社区护理工作在世界各地已充分显示了其巨大的社会效益和经济效益,社区护理不仅延续了病区护理,而且扩大了服务的对象和范围,解决了居民病患的实际困难和健康问题。社会越来越深刻地意识到社区护理的价值,社会对社区护士的需要是民心所向。在我国,随着社会变化和健康管理体制的变化,社区卫生服务的内容正在不断地改变,社区护理的价值观也在不断地变化,高技能、多层次、多功能、全方位的护理服务得到充分体现。家庭将成为健康管理中心,护理的职责从医院护理扩大到参与家庭、社会、环境的健康问题的管理,大量的护士将从医院转移到社区,为社区内不同人群的健康管理提供治疗、预防、保健一体化的护理服务,并为医疗保险费用的合理使用起到守门人的作用。虽然我国的社区护理尚处于起步阶段,发展中必然存在许多问题和困难,但我们相信,通过有关部门的积极努力和互相配合,加强社区护理教育培训,培养高素质的社区护理人才,社区护理工作定会形成完整体系,并在我国全面展开,从而推动我国卫生事业的发展。

（陶　慧）

第二章 社区护理与社区护士

学习目标
1. 了解社区护理工作的重要性、社区护士基本素质。
2. 熟悉社区护理工作任务、工作方式和方法、社区护士能力要求。
3. 掌握社区护士的主要职责。

第一节 社区护理工作

一、社区护理的重要性

伴随着我国社区卫生服务的逐渐成熟,社区护理的重要性也越来越凸显。社会经济的发展、人民生活水平的提高,要求卫生机构提供高质量的护理服务。人口构成的变化、社会的人口老龄化、就医行为的改变,要求卫生机构提供方便及时的护理服务。因此,满足这种高质量、方便及时要求的只能是开展社区护理。

(一)适应人口老龄化的需求

我国大多数地区已成为人口老龄化地区。老年人口比例以每年3%的速度增长,其中80岁以上的高龄老年人每年以5%的速度增长。老年人口的增长,使以心脑血管疾病、恶性肿瘤、糖尿病为代表的慢性病成为社区的主要疾病。慢性病管理与健康行为管理成为我国的主要健康管理问题。

根据我国的传统习惯和现有医疗机构的职能,老年人及老年慢性病患者的护理大部分在社区、家庭中进行。而当前绝大部分的家庭在经济、护理和照顾能力等方面的能力极为有限,我国独居的和身边无成年子女的老年人占老年人总数的1/4,到2005年,"空巢家庭"中的老年人占老年人总数的1/2。因此,为老年人提供经济、有效的卫生服务乃是当务之急。总而言之,人口老龄化的趋势要求改变卫生服务模式,提供优质、便捷及经济的社区化和家庭化的主动的护理服务成为必然。

(二)适应社会经济发展的需求

随着生活水平的提高,人们的价值观也在改变,不再满足于吃和穿,而是开始注意提高生活质量和延长寿命。健康问题逐渐占据中国人实际生活中最重要的位置。经济的发展、城市的产业化,使大量的农村人口进入城市,流动人口的增加,引发了一些社会问题和健康管理问题;城市的生活环境、生活方式、生活节奏的改变,社会竞争意识的增强,导致了社会、心理疾病和精神疾病的增加；家庭结构的小型化带来青少年和儿童新的身心健康问题等，都给卫生服务提出了新的课题。

人群健康问题统计数据显示：人群中处于健康状态的占5%；处于疾病状态的占20%；处于亚健康状态的占75%。绝大部分人显然不需要住院或立即就医，而是待在社区及社区的家庭中，有的人知道自己需要帮助但又求助无门，甚至需要帮助却不自知。这些人非常需要预防、治疗、康复服务，需要心理行为指导，需要持续的医疗和护理，而不单纯是医院里一时性的服务。因此，局限于医院的被动服务形式已不适用于现代社会。大量的亚健康和健康人群、疾病的早期和康复期人群，亟须社区卫生服务机构为他们提供主动的基层医疗保健服务。

（三）适应卫生改革发展的需要

城镇医药卫生体制改革的深入发展，与加强区域卫生规划、落实发展社区卫生服务的配套政策与措施、规范社区卫生服务项目、建立和完善医疗卫生服务新体系的战略目标逐步实现，给社区卫生服务尤其是社区护理工作的发展打开了新局面。2009年3月，《中共中央国务院关于深化医药卫生体制改革的意见》中指出要深化医药卫生体制改革的总体目标，建立健全覆盖城乡居民的基本医疗卫生制度，为群众提供安全、有效、方便、价廉的医疗卫生服务。

社区护理有其特定的理论、概念、工作范围及工作方法。社区护士的工作主要是针对社区的群体、家庭、个体，提供综合性的三级预防保健，护理焦点始终是社区整体健康。社区护理的这些特点，使之必将成为满足城乡居民基本医疗卫生服务的重要力量。

二、社区护理的任务

（一）健康教育

向社区居民提供社区健康教育是改变居民不良生活行为的重要方法。以促进和维护居民健康为目标，积极地向社区人群提供有计划、有组织、有评价的健康教育活动，强化人们的健康意识，养成健康的生活方式及行为，消除或减轻影响健康的因素，达到预防疾病、促进健康、提高生活质量的目的，是社区护理的重要任务。

（二）保健服务

根据社区不同人群的健康问题和需求，提供卫生保健服务，亦是社区护理主要任务之一。尤其是老年人、儿童、妇女、残疾人，属于社区特殊人群，是社区卫生保健的重点服务对象，必须坚持综合防治原则，积极开展妇幼卫生保健、中老年保健等工作。如做好新生儿、婴幼儿管理，学龄前儿童保健管理，产前产后管理，妇女经期、更年期的卫生保健，中老年的保健指导，疾病预防等。

（三）维持社区环境卫生

居住环境与人的健康有直接的关系，不良的生活环境可影响和妨碍社区人群的健康，不良环境因素包括噪声、放射物质、垃圾等的污染。社区护士应注意环境的监测,积极开展正面宣传,培养社区公众的环保意识,亦可利用社区内外的可用资源和可合作的组织及人员,治理环境污染,以达到人人爱护环境、个个注意卫生、有效控制环境中危害健康的因素、保护和促进社区健康的目标。

(四)传染病的防治

历史上曾经有许多传染病大流行造成的惨剧。传染病一旦发生和流行,对公众的危害性很大,可直接干扰人们正常的工作和生活,使部分患者致死致残;疫区的经济发展也会因此而遭受严重打击;给个人、家庭、社会造成很大的精神负担和经济损失。特别是现今结核、流感等传染病有所抬头的时候,此项任务显得更加重要。按照传染病的传播规律其是可以预防的,社区护士的工作任务是要监测传染病的发生,及时预防和控制传染病的流行。社区护士必须关注国内外的疫情新动态,及时对社区居民进行有关的卫生指导,落实预防措施,以便及早防范,免受传染。同时要执行疫情报告制度,早发现、早报告、早隔离、早诊断、早治疗传染病例,以防并发症的发生或疫情的扩大。此外,社区护士还应积极开展性病的预防护理工作,特别是对青少年进行性心理教育、道德教育,给予正确引导,使其认识性病的传播方式及严重后果,从而降低此类疾病的发生。

(五)慢性病管理

社区护理工作内容要根据人口老龄化和慢性病综合防治的需要,以预防为主、健康为中心、需求为导向,在把慢性病防治、康复训练、居家护理、生活照顾等服务送上门去的同时,还要提供咨询和转诊服务。

(六)精神心理卫生保健

随着健康观念的转变,心理健康和精神保健备受关注,且成为社区护理工作的重要内容之一。社区护士应运用心理科学有关知识,找出社区不同人群心理健康的主要影响因素,针对他们不同需求而采用不同的促进心理健康的措施,帮助他们通过自身的努力,实现自己的心理健康。社区护士还应通过确认心理健康的危害因素或相关因素所造成的心理障碍,早期发现精神病患者,并通过与其他医务人员的合作,进行有效干预,促使患者的生活功能和社会功能得到最大限度的康复,使生活质量得以提高。

(七)学校卫生保健

学校卫生保健的主要服务对象是儿童、青少年群体,主要的工作任务包括创造安全的卫生环境,维护公共卫生,预防疾病,促进学生身心健康,开展个人卫生、饮食卫生、体育锻炼、心理卫生、性教育等方面的健康教育,帮助学生培养个人健康习惯、建立健康行为,加强学生的环保意识,配合学校为他们创造良好的物理环境、社会心理环境和文化环境,提供心理辅导和心理卫生咨询,使学生逐步获得较好的环境适应能力与社会适应能力。

(八) 建立社区健康档案

为所管辖的社区居民(个人、家庭、社区人群)建立各种相关的健康资料档案,并保持资料记录的准确性和完整性,也是社区护理工作的重要内容。同时,还可与服务对象签订各种健康合同书,以利于提供持续性的护理服务。

(九) 院前急救及转诊服务

进入医院之前和现场的急救护理直接关系患者生命安危,每位社区护士都应掌握急救技术,并在社区内普及急救知识,以提高社区现场急救能力及救护质量,并将在社区无法进行适当护理或管理的急、危、重症患者及时转入适当的医疗机构,使其得到更好的救治。

(十) 社区康复服务

向社区患者、残疾人提供康复护理服务,以帮助他们改善健康状况,恢复功能,减轻社会与家庭的负担,提高其生活质量。

(十一) 临终关怀服务

向社区的临终患者及其家属提供他们所需要的各类身心护理服务,减轻患者痛苦,提高临终阶段生命质量,让患者在有限的时间内,无憾地度过人生旅程的最后一段。并对患者家属提供心理支持与关怀,尽量减少亲人离世对家庭其他成员的影响。

三、社区护理工作方式与方法

社区护理工作方式分为综合性社区护理方式和专科性社区护理方式两大类。前者是由地段或社区护理人员负责其管辖区内与健康有关的一切问题,包括应用护理程序对社区服务对象的健康问题进行评估、诊断、计划、实施及评价。优点是能建立专业性的人际关系,产生信任感,能发现问题,使服务对象满足,减少护理人力资源的浪费。局限性是护理人员不可能样样精通,因此,需寻求较多帮助,并进行有关的转诊。后者则是由不同的社区护士提供不同的专科护理服务。优点是能在某一方面提供详细而周到的专业护理,护理人员业务能力可以得到很好的锻炼,成为专家。局限性是难以提供综合的社区护理。两者均有其优点和局限性,可视社区实际情况决定所采取的护理工作方式。

社区护理工作方法有许多种,但常用而又优先选择的工作方法是教育、策划与强制。教育是通过有组织、有计划、有目的的为居民提供健康信息和行为干预,帮助社区居民掌握卫生保健知识,树立健康信念,自愿采纳有利于健康的行为和生活方式,促使社区向健康化发展;策划是一种较强烈的规划方式,通常采取某些特殊的护理干预活动,减少环境中可能危及健康的因素,如预防疫苗的接种、食品卫生和餐馆食具消毒检查等,通过社区护理干预落实健康政策,从而使居民的健康得到保障;强制是运用强迫的措施进行整顿,如立法防止家庭暴力,保护老年人、妇女、儿童,严禁吸毒等,对违法分子可采取法律强制手段,从而有利于社区健康和精神文明。社区护理与医院临床护理有明显差异,详见表2-1。

表 2-1 社区护理与医院临床护理的比较

	社区护理	临床护理
工作对象	个人、家庭、社区人群	各种疾病患者
工作性质	综合性、连续性、可及性、相对独立性	遵医嘱
护理知识面	广泛	较局限
工作时间	24 h 负责制	8 h 负责制

第二节 社区护士

案例 2-1

李某,男,34 岁,未婚,中学教师,近日因头晕、疲乏、睡眠不好来全科诊室就诊。测血压为 164/112 mmHg,患者 1 年前确诊为高血压。1 个月前,已谈婚论嫁的女友突然提出分手,患者目前正处于失恋的痛苦中;半月前,其所教的毕业班在中考中升学率不理想,受到学校点名批评,感觉压力越发增加,无法承受。患者平日喜食咸食,好烟酒,每日吸烟近 3 包,喝啤酒 2 瓶;母亲 3 年前因脑出血去世。

讨论:作为社区护士,你应该如何照顾和帮助这位患者?

社会护士是指在社区卫生机构及其他有关医疗机构从事社区护理工作的护理专业技术人员。

一、社区护士的主要角色

社区护士是一种不同于传统医院科室封闭式临床护士的新型护理专业技术人员,社区护士是在一个相对开放、宽松的工作环境之中进行服务和管理工作。其工作对象、范畴、性质、责任要远大于或远高于传统意义上的医院护士,虽然社区护士同样担负着照顾、教育、咨询、组织管理、协调合作、研究等任务,但其职责却得到进一步扩展。

(一) 照顾者

社区护士要为社区内需要照护服务的人群提供生活及医护照顾。其服务对象是整个社区的人群(包括个人、家庭、团体),服务地点可以是家庭、学校、健康中心、社区中心和其他机构等。这就要求社区护士既要熟悉护理程序对患者进行整体护理,又要有流行病学的知识,随时发现疾病的致病因素并进行预防。如所管社区几天内遇到几例腹泻的患者时,作为社区护士除了要完成一般的治疗护理外,还要了解这几名患者是否吃了同类食物?从何处购买的?然后进一步调查本地区最近还有无腹泻的病例。社区护理工作范畴要从照顾个体扩展到照顾群体,从治疗扩展到预防。

(二) 卫生保健提供者

以健康为中心、预防为主是社区护理的首要任务。社区护士深入社区和家庭,提供居民所必需的保健服务,将预防保健、合理治疗、康复指导等服务送上门去,维护和促进社区健康,正是实施初级卫生保健的最佳人选。如社区护士可利用其专业知识和技能,对患者进行心理康复教育,协助并训练患者在受疾病限制情况下发挥其身体最大的能力,利用残肢或矫正用具工作或生活,使其能自我照顾,减轻和消除对家庭、社会的依赖。

(三) 社区卫生代言人

社区护士需要关注国内外有关的卫生政策及法律,对某些威胁社区健康的环境因素进行分析判断,积极采取措施或上报有关部门协商解决,以维护居民健康。

(四) 健康教育者

健康教育的最终目的是提高人们的健康意识,使社区人群了解更多的健康知识,建立良好的生活行为。护士是社区健康教育的主要实施者,不仅要把知识和技术教给患者或家庭,更重要的是,要让社区人群建立良好的生活行为。这就要求社区护士运用健康教育程序,有计划、有目的、系统地实施教育。健康教育程序与护理程序一样要从 5 个步骤进行:① 评估阶段:不仅要评估整个社区需求,而且要评估每位参与者的学习需求。如社区内存在哪些需要关注的社会问题?从流行病学的角度来看,社区人群存在哪些健康问题?造成这些社会问题与健康问题最直接的原因是什么?学习者了解并承认其自身的学习需求吗?学习者的需求能通过学习而满足吗?学习者必须学习新的技能、知识、态度以改变其现有的状况吗?学习者日常生活方式会因健康问题的影响而必须改变吗?学习者具备为其健康问题选择适当的医疗服务的知识吗?等等。此外,还需要评估学习者的学习准备情况,可以从情绪上和经验上两个方面进行评估。② 诊断阶段:分析学习者的学习需求与学习的准备度,然后对学习者的学习需求做出诊断。③ 计划阶段:对将开展的健康教育活动做出安排,根据具体情况制订具体方式进行教育,做到有计划、有步骤地进行。在计划阶段,社区护士要鼓励学习者参与制订教学计划,这样有利于调动学习者的学习热情和顺利地达到预期的学习目标。④ 实施阶段:是将计划中的各项健康教育措施落实的过程。注意灵活机动地施教,因人、因时和因事制宜,才能达到最佳教学效果。⑤ 评价阶段:以预期学习目标为标准,对学习者的知识、态度和行为变化及构成变化的诸多因素进行评价,通过问卷调查等决定教育程序是否终止。社区护士要充分认识到人的行为改变的艰巨性和长期性,开展持之以恒的健康教育。

(五) 健康咨询者

护士运用沟通技巧,通过解答护理对象的问题,向居民提供有关卫生保健、疾病防治、自我护理等方面的咨询服务,解答居民疑问和难题,使护理对象清楚地认识自己的健康状况,并且以积极有效的方法应对和处理问题,提高护理对象健康水平。帮助护理对象选择解决问题的办法可分为几步:① 帮助护理对象确定要解决什么问题,并帮助其分析原因,以便寻找各种解决措施;② 协助护理对象设想各种解决办法,并比较其可行性与指标;③ 护理对象选择某项解决措施并执行；④护患在实施后共同评价。如：一位患有高黏度血液症的咨询者，不知道如何进行家庭调养。护士可帮其分析血液黏度增高的原因，告之进行运动锻炼可促进血液循环，加速体内脂质代谢；讲解如何进行饮食调整可防止血中三酰甘油的含量升高，常吃哪些食物可抑制血小板凝集，多吃哪些食物则可降低血中的三酰甘油。最后由咨询者自己决定如何调整日常饮食，采用自己习惯的运动项目进行锻炼。经过一个阶段后，可根据咨询者的症状是否存在以及血液流变检查结果进行评价。

（六）协调者和合作者

在对护理对象的服务过程中，护士需联系并协调与相关人员及机构之间的关系，维持有效沟通，以便诊断、治疗、救助、护理或使其他卫生保健工作得以顺利进行，保证护理对象获得最适宜的整体性医护照顾。

在社区中患者可从不同的社会机构及卫生机构中得到服务，但最了解患者并能从整体的观点看待患者的往往是社区护士，因为她（他）了解患者的社会文化背景和身体、心理情况，最适合协调各方面的关系。社区护士的协调工作可以是多方面的，比如，社区护士可以了解附近各医院医疗部门和医技部门的技术状况及门诊就诊情况，然后更好地指导患者到哪家医院就诊或检查，必要时还可给医院提供患者平日的身心状况资料，使护理工作保持一致性和连续性。

在社区，护士需要与之合作的部门与人员很多，有些属于直接影响居民健康的，医护人员可共同合作处理；但有些属于间接影响健康的，社区护士则可能需要与居委会、学校或当地行政机构等通力合作，才能做好社区卫生工作。如对青少年时期特有的心理障碍，如遗尿、口吃、秽语综合征、多动综合征、学习障碍等，可请其父母、教师及心理医生共同讨论如何矫治。

因此，社区护士必须凭借良好的沟通交流技巧和人际关系，与服务对象、家庭成员、全科医生、医技人员及其他有关社区人员协调合作，并与行政管理部门和社区其他组织机构密切联络，取得各方面的支持，才能搞好社区卫生服务工作。

（七）组织者与管理者

在不同的社区卫生保健机构里，社区护士均承担着组织管理者的角色。他们需要对人员、物资、档案、财务等进行管理，对各种有益健康的活动进行安排，对服务质量进行控制，对有关人员进行培训。

（八）研究者

社区护士应有敏锐的观察能力和较强的科研意识。在完成各项社区护理服务的同时，还要注意观察、分析、探讨、研究社区护理的相关问题，可以和别人合作或自己领导专题研究，为护理学科的发展及社区护理的不断完善作出应有的贡献。

社区护理的任务和特点，决定了社区护士角色的多样化。在执行社区护理任务的过程中，需要社区护士灵活应用自己的知识和技能，在不同的时间、地点和情况下，完成各种角色赋予的义务及责任。

二、社区护士的主要职责

1. 参与社区诊断工作。社区护士应与全科医生在工作中互补,深入社区对个体、家庭、群体乃至全体社区成员收集、整理及分析护理信息。了解社区人群健康状况及分布情况,注意发现社区人群的健康问题和影响因素,参与对影响人群健康不良因素的监测工作。例如对社区疾病谱、死亡谱进行调查,对社区环境、社会问题等进行资料收集、分析和判断,提出(个体、家庭、社区人群)主要健康问题,制订、实施护理计划,并作出服务质量评价。

2. 针对社区居民需求,利用各种传媒与采取灵活的教育方法,开展健康教育与咨询、行为干预和疾病筛查,强化人们的健康意识,规范健康行为,发现影响因素及时干预,促进社区健康。为社区居民尤其是特殊人群提供优质的预防保健服务,根据他们的不同需求,提供的服务也应多样化,如妇幼卫生保健、精神卫生保健、慢性病与传染病防治、康复治疗、营养膳食指导、计划生育,等等。还应对其家庭和陪护者进行照护的指导和培训,使社区弱势群体得到正确照料,提高生活质量。

3. 参与社区环境保护工作,通过各种教育提高居民的安全防范意识。善于与社区其他人员有效的合作和充分利用资源改善社区环境。如与有关政府部门、社会团体、组织机构共同协商,动员社区公众参与,共同治理环境污染,维护社区公共安全卫生;协调社区行政部门人员、医务人员、居民、志愿者等各方面关系,参与社区公益活动等。

4. 正确执行医嘱,熟练掌握各项护理技术操作和严格查对制度,运用现代护理知识和技能,在不同的环境中为不同的护理对象提供直接护理和包括生理、心理、社会等方面的整体护理服务,如居家治疗、康复、护理;药品、医疗保健器材的购买与使用指导;临终护理等。承担诊断明确的居家患者的访视、护理工作,提供基础或专科护理服务,配合医生进行病情观察与治疗,为患者与家属提供健康教育、护理指导与咨询服务。

5. 参与社区传染病预防与控制工作,参与预防传染病的知识培训,提供消毒、隔离技术等护理技术指导与咨询,参与完成社区儿童计划免疫任务。

6. 参与社区居民健康档案和医疗保健合同的建立与管理,按时为社区居民体检,妥善管理各种表格和记录。

7. 做好社区卫生服务机构的组织管理及质量控制工作。

8. 组织完成社区护理科研与教学工作,寻求和利用科研成果,促进专业的发展和个人的成长。

三、对社区护士的能力要求

社区护理工作范围广、内容新、任务重,因而对社区护士工作能力提出了更高的要求,除了必须具备一般护士所应具备的基本护理能力外,还需特别强调以下几种能力的培养。

(一)人际沟通交流能力

在社区护理工作中,社区护士的接触面很广,其主要合作者包括社区卫生服务机构的其他卫生工作人员,如全科医师以及社区的管理者,街道办、居委会的工作人员;社区护理的对象则是社区的全体居民,如患者及其家属、健康人群。面对这些不同年龄,家庭、文化及社会背景的合作者和护理对象,既需要合作者的支持、协助,又需要护理对象的理解、配合。因此,社区护士必须具有社会学、心理学及人际沟通技巧方面的知识,同时还要尊重和理解社区护理对象的风俗习惯和价值观,用充满人情味、平易近人的语言和非语言信息与他人进行有效的沟通和交流,通过人格力量建立良好的人际关系,更好地开展工作。

（二）综合护理能力

社区护理服务面广,工作性质相对独立,而且要求在不同的环境中为不同的服务对象提供满意的护理服务。因此,社区护士必须掌握丰富的医学护理知识,具有熟练的护理技能和应用相关学科技术的能力,充分发挥自己的创造力,能在不同的,甚至是简陋的家庭和社区环境中,为服务对象提供良好的护理服务,以确保全方位的社区护理工作的推行。如在工作中难免要遇到外科术后的患者、脑卒中恢复期的患者、精神病患者或临终患者,等等,因此需要应用到外科、神经科、精神科、中医科以及老年学和康复学等方面的护理技能。

（三）独立判断和解决问题的能力

社区护士不同于医院护士,常独自深入家庭、社区,处于独立工作状态。在医院,护士遇到问题往往可以与其他护士、护士长或医生研究解决;但在社区,社区护士将独立地进行护理评估、判断护理对象的健康问题,独立实施各种护理操作,独立运用护理程序,独立开展健康教育,独立进行咨询或指导。此外,无论是社区的服务机构还是患者的家中,护理条件及设备与医疗机构均有差距,这就要求社区护士具备敏捷的观察判断能力和较高的独立解决问题的能力。

（四）预测与应变能力

预防性服务是社区护士的主要职责之一。社区护士在与居民密切接触的过程中,可以发现许多家庭和社区中的问题,如环境中威胁健康的不良因素、来自家庭或社会的压力、非健康行为和生活方式等,也会面对各种突发紧急状况,这就要求社区护士能够通过分析判断,预测危险因素对健康影响的严重程度,找出主要健康问题,善于展开各种生动活泼、居民乐于接受的健康宣教活动,引导居民自觉实行健康的生活方式和行为,消除或减轻不良因素对社区健康的危害。还需能够面对突发事件临危不乱,镇静果断地采取应急措施,有效地控制事件恶化或使问题得到良好解决。

（五）组织与管理能力

社区护士一方面要向社区居民提供直接的护理服务,另一方面还要调动社区的一切积极因素,充分利用社区的各种资源大力开展各种形式的健康促进活动。因此,社区护士应具有一定的组织、管理能力。能运用现代管理的原理,研究社区护理工作中的特点和规律,通过对社区人员、技术、设备及信息等进行科学的计划、组织、协调和控制,将社区护理工作各要素、各环节有效地组织起来,保证社区护理工作的正常运行。

（六）调查研究与科研能力

社区护士在社区护理实践过程中，应主动参与或主持有关调查研究各种健康与疾病的问题，如行为与健康的关系、疾病的致病因素和流行病学等调查研究工作，并在科学研究的基础上进行护理干预。不断探索适合我国国情的社区护理模式，推动我国社区护理的发展。

（七）自我防护能力

社区护士的自我防护能力主要包括两个方面，即法律的自我防护及人身的自我防护。首先，社区护士应加强法律意识，在非医疗机构场所提供有风险的医疗护理服务之前，必须与患者或其家属签订有关协议书，作为法律依据。同时还要完整记录患者病情，注意规范工作程序和各项技术操作；其次，要加强安全防范意识，在非医疗机构场所提供护理服务时，避免携带贵重物品，注意观察是否存在不安全因素并做好自身的防护。

四、社区护士的权利、义务与法律责任

社区护士是护士队伍的重要组成部分，与其他护士一样依法享有一定的权利和承担相应的义务与责任。2008年1月31日，中华人民共和国国务院发布第517号令《护士条例》（该条例已经于2008年1月23日国务院第206次常务会议通过，1月31日予以公布，自2008年5月12日起施行）。条例明确指出，护士是指经执业注册取得护士执业证书，依照条例规定从事护理活动，履行保护生命、减轻痛苦、增进健康职责的卫生技术人员。护士人格尊严、人身安全不受侵犯。护士依法履行职责，受法律保护。全社会应当尊重护士。国务院有关部门、县级以上地方人民政府及其有关部门以及乡（镇）人民政府应当采取措施，改善护士的工作条件，保障护士待遇，加强护士队伍建设，促进护理事业健康发展。各级政府应当采取措施，鼓励护士到农村、基层医疗卫生机构工作。

（一）权利和义务

1. 护士执业，有按照国家有关规定获取工资报酬、享受福利待遇、参加社会保险的权利。任何单位或者个人不得乱扣护士工资，降低或者取消护士福利待遇等。

2. 护士执业，有获得与其所从事的护理工作相适应的卫生防护、医疗保健服务的权利。从事直接接触有毒有害物质、有感染传染病危险工作的护士，有依照有关法律、行政法规的规定接受职业健康监护的权利；患职业病的，有依照有关法律、行政法规的规定获得赔偿的权利。

3. 护士有按照国家有关规定获得与本人业务能力和学术水平相应的专业技术职务、职称的权利；有参加专业培训、从事学术研究和交流、参加行业协会和专业学术团体的权利。

4. 护士有获得疾病诊疗、护理相关信息的权利和其他与履行护理职责相关的权利，可以对医疗卫生机构和卫生主管部门的工作提出意见和建议。

5. 护士执业，应当遵守法律、法规、规章和诊疗技术规范的规定。

6. 护士在执业活动中，发现患者病情危急，应当立即通知医生；在紧急情况下为抢救垂危患者生命，应当先行实施必要的紧急救护。

护士发现医嘱违反法律、法规、规章或者诊疗技术规范规定的，应当及时向开具医嘱的医

生提出;必要时,应当向该医生所在科室的负责人或者医疗卫生机构负责医疗服务管理的人员报告。

7. 护士应当尊重、关心、爱护患者,保护患者的隐私。

8. 护士有义务参与公共卫生和疾病预防控制工作。发生自然灾害、公共卫生事件等严重威胁公众生命健康的突发情况时,护士应当服从县级以上人民政府卫生主管部门或者所在医疗卫生机构的安排,参加医疗救护。

(二)法律责任

护士在执业活动中有下列情形之一的,由县级以上地方人民政府卫生主管部门依据职责分工责令改正,给予警告;情节严重的,暂停其6个月以上1年以下执业活动,直至由原发证部门吊销其护士执业证书。

1. 发现患者病情危急未立即通知医生的。

2. 发现医嘱违反法律、法规、规章或者诊疗技术规范的规定,未依照本条例第十七条(此处略)的规定提出或者报告的。

3. 泄露患者隐私的。

4. 发生自然灾害、公共卫生事件等严重威胁公众生命健康的突发情况时,不服从安排参加医疗救护的。

护士在执业活动中造成医疗事故的,依照医疗事故处理的有关规定承担法律责任。

5. 护士被吊销执业证书的,自执业证书被吊销之日起2年内不得申请执业注册。

第三节　社区护理教育

21世纪的中国必须拥有一支强大的以全科医生和社区护士为主的技术队伍,才能满足社区卫生服务需求。根据WHO提出的社区护士和全科医生之比为(2~4):1的标准,我国目前的社区护士数量颇为匮乏。如何在较短的时间内培养出大量高素质的社区护士,给社区护理教育提出了新的课题和任务。

一、社区护士基本素质

社区护理工作的特殊性质及社区护士所承担各种角色的工作任务,决定了社区护士所具备的素质与条件相对要高(即高素质、高学历、年轻化、知识面广、适应能力强),才能适应社区护理事业的发展,满足社区群众对健康的需求。

首先,社区护士除有正规的护士执业执照外,还必须接受严格的社区或公共卫生护理教育,取得相应的学历或岗位培训合格证,才能进入社区工作。其次,要具备健康的身心素质,才能完成繁琐且大量的社区护理工作。此外,要具备良好的职业素质和服务态度,想群众之所想,急群众之所急,做社区居民的贴心人,取信于公众,树公众之榜样;社区护士还应具备较强的专业素质(有丰富的学识、工作经验和熟练的技能),以提供高质量的社区护理服务;要有敏锐的观察和思维能力,能娴熟运用护理程序在社区中推行整体护理服务,维护和促进社区健康。

社区护士的基本素质要求如下。

(一) 世界卫生组织要求

1. 必须有以促进社区健康为己任的责任感。
2. 必须要以照顾弱势团体为优先。
3. 必须要能与个案合作：有合群的态度，能与人共事的能力，尊重个案的自主性，发挥团队精神。

(二) 我国要求

2002年1月，卫生部《社区护理管理的指导意见(试行)》规定：社区护士必须具有国家护士执业资格并经注册，还要通过地(市)以上卫生行政部门规定的社区护士岗位培训。独立从事家庭访视护理的护士，应具有在医疗机构从事临床护理5年以上的工作经历。具体要求包括以下方面。

1. 丰富的护理知识　根据社区卫生服务体系和服务内涵的客观要求，社区护士在社区卫生服务中要扮演多种角色，因而除必须具备丰富的护理专业知识外，还应具有一定的临床医学知识及边缘学科知识、文化基础知识、人文学科知识、健康教育知识等。社区护理服务要求护士是"全科护士"，既能从事临床护理，又能开展健康教育和卫生防疫等。做到医学知识要"懂"，护理知识要"精"，相关知识要"博"。

2. 熟练的护理技能　社区护士一般应具备以下5种技能：① 临床护理技能：能够独立诊断、处理、评估临床护理和正常处理个体、家庭、社区的健康问题。② 特殊人群的护理技能：如对老年人的生活护理、心理护理技能。③ 沟通交流技能：善于运用良好的沟通技巧与服务对象进行有效的交流与合作，促使患者主动参与配合治疗，促进康复。④ 防病保健管理技能：具有作为健康的倡导者、教育者和咨询者的能力，能独立组织开展并促进社区保健的活动。⑤ 应急处理技能：能够"独当一面""独立作战"，遇到突发的创伤、中毒等意外事件和其他急诊抢救时，能及时、有效地就地采取应急措施。

3. 良好的职业道德及服务态度　社区护士应当有更开阔的视野和更崇高的职业道德素质，使自己充分具备与"深入社会，广泛接触群众"这一新特点相适应的社会公德和职业道德素质，严格自律，坚持职业道德标准，选择高尚的道德追求，在独立工作时照样认真负责，做到一丝不苟。用自己的言行赢得社会的认可和支持。牢固树立"以人为本"的工作指导思想，明确护理工作的着眼点不是疾病而是整体的人；社区护理的对象不仅限于患者，而是扩展到处于疾病边缘的人以及健康的人，从而自觉适应向以人为中心的护理服务模式转变。主动把护士与患者间的关系从主动-被动型发展为一种指导-合作型和共同参与型的护患关系，使护理服务不断适应人们健康的需求，尤其重视满足服务接受者心理需求、健康知识和护理指导等各方面的需求。

4. 健康的心身　社区护理工作的对象、任务和目标与医院临床护理有所不同，它所涉及的范围和领域已远远超出传统的护理概念，这就要求社区护士更应具备良好的心理素质，工作中遇到新问题、新情况和困难、挫折时能理智处之。具备现代护士的道德观念，尊重患者的生命、权利和尊严，明确关心照顾他们是每个护士应尽的义务和职责，从大局出发，牢固确立"以患者为中心"思想。健康的心理、旺盛的精力、健全的体魄,是社区护士不可缺少的身体条件。

二、社区护士的培养

我国社区护士培养实行双轨制,即学校培养和转型培训。根据国情,目前主要的社区护理教育对象是医学院校和护校毕业后在临床工作一定时间的在岗护士,这是大量培养社区护理人才的一条捷径。

转型培训的社区护士较之学校培养的社区护士有着更多的优势:① 有较深刻的专业认识:能认识到开展社区护理的重要性,愿意投身于公众预防保健事业,为维护促进人民健康作出无私贡献。② 有丰富经验和知识:善于观察和发现问题,并能为群众排忧解难,受群众欢迎。③ 有娴熟的护理技术:即使在设备简陋的环境中也能创造条件,照常为社区居民提供优质的护理服务和健康指导。④ 有较强的沟通交流能力:由于有在临床推行整体护理的经验和心得,比较善于与人交往,能够自如地运用沟通交流技巧,迅速融入社区发挥作用。

医院护士向社区护士转化首先要重新学习,按原卫生部科教司关于《社区护士岗位培训大纲》通知的要求进行培训,亦可根据本地区的特殊情况适当增加培训的内容和实训实践。理论与实践相结合,使护士转变观念,充分认识社区环境不同于医院,护士的职责、工作方法和态度都要有所转变。应把在医院中的对个案(患者)的整体护理观转向对社区人群的整体护理观;从单纯执行医嘱转向执行医嘱的同时相对独立地思考、判断和护理;从机械被动地等待患者就诊转向主动为群众送服务上门;从护患关系转变为伙伴关系。

在上述学历教育和岗位培训的同时,还要通过定期组织社区护理工作研讨会、专家讲课辅导、社区护士继续教育等多种形式的社区护理教育方法,提高社区护理人员多方面的业务技能,开阔视野,致力于改革发展,以适应社区卫生服务岗位的需要。

思 考 题

1. 举例说明社区护理工作的重要性。
2. 简述医院护理与社区护理在工作方式和方法上的区别。
3. 社区护士需要扮演哪些角色?
4. 护士的权利与义务有哪些?

(刘紫萍)

第三章 以人为本的健康照顾

学习目标

1. 了解以人为本的健康照顾基本概念。
2. 学会与病人进行开放式交谈。
3. 掌握以人为本的社区护理原则。

以人为本的健康照顾是社区护理的基本原则之一，根据其特点又被称为以患者为中心的照顾(patient-centred care)、人格化的照顾(personalized care)或个体化的照顾(whole-person care)。以人为本的护理方法包括两大方面的内容：一是理解疾病，治疗疾病，预防疾病；二是理解患者，服务患者，满足患者的需求。前者似乎是纯技术性的服务，而后者却包含更多的艺术性成分。前者是每一名护士必须掌握的技能，而后者才是社区护士的灵魂。本章将讨论这两种模式的区别，详细介绍以人为本的健康照顾的护理方法、内容和策略。

第一节 以人为本的基本概念

一、疾病和患者

英语中与生病有关的词汇，最常用的是illness、disease、sickness。现代医学心理学、医学社会学等学科通过对与人类生病有关情况的研究，将这三个词汇区分开来。

disease译为"疾病"，指可以判明的人体生物学上的异常情况。可以通过体格检查、化验或其他特殊检查加以确定。

illness译为"病患"，即有病的感觉，指一个人的自我感觉和判断，有不适的感觉，可能同时存在疾病，也可能仅仅是心理与社会方面的失调。

sickness译为"患病"，是指一种社会地位或状态，即他人（社会）知道此人处于不健康状态。本人可能有病，也可能是他人（社会）知道此人处于"不健康"状态。

这三种情况可以单独存在、同时存在或交替存在。如一个人可能有明显的"病患"，如胸闷、心悸，但却查不出是什么"疾病"，他如果因此告诉别人，就被认为是"患病"了，被别人视为"患者"。而一个人有严重的"疾病"，如肝癌，但在早期，并没有不适，即无"病患"，因而未就医，别人也不知情，因此，别人不知道他"患病"，一旦病情进展，出现症状（病患）而就医，确诊为肝癌（疾病），那么他就"患病"了。

疾病(disease)和患者(patient)，是两个完全不同而又密切相关的概念，是护士职责的两个中心范畴。

古代医护人员对于患者更加关注,无论西方还是东方,古代的医护人员都对患者进行全面的观察,包括他们的出身、籍贯、经历、体质状况、人格特征、生活方式、家庭与社会环境、职业与经济情况等。由此判断患者的气质和体质类型,进而推测出其患病情况并加以调治。如古希腊的"四元素－四体液－四体质学说",用心理学观察的"气质学说"帮助我们理解患者患病时体质的变化(图3-1)。我国中医的"阴阳五行学说"中的阴阳学说是对自然界相互关联的某些事物和现象对立双方的概括,五行学说是将事物和现象归为金、木、水、火、土五类,由此来阐述人的组织结构,概括人体的生理功能,说明疾病的病理变化并指导疾病的诊治。

四元素	四体液	气质
火(热) ——	血 液 ——	多血质
火(冷) ——	黏 液 ——	黏液质
风(干) ——	黄胆汁 ——	胆汁质
土(湿) ——	黑胆汁 ——	抑郁质

图3-1 古希腊医学的四元素－四体液－四体质学说

近代科学技术的飞速发展,在医学方面建立了一个以现代科学为基础的、庞大的理论和实践体系。对人体和疾病的认识已经逐渐从系统、器官、组织、细胞水平达到分子水平。医学也从一个笼统模糊的整体哲学变成许多精确而清晰的科学分支,而且越分越细。护士在生物医学的巨大成就和医学专科化飞速发展的鼓舞下,其关注中心自然地从患者转移到疾病。这种转移是以疾病为中心的诊疗护理模式产生的基础。

二、以疾病为中心的生物医学模式

在现代医学体系中,占主导地位的医学观是生物医学模式。以疾病为中心的诊疗护理模式正是建立在生物医学模式基础之上,主要针对各种急性传染病,用单因单果的疾病因果观,采用分析归纳的方法,试图以疾病模型为依据,把任何疾患都归结为一种可以预测未来的概念,从而据此寻找特异性治疗护理的方法,治愈疾病。因此,它着重于识别疾病的特定病因、症状和体征,而且越来越依赖于高技术的诊疗护理手段。这种以疾病为中心的生物医学模式依靠强大的科学实力,在特定的历史阶段对防治疾病、促进人类健康作出了巨大贡献。迄今为止,它一直是大多数护士观察处理医学问题的基本方法。

(一)以疾病为中心的诊疗护理过程

1. 搜集资料 包括简单的个人及家庭资料、疾病的自然史、症状和护理体检。
2. 提出诊断假设 诊断假设的形成不仅与护士对症状、体征的理解以及对病因的解释有关,也与护士的知识和经验密切相关。
3. 制订护理计划,实施护理 在获得护理诊断之前,护士可根据一定的原则拟定处理计划,进行必要的护理,这些护理不仅是解除患者的痛苦、挽救患者的生命所必需,也是检验诊断假设所必需。
4. 追踪观察 患者的病情往往处于动态发展阶段,典型症状、体征和实验室检查结果的出现需要一段时间。另外,患者也不断对护理做出反应。

(二)以疾病为中心的生物医学模式的优点

1. 理论和方法简单直观,易于掌握。

2. 其手段经常使病情得到好转。

3. 实验室检查、活体及尸体检查的结果可得到科学方法的确认。

4. 能根除或治愈许多原来是致命的疾病,并成功控制了许多还不能治愈的疾患。

(三) 以疾病为中心的生物医学模式的缺点

1. 过分强调寻找疾病　在生物医学模式下,护士在搜集资料、解释症状和体征以及做处理决定时,都服从于一定的疾病假设,判断患者有无问题及问题是否严重,都以其有无生物医学的疾病作为评价标准。而疾病谱的改变使这一模式显得越来越陈旧。美国两位医生(Kroenke 和 Manselsdorff,1989 年)调查分析了一家内科诊所 3 年中 1 000 名门诊患者的记录,发现其中记载了 567 个新的主诉。医生为超过 2/3 的患者做了实验检查,而发现仅有 16% 的患者患有一种以上的器质性疾病。在诊断上,用于查找器质性病因的花费相当高,特别是头痛和腰痛的患者,分别为 7 778 美元和 7 263 美元。

2. 重视疾病,忽视患者　这种诊疗模式注重疾病的诊治,忽视患者的需要,最终导致诊疗过程的机械化、失人性化。生物医学方法只评价生理疾病,而不评价患者疾患(即疾病体验和生活质量等)。这一点,有些患病的护士认识得很清楚。一位患了视网膜黄斑退化的护士写道"尽管有多年来诊病的丰富经验,但没有一位眼科护士能够在任何时候给我一点建议和帮助,没有一位眼科护士能够指出任何办法来制止我生活质量的退化……眼科护士彬彬有礼而坚决地说:'我们的兴趣在于人们的视力,而不是盲人。'"

3. 不利于遵医　在这种模式的指导下,护士易于忽视患者的主观能动性,很少对患者解释疾病的原因和采取某治疗措施的理由;而患者常常是被动地接受护士的检查和处理,很少能参与诊疗过程,医疗服务鼓励了患者的依赖性而不是培养其主动性。护士不了解一种疾患带给一个人的特殊"自我威胁"(诸如功能状态的破坏、控制力的丧失或信心的减少等),他的冷漠只能增加患者的脆弱和疏远,使其对疾患的体验更加恶化,这必然会影响患者的遵医行为。

4. 易于片面、封闭　这种模式趋向于封闭型的思维方式,它把人从其具体的人文社会情境中孤立出来,把人看做疾病的载体来对待。护士把注意力定向于某一种或几种特定的生理疾病,片面强调症状、体征的典型意义。对患者的健康照顾,常常局限于处理生理症状和体征,忽略了心理和社会功能方面问题的处理,难以满足患者的需求。

以疾病为中心的生物医学模式是在生物医学模式的影响和指导下建立发展起来的,在医学历史上曾经占据过主导地位。这种医学模式着重于认识和分析特定疾病的病理问题,着重于以疾病为中心来解释患者的健康问题,并且依赖于高度技术化的诊断和治疗手段去处理患者生理上的症状和体征,而对患者心理、社会功能及情感需要方面的问题关注不够,忽略了患者的心理和社会方面的需求,是一种典型的"只见疾病,不见患者"的不完善的医学模式。

此外,以疾病为中心的生物医学模式也忽略了对健康人群、亚健康人群的照顾。因此,以疾病为中心的生物医学模式不能满足现代社会人群的健康需求,必定要被"以人为中心的医学模式"所替代。

三、以人为本的生物-心理-社会医学模式

(一) 生物-心理-社会医学模式

生物-心理-社会医学模式(bio-psycho-social medical model)认为,人的生命是通过与周围环境(macro world,宏观世界)的相互作用和系统内部(micro world,微观世界)的调控能力来维持健康状态。宏观世界包括了人与家庭、社区、文化、社会、国家和生态环境之间的关系,属于心理学、社会学、经济学、伦理学和人类学的范畴,是复杂的、难以量化的世界。微观世界包括了人与其机体的系统、器官、组织、细胞和生物的大分子的关系,属于生命科学的范畴,常常可以精确量化。所以,医学除了关注疾病这一生命科学领域所研究的人的微观世界,还要关注人文社会科学等领域所研究的人的宏观世界(图3-2)。

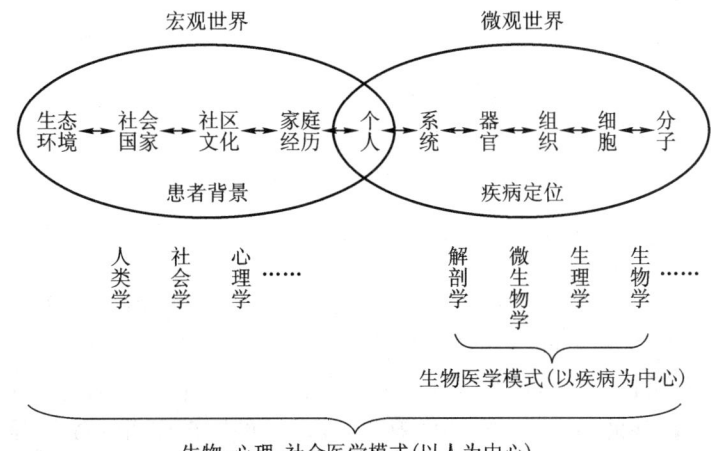

图3-2 生物-心理-社会医学模式

进入21世纪以来,在生物-心理-社会医学模式指导下,以人为本的生物-心理-社会医学模式逐渐取代以疾病为中心的生物医学模式而占据主导地位。以人为本的医学模式是指一种重视人胜于重视疾病的健康照顾模式,它从生理、心理和社会三方面去完整地认识和处理人的健康问题,它将人看做是一个既具有生理属性又具有社会属性的"完整的"整体人,它将患者看做是有个性有情感的人,而不仅仅是疾病的载体。这种以人为本的医学模式,其照顾目的绝不仅仅是为了要寻找出有病的器官,更重要的是维护服务对象生理、心理和社会三方面的整体健康,并满足患者生理、心理和社会等三方面的需求。为实现这一目的,必须从人的整体性出发,全面考虑其生理、心理和社会需求并加以满足,必须将服务对象视为重要的合作伙伴,以人格化、高度情感化的服务调动患者的主动性,使之积极参与其自身健康维护和疾病控制的过程,从而达到良好的效果。

(二) 社区护士的"患者"范畴

"以疾病为中心"的模式充分强调了disease(疾病)的地位,却不重视illness(病患)和sickness(患病)这两种情况。而"以患者为中心"(或以人为本)的模式,则强调要对三者同等对待。社区护士应具备三种眼光:用显微镜眼光检查患者身体器官上可能的病灶;用肉眼审视面前的患者,了解其患病的体验;还要用望远镜眼光观察患者的身后,了解其社会情境(背景)情况。这样,就把护士的"全方位"或"立体性"思维方式表达出来了,并将这种思维模式与患者的三种需求联系在一起(图3-3)。

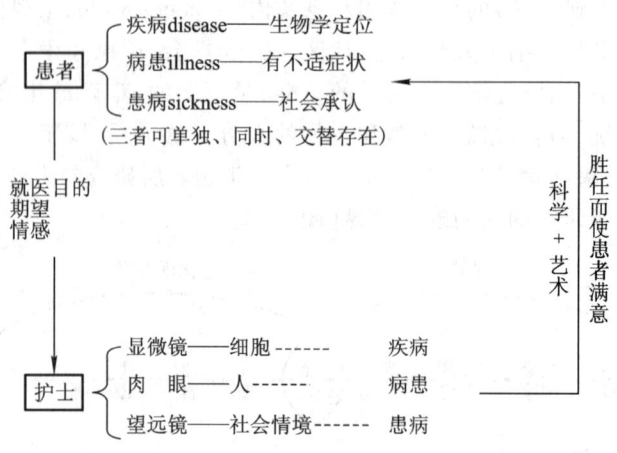

图 3-3 患者的三种需求和护士的三种眼光

患者是一个不可分割的整体,不是各器官、系统或躯体、心理、社会等各部分的简单相加。新的医疗框架将是以人为中心的,人的生活质量将作为和疾病同等重要的另一个因素予以考虑。专科护士接收基层护士转诊过来的疑难危重患者,他们的任务是救死扶伤、为基层护士释疑解惑。他们采用"以疾病为中心"的诊疗护理方法,是可以被患者及家属理解、接受的。但在基层工作的社区护士,他们面对的多数是常见病、多发病、慢性病、轻症患者以及健康人群。这就决定了社区护士必须对人负责,而不仅仅是对疾病负责。由于社区护士所接纳的服务对象包括患者、亚健康和健康人群,不同的人群有不同的医疗保健需求,社区护士就必须根据服务对象的不同需求提供相应服务。

(三)以人为本的护理原则

1. 无疾病期(non-disease stage) 理解患者的病患与苦恼,并做出相应的咨询、预防保健、关系协调、生活方式改善等整体性照顾。

2. 疾病尚未分化期(early-disease stage) 护士应能识别问题,早查早治,提供预防性干预,使"健康→疾病"发展的进程逆转。

3. 疾病期(disease stage) 特别是慢性病确诊后,为减少并发症和后遗症,避免残障,提供康复和临终服务。护士应充分了解患者的病患和(或)患病体验,以及患者的生活态度与价值观,经过医患互动,双方商定其带病健康生存的最佳平衡状态,并制定长期管理计划,在实施计划过程中不断提高遵医嘱性(图3-4),从而提高患者管理的质量。

因此,社区护士要发展一种综合性、整体性、持续性和人格化的卫生服务模式,而这种卫生服务模式要求社区护士既要了解疾病,又要理解患者。

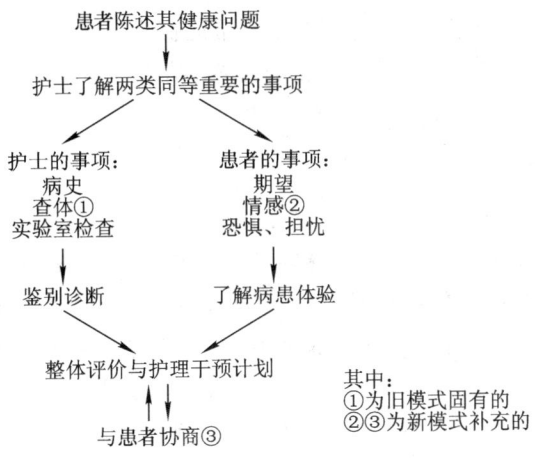

图 3-4 以患者为中心的护理模式(护患互动)

第二节 以人为本的患者照顾方法

一、进入患者的世界

以人为本的医学模式之基本点是护士要进入患者的世界,并用患者的眼光看待其疾患。而传统的以疾病为中心的方法则是护士试图把患者的疾患拿到护士自己的世界中来,并以他们自己的病理学参照框架去解释患者的疾患。

 案例 3-1

一位 64 岁的中国男性,退休高级统计师,患高血压病十余年,血压在 180/110 mmHg 左右。患者十分注重自我管理,每日自测血压,按时服药。各系统并发症不甚严重。其精力充沛,受雇于两家外资公司。一日骑车上班时被撞倒,右侧股骨头骨折。在某大医院做手术,由专家置换股骨头成功。但 2 个多月后仅能挂杖于室内活动,无法上班及参加社会活动。自出院后血压波动较大,可高达 210~240/120~140 mmHg;经常头痛头晕;情绪十分沮丧且烦躁。由于他腿部功能未能恢复,不能骑车上班,生活质量大幅度下降,形成了心理障碍。该患者住院时,刚刚做完手术,当骨科主管护士来查房时,他就问道:"护士,我什么时候能做康复?"护士对该问题一直不予答复,直至出院时,还是叫他回家后"老老实实躺着,能不动就不动"。患者严格遵照主管护士的话,1 个月后到门诊复查,护士认为股骨头接得很好,并教他做康复活动。可惜时间太晚了,患者肌肉严重萎缩,关节粘连僵直,尽管请了康复护士进行干预,却再也未能恢复到可以骑车的程度。从此,患者血压控制一直不好,陷入焦虑和抑郁而不能自拔,1 年后去世。

该案例的问题在于该骨科护士仅仅关注"股骨头",未顾及患者腿部功能的康复,更未关心患者的高血压,以及他对自己生活目标、生命质量的高期望值。护士完全采用了"以疾病为中心"和"以护士为中心"的态度,无视患者的自主权,结果股骨接好了,却断送了患者的性命。

案例 3-2

一个19岁的美国女孩在打篮球时损伤了膝部,住院接受了外科手术。出院一段时间后回到外科复查时,护士发现她很虚弱,腿部肌肉严重萎缩,并有心慌、出汗、膝部疼痛等症状。外科护士建议她不要过早锻炼,她极不高兴。后来她就诊于社区,社区护士了解到她生长在一个很重视学术和体育成就的宗教家庭,其兄姐都是有成就的学者。她从小就很为自己的体育成绩自豪,现在却受了伤,不能运动,内心极不平衡。经过几次认真的讨论,她接受了社区护士的建议,与护士积极合作,在新的基础上恢复了自尊,经过一段时间的理疗后恢复了健康。

图 3-5 显示案列 3-2 各个系统层次之间的相互作用,以及社区护士如何帮助其失衡的系统恢复平衡。

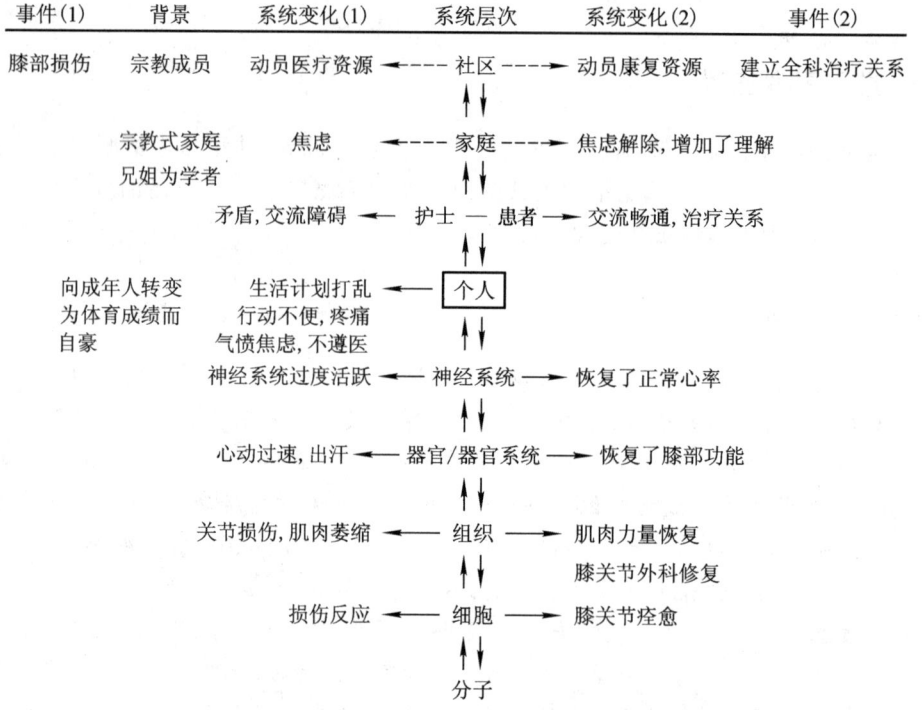

图 3-5 从系统理论看膝部损伤对患者生活的影响及解决患者问题

以上两个案例形成了鲜明的对照:以专科医生治疗局部损伤的能力而言,中国不低于外国。然而,那个美国女孩手术后,社区护士为她协调心理状态并联络理疗医师,结果完全康复;而这位中国患者却未能如此幸运。因此,在我国加强"以患者为中心"(或以人为本)的教育培训,使更多的护士能在社区将服务对象视为整体人而给予更有人情味的照顾,并能以健康代理人的身份为患者提供其他学科专科医生的有关咨询与双向转诊,则有可能迅速得到群众的拥护。

二、患者的权利和义务

关注患者的权利,是全社会由来已久的呼声,也是我们由来已久的愿望。结合我国的国情,患者权利有如下几个方面:平等的医疗权,疾病的认知权,知情同意权,要求保护隐私权,免除一定社会责任权,当自己的利益受到侵犯时有提起诉讼和要求赔偿的权力。同时,患者也有以下义务:及时寻求和接受医疗和护理的义务,遵守医院规章制度并提出改进意见的义务,按时、按数交纳医疗费用的义务,尊重医护人员的义务,承担不服从医护人员所提供的治疗计划后果的义务。

但是,不可忽视的是,患者在护士面前,几乎处于"无知"的不利地位,极易使患者的权利遭到侵犯,常见的有以下两种问题。

1. 患者未享有平等医疗权　护患之间平等关系既是传统医德的重要核心内容之一,又是社会主义制度下医德特征的体现。护患之间应该是做到彼此尊重,平等待人。但现在依然存在患者对护士的话言听计从,不能说"不";而有些医护人员认为护士对患者有绝对权威,把为患者看病视为施恩于患者,听不得患者半点意见,由此引发一系列医疗纠纷。因此,患者与医护人员双方目标一致,充分调动患者主观能动性,使之共同参与医疗护理过程是其极重要的。

2. 患者未享有知情同意权　在医务人员侵犯患者权利的众多行为当中,有一种比较常见的现象就是患者处于不利地位,在护患之间,患者只能被动地接受服务。于是有个别护士利用这一点,对患者进行不恰当的处理和解释。要解决这个问题,一方面通过让患者充分行使知情同意权,强调患者的尊严和人格;另一方面医护人员应坚持医学原则,从患者角度权衡利弊得失。

三、护士的职责

有了人类就有了疾病,也就有了医和护。在英语中,"护士"还有"母亲与孩子的关系"的含义。因此,在西方社会中,护士最初的形象是"母亲的化身",也就是说,护士和母亲有同样的作用。护士的职责始终体现人性化服务特征。社区护士的基本职责、权利和义务详见第二章。

四、社区护理服务中护士的主要任务

生物-心理-社会医学模式整合了生物医学、行为医学和社会科学等方面的研究成果,用三维或多维的思维方式去观察和解决人类健康问题,力求在全局中整体地把握事物的本质,这一新型的医学模式贯穿在全科医疗照顾患者的整个过程中,也同样适用于社区护理。社区卫生服务人员应诊中的主要任务归纳为以下四个方面。

(一)确认并处理现存问题

所有的护士都将确认并处理现存问题作为护理服务的中心任务。但社区护士不仅要追求生物医学问题的护理诊断与治疗,还要回答另外一个问题,即患者为什么在这特定时刻带着特定问题来就诊？健康问题的性质及其对患者的影响是什么？患者自己对问题的看法、顾虑和对护士的期望是什么（图3-6）？

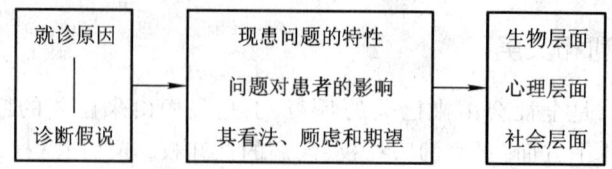

图3-6　以生物-心理-社会医学模式确认现患问题

首先，在弄清上述问题的基础上，护士应与患者对其问题达成共识并清楚地解释病情。

然后，是与患者及其家属协商处理计划的细节，让患者参与决策过程。

最后，是鼓励患者对实施处理计划的各个环节承担适当的责任（图3-7）。

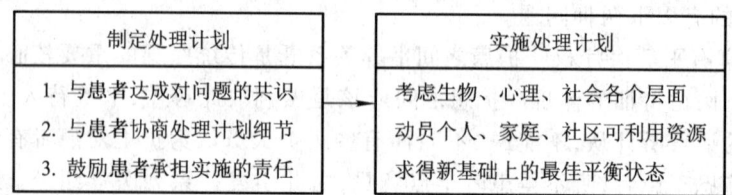

图3-7　以生物-心理-社会医学模式制定处理计划

这种做法将会大大提高患者对服务的满意度及依从性，因而将有利于改善患者的健康状况。

（二）对慢性病问题进行连续性管理

慢性非传染性疾病对于患者是长期甚至永久的问题，疾病冲击或瓦解了患者的健康功能与日常生活，对患者的个人形象和他人观感造成了影响，需要获得规范、持续有效的护理管理及社会的支援以协助患者和家属对付长期的困境。

由于社区护士对服务对象的健康负有长期、全面的责任，他（她）的医疗服务就不仅限于确认和处理现存问题，而要把照顾范围扩大到患者已知的长期健康问题以及暂时性问题对长期问题可能产生的影响上。社区护士在处理患者现存问题的同时，应注意对其慢性病问题进行适当的检查与评价。这种管理将会有效地提高患者对护士的信任与合作程度，并改善慢性病的管理。

（三）适时提供预防性照顾

人生任何阶段都可能有特定健康问题和相关危险因素的潜在侵袭，因此，社区护士应利用各种与患者接触的机会实施以预防为导向的服务，患者就诊是最好的时机。无论患者以何种原因就诊，此时都是他（她）对自身健康问题关心较多、对护士的期望也较高的时候，也就有利于结合其具体情况进行个体化的、适当的预防照顾。

每一次接诊都是护士向患者提供有针对性的生活方式改善建议和疾病早期诊察（即一级预防和二级预防）的机会。护士可以在处理现存问题的同时，根据三级预防的要求适时地向患者,特别是处于某种健康危险因素(如特殊生物及社会环境、特定年龄段、特殊人格及心理状态,或特殊历史时期)中的患者提供预防保健服务,例如给老年慢性病患者注射流感疫苗、肺炎疫苗,给育龄妇女提供宫颈涂片普查,给10岁以上的所有就诊者测量血压,对绝经期妇女进行骨质疏松的评定等。一般说来,应诊时的这种服务总是受到患者欢迎并乐意接受的;而且为患者节省了"另外跑一趟"的费用。

(四) 改善患者的就医遵医行为

改善患者的就医遵医行为包括两个方面:一是教会患者适当利用医疗资源;二是提高患者对护士的依从性,即遵医行为。

1. 教会患者适当利用医疗资源　患者在利用医疗资源的过程中,往往有不适当甚至病态的行为方式,表现为就医过少或过多。一般的医疗服务可分为四个层次。

（1）自我服务。
（2）亲友帮助。
（3）基层保健护士处理。
（4）专科护士处理。

实际上,2/3的健康问题都是在前两个层次上解决的,既包括初次出现的问题,也包括慢性病程中的一些小波折。就医过多反映了患者的依赖心理和过于敏感、紧张的情绪,显然对保持个人的身心健康无益;就医过少表现了个人健康信念和价值观方面的一些不正确因素,容易使其疾病被延误诊治。因此,社区护士的重要任务就是教育患者:什么情况下应该就医?什么情况下不应该就医?什么情况下应该利用哪一个层次及类型的护士和医疗机构?使其对自身的保健能力和需求有一个正确的理解,从而能主动与护士配合,使医疗服务达到最佳效果。

2. 遵医行为　遵医行为在社区护理中更是一个十分关键的指标和环节,若在此环节上放松或失控,则社区的长期综合性健康管理与慢性病控制就会成为空谈。社区护士对每个患者及家庭的遵医行为都应进行管理。

原则上,所有临床护士的应诊都包括上述四个方面的内容,但在医院的专科模式及患者过多的情况下,若每个患者的平均接诊时间少于 10 min,则这一理想过程很难实现。相比之下,社区护士更有条件达到上述要求,因为他们每日接诊的患者相对较少,且熟悉就诊者的情况。社区护士应珍惜对每一个患者的接诊机会,切实落实这四项任务,从而体现出以人为本和以健康为中心的照顾的全科医疗鲜明特色,使生物-心理-社会模式在基层医疗服务中得到真正的体现。

五、以人为本的服务模式

(一) 理解患者

1. 患者是整体的　患者是一个有高级生命的人,不是需要修理的机器,也不是生化反应的容器。患者是一个不可分割的完整的人,不等于躯体、精神、社会的简单相加。了解一个完整的人必须了解他的完整背景和社会关系,了解构成他的各个部分的性质和功能,还应了解躯体、精神、社会之间的相互联系、相互作用和结果。

2. **患者是有感情和需要的** 生命只有一次,人的生命是无价的,应该受到特殊的尊重和保护。护士的职业性质决定他(她)的任务是保护和抢救人的生命。同时,患者作为一个特殊的人,在感情上也有许多特殊的需要,感情支持是患者康复最有效的动力。患者希望得到护士的关心和同情,要求与护士进行感情交流,成为朋友,然后增加安全感和战胜疾病的信心。

3. **患者有尊严与权利** 患者有和护士同样的尊严与权利,护士往往扮演权威和决定者的角色,这使患者无法与护士进行平等的交往,患者的尊严和权利也就无法得到应有的尊重。只有与患者成为朋友,进行平等的交往,建立互相尊重、互相关心的平等关系,才能充分尊重患者的尊严和权利。

4. **患者具有主观能动性** 患者往往扮演被动接受者的角色,盲目的遵医性增加了治疗的危险,降低了治疗的效果、效率和效益。患者作为一个个体有自己的主观能动性,自己也有很大的康复潜力。只有充分发挥患者的主观能动性,才能充分调动其康复潜力。社区护士的服务理念是通过教育、咨询和帮助,发挥患者的主观能动性,使患者成为能有效解决自身问题的人。

5. **患者有个体化倾向** 对专科护士来说,疾病是千篇一律地由症状、体征和阳性的实验室检查结果所构成,针对某一类疾病的治疗原则也大同小异。而对社区护士来说,每一名患者的问题都是不同的,因为每一名患者及其所处的环境都不一样,同一种疾病在不同的患者身上有不同的反应和意义。一种疾病的治疗(原则)可能是非个体化的,但对一名患者的照顾却完全是个体化的。

案例 3-3

　　王某是一名搬运工,近日因天气转凉而未注意加衣得了重感冒,医生给他开了一些感冒药,1周后病情好转;李某是一名工程师,近段时间因项目进展不顺利每日忙得焦头烂额,也出现头昏、头痛、乏力、鼻塞、咽喉疼痛等症状,医生给他开了与王某相同的感冒药,李某遵医嘱按时服药,1周后病情无明显好转。

　　——患者有个体化倾向。

6. **理解患者角色** 患者角色是指从常态的社会人群中分离出来的,处于病患状态中、有求医行为和治疗行为的社会角色。当一个人患病之后,他(她)在社会中的身份与角色就开始发生改变,并且被要求表现出与这一角色相符合的行为。患者角色包括两种权利及三种义务。两种权利是指:① 可以暂时免除或减轻患者的日常责任;② 患者对其陷入患病状态是没有责任的。三种义务是指:① 寻求帮助的义务,即患者本人积极求医,或者请别人代替他求医;② 患者有恢复健康的愿望;③ 患者与医务工作者充分合作。

(二)就医背景

只有在完整的背景下才能了解患者是一个怎样的人。完整的背景包括社会背景、社区背景、家庭背景和个人背景。

1. **社会背景** 包括文化修养、职业、宗教信仰、政治地位、经济状况、人际关系、社会支持网络、社会适应状况、社会价值等方面。

2. 社区背景　包括团体关系、社区网络、社区意识、社区资源、社区环境、社区影响力等方面。

3. 家庭背景　包括家庭结构与功能状况、家庭的生活周期、家庭资源、家庭的角色、家庭关系、家庭交往方式等。

4. 个人背景　包括性别、年龄、气质与性格、需要与动机、爱好与兴趣、能力与抱负、潜意识矛盾与生活挫折、防御机制等。

要了解这些背景资料，不可能在一次就诊中全部获得，一方面要在连续性服务的基础上不断积累，另一方面要与患者建立一种朋友式的关系，以便不断深入、全面地去了解患者有关的背景资料。

（三）就医原因

患者为什么在这特定的时刻来就诊？最近的研究发现，出现症状后，30%~40%的人不理会这些症状；30%~40%的人会采取自我保健措施，如自己买药吃；10%~20%的人会征询亲戚朋友的意见或寻求民俗治疗；仅5%~20%的人寻求专业性的医疗服务。促使患者就诊的主要原因如下。

1. 躯体方面的不适超过了忍受的限度。

2. 心理方面的焦虑达到了极限　患者对一些症状或疾患的意义产生了误解，引起严重的焦虑反应，迫使患者寻求帮助。

3. 出现了信号行为　患者既没有病痛，也没有严重的焦虑，只是认为一些信息（体征或症状等）可能与某些疾病有关，即患者认为发现了一些可能报告不健康状况的信号，希望与医护人员一起讨论有关的问题或作出诊断。

4. 出于管理方面的原因　如就业前体检，开病假条、医疗证明，民事纠纷等。

5. 机会性就医　患者仅仅因为有机会接近护士而顺便提及自己的某些症状。

6. 周期性健康检查或预防保健。

7. 随访　患者按护士的预约来就诊，主要是一些慢性病患者，随访的目的可能出于诊断的需要、治疗的需要、支持的需要，也可能是为了维护良好的医患关系或出于职业兴趣、研究的需要。

（四）患者期望

患者总是带着对护士的期望来就诊的。患者对医疗的满意度取决于护士满足患者期望的程度。而往往是患者的期望值越高，越容易产生不满。虽然患者对护士的期望有个体差异，但也有一些期望是共同的，如下。

1. 对护士品德的期望。

2. 对护士医疗技术的期望　患者都希望护士能迅速作出护理诊断，解除病痛。

3. 对护士服务技巧的期望　患者希望护士能说服自己，让他（她）对自己的问题有一个清晰的印象，并有机会参与讨论，发表自己的意见和看法，最后能与护士一起决定解决问题的方案。

4. 对就诊结果的期望　患者不希望听到护士说:"我没有办法。"更不希望护士说:"你得了绝症,只能回家休息了。"虽然疾病可能是无法治愈了,但社区护士仍可以帮助患者,要始终为患者服务,对患者负责。

（五）患者需要

马斯洛的人类需要层次理论认为,人的需要是有层次的,由低级到高级,可分为5个层次。
1. 生理需要。
2. 安全需要。
3. 归属和爱的需要。
4. 自尊的需要。
5. 自我实现的需要。

一般来说,人的需要从低到高,随着下一级需要的满足而产生高一级需要。越是低级的需要往往越强烈,而高级需要一旦形成又可以压倒其他低级需要。社区护士对服务对象要按需要的多层次分类进行服务。

（六）疾病因果观

疾病因果观是指患者对自身疾病的因果看法,是患者解释自身健康问题的理论依据,受个人文化、个性、家庭、宗教和社会背景等因素的影响。就诊时,患者常根据自己的疾病因果观来叙述病史,常强调支持自己的疾病因果观的线索,而忽视其他线索。护士若不了解患者的疾病因果观,就无法正确理解患者陈述问题的方式以及症状的真实意义。

（七）健康信念模式

健康信念模式是人们对自身健康的价值观念,反映了人们对自身健康的关心程度。健康信念模式影响患者对医嘱的顺从性,影响患者与护士的合作程度,同时也影响患者对疾患的焦虑程度和反应方式。它主要涉及就医行为的价值和可能性,存在两个主要影响因素:一是对疾病威胁的感受,包括疾病对人危害程度（严重性）及个人被侵犯的可能性（易感性）;二是对保健行为带来利益的认识。一般情况下如果某个特定疾病威胁很大,而采取就医行为所产生的效益很高,则个人就可能就医,以获取适当的预防或治疗等措施;反之,则可能不会就医。这两个影响因素又会受到修正因素（包括个人的人口学特性、社会心理因素等）以及他人行动的提示（包括护士、家人或同事的告诫、宣传媒介的诱导等）这两方面变量的影响（图3-8）。

六、以患者为中心的服务内容

以患者为中心的服务内容包括两部分,其一是针对患者的健康问题进行服务,其二是将患者作为一个人进行服务。后者是以患者为中心服务模式区别于以疾病为中心服务模式的主要方面。以患者为中心就是要充分了解患者的就医背景、理解疾患对患者的意义、患者的患病体验和疾患行为、患者的期望,以便更好地帮助患者、满足患者的需要,使患者和家属满意。

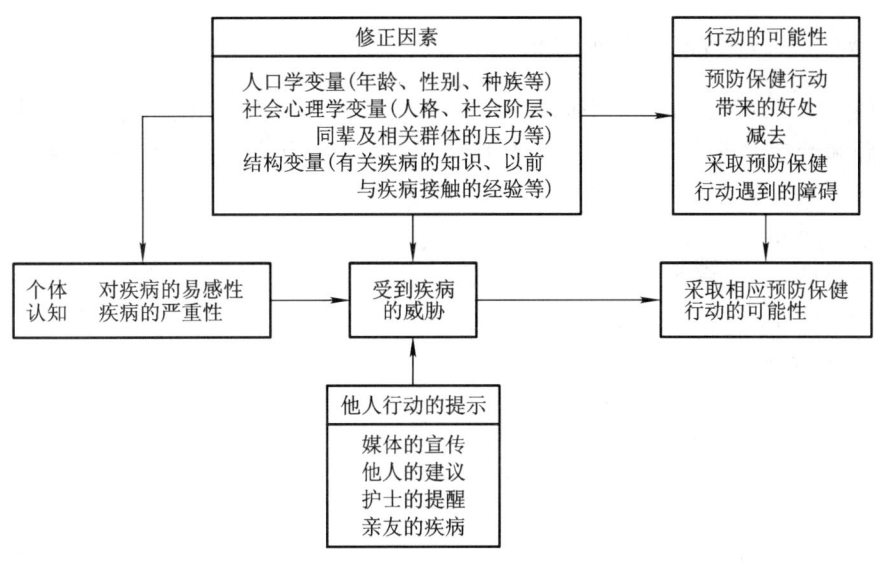

图 3-8 健康信念模型

（一）用心倾听、开放式引导

用心倾听患者诉说表示护士对患者的接受与关心，而诉说对患者来说则是一种发泄性的行为，具有放松和心理治疗的作用，对于有严重焦虑的患者和老年人来说更是如此。用开放式的引导问句可以避免给患者造成误导或忽视患者的主观需求。当护士把注意力集中于所假设的疾病时，容易采用封闭式的问诊方式导致患者只回答护士感兴趣的问题，而遗漏一些重要线索。

开放式引导一般涉及以下几个方面：健康问题发生的自然过程，问题涉及的范围，患者的疾病因果观和健康信念模式，患者对护士的期望或患者的需要。社区护士常用引导性交谈的话题提出开放性问题，举例如下。

1. 请告诉我问题是怎样发生的？您认为问题与哪些因素有关？
2. 这个问题困扰您多久了？您认为是长或是短？
3. 您认为严重吗？不处理会有什么样的后果？带来了哪些不便？最怕出现什么结果？
4. 您最希望解决什么问题？我能为您做些什么？

（二）理解患者的症状和体验

症状与体验是患者对疾患的主观感受，与疾病无特异性的联系。一些严重痛苦的体验却找不到严重疾病的证据，这往往使护士拒绝接受患者的症状和体验。但患者的症状与体验是真实的，因此，社区护士必须首先接受患者的主观症状和体验，让患者觉得护士对他（她）的每一个问题都在全面考虑和认真对待，这有利于取得患者的信任，建立良好的医患关系；相反，护士直接否认或怀疑患者症状与体验的真实性时，会使患者产生不被接纳、不受尊重、不被信任的感觉，严重损害护患关系。

(三)对患者做详细的解释和教育

患者的不满有时来自于对自身问题和治疗方案与治疗过程的迷惑不解,有时患者了解自身健康问题和治疗方案的需要会变得十分强烈。护士有责任做出详细的解释,对没有树立正确疾病因果观和健康信念模式的患者进行必要的教育。

1. 应向患者解释的内容

(1) 导致健康问题的原因及产生的机制是什么?问题有多严重?预后怎么样?

(2) 最好的处理方案是什么?需付出什么代价?

2. 应向患者进行教育的内容

(1) 对健康问题的发生、发展规律应有正确的认识。

(2) 执行治疗方案时的注意事项。

(3) 患者、护士、家庭分别在解决问题中扮演什么角色。

(四)让患者自己充当决策者

研究表明,不管是身体创伤、精神创伤还是道德创伤,其痊愈和康复是一个自然的过程,主要取决于患者本身的自然痊愈能力。护士的工作是提高患者的自然痊愈能力和排除妨碍痊愈的因素。患者本身才是康复的决定性因素,让患者在解决自身健康问题的过程中充当决策者,包括让患者了解自身的健康问题、让患者选择最佳治疗方案、让患者确定最佳健康目标、让患者自己承担适当的责任,最终充分发挥患者的主观能动性,提高患者的自然痊愈能力。社区护士要扮演解释员、教育者、资料或方案提供者、帮助者、协调者等角色。

(五)充分利用各种资源为患者提供全面的支持和帮助

社区护士可以利用的资源有医疗和非医疗的两大部分,医疗资源包括咨询、会诊、转诊等资源,非医疗资源包括社会资源、社区资源、家庭资源等。社区护士为个人提供服务时,应充分了解各种可利用的资源状况,采用以患者为中心的临床方法,为患者提供多方面的支持和帮助,使患者作为一个"人"而得以顺利康复,而不仅仅是作为一种疾病被治愈或作为一种症状得以缓解。

七、慢性病管理概念框架和 COOP/WONCA 功能状态量表

(一)慢性病管理概念框架

慢性病、老年病是社区的常见问题,严重影响人们的功能状态及生活质量。在慢性病、老年病无法根除的情况下,人们转而追求相对的"最佳健康目标",即较高的生活质量或功能状态。社区护士的责任就是协助慢性病患者控制疾病的症状和进程,实现最佳功能状态,帮助患者达到躯体、精神和社会上的完整状态。

慢性病管理概念框架可以帮助社区护士对社区慢性病进行系统、有效的管理及评价(表3-1)。这个框架具有全科医疗的鲜明特色,表现如下。

1. 超出了疾病的临床状态,而强调对患者情境(包括人口学因素、生活状况、生活态度和

健康信念)的全方位把握。

2. 在传统的医疗干预之外,特别强调了"咨询干预",将其放在与药物、手术疗法等医疗干预同样重要的位置上,突出了医患互动中护士解释指导的重要性。

3. 将患者自我管理的各项细节一一纳入慢性病照顾手段中,充分体现患者在慢性病长期管理中应发挥的主体和协同作用。

4. 管理结果的评价涉及疾病临床状态、三维健康功能、卫生服务利用与成本、患者满意度和死亡率等多方面,适应了发展全科医疗与社区卫生服务体系、推进卫生改革的时代要求。

表 3-1 慢性病管理概念框架:对慢性病患者的医疗保健和自我管理方式

患者情境	照顾方式	结果
临床状态:	医疗保健:	临床状态:
患×种生理疾病	医疗干预	疾病严重程度
患×种精神疾病	药物	
疾病严重程度	手术	功能/安好状态:
	其他疗法	生理功能
	咨询干预	角色功能
人口学:	交流、信息	社会功能
年龄	人际关系方式	认知功能
性别	让患者参与决策	情感安宁
教育		疼痛
收入	自我管理:	睡眠问题
种族	体育锻炼	疲劳/精力充沛
	饮食控制/营养	健康意识
生活状况:	酒精/药物滥用	
社会支持	烟草	服务利用/成本:
婚姻状况	遵医用药	社区门诊
生活事件	生物反馈	医院病房
	松弛技术	护理院/家庭服务
态度/信念:	寻求信息、资源:	
控制整体健康的意识	解决问题技术	患者满意度
自我效能	认知技术	
对控制疾病的期望	症状监测	死亡率

(二) COOP/WONCA 功能状态表

为了在诊查疾病的同时准确、客观地评价个体的功能状态或与医疗相关的生活质量,1987—1988 年,由 WONCA 分类委员会和科研委员会合作,在美国 Dartmouth 医学院研制的

COOP量表的基础上形成了COOP/WONCA功能状态量表(表3-2)。该量表力图以较少的问题覆盖所有的年龄、性别和健康问题和各个阶段,以便于护士收集患者整体性的客观资料;亦可评价一段时间的干预治疗或自然病程之结果。该量表从7个方面对患者过去2周内(其中疼痛为过去4周内)的功能进行评价。

表3-2 COOP/WONCA功能状态量表

(1) 体能:在过去2周内,下列何种运动你可以做到2 min以上?
  非常剧烈:如快跑(1分)
  剧烈:如慢跑(2分)
  中度:如快步行走(3分)
  轻度:如中速行走(4分)
  非常轻度:如慢走或不能行走(5分)

(2) 感受:在过去2周内,你有没有受情绪困扰?例如:焦虑急躁、抑郁愁闷、情绪低落。
  完全没有(1分)
  轻微(2分)
  中度(3分)
  相当严重(4分)
  非常严重(5分)

(3) 日常生活:在过去2周内,你的身体或情绪健康有没有导致你日常的室内室外活动或工作出现困难?
  全无困难(1分)
  轻微困难(2分)
  有点困难(3分)
  很困难(4分)
  根本不能做(5分)

(4) 社交活动:在过去2周内,你的身体或情绪健康有没有限制了你和亲人、朋友、邻居或团体间的交往活动?
  全无限制(1分)
  有一点限制(2分)
  稍有限制(3分)
  有很大限制(4分)
  有非常大限制(5分)

(5) 健康变化:和2周前相比较。你现在的健康状况是:
  好得多(1分)
  好一点(2分)
  大致一样(3分)
  稍差一点(4分)
  差得多(5分)

续表

(6) 整体健康:在过去 2 周内,你的整体健康状况是:
　　非常好(1分)
　　很好(2分)
　　还好(3分)
　　不太好(4分)
　　很差(5分)

(7) 疼痛:在过去 4 周内,你常感到身体上有多大程度的疼痛?
　　完全不痛(1分)
　　很轻微疼痛(2分)
　　轻度疼痛(3分)
　　中度疼痛(4分)
　　剧烈疼痛(5分)

上述问题由患者自我评价,患者仅选择其中一个答案,根据表中的分数累计,分数越高评价越差。其结果应记录在病历上,作为患者管理的参考。

思 考 题

1. "以患者为中心"与"以疾病为中心"的区别有哪些?
2. 从交谈中如何体现"以患者为中心"?
3. 影响遵医行为的因素有哪些?

(全香兰)

第四章 以家庭为单位的健康照顾

学习目标

1. 了解家庭的角色、权利结构、家庭预防以及家庭康复。
2. 熟悉家庭的结构以及家庭对个体健康的影响,健康家庭的概念、条件以及家庭保健服务项目,家庭评估的内容、方法以及相应的评估量表。
3. 掌握家庭的定义、结构及功能,家庭生活周期的概念,熟悉其每一阶段的主要任务。

第一节 家庭的概念

一、家庭的定义

家庭是社会的细胞,是社会的最基本单位。从家庭演变的历史来看,传统上根据家庭的结构和特征,将家庭定义为:在同一处居住的,靠血缘、婚姻或收养关系联系在一起的,两个或更多的人所组成的单位。随着社会的发展,家庭的形式、结构更趋于多元化,同居家庭、单亲家庭、同性恋家庭等日益增多,家庭的含义也在随之延伸。Smilkstein 在 1980 年依据家庭的功能将家庭定义为:"能提供社会支持,其成员在出现身体或情感危机时能向其寻求帮助的一些亲密者所组成的团体"。

从社会学角度出发,关系健全的家庭应包括 8 种关系:即婚姻关系、血缘关系、亲缘关系、感情关系、伙伴关系、经济关系、人口生产与再生产关系、社会化关系。但实际上,社会上存在大量关系不健全的家庭,这些家庭往往存在更多的问题。

二、家庭的结构

家庭结构主要是指家庭成员的组成和类型及各成员间的相互关系,包括外部结构和内在结构两部分。家庭成员的组成和数量决定着家庭的外部结构,而家庭成员间的相互关系决定着家庭的内部结构。

(一) 家庭外部结构

1. 核心家庭(nuclear families) 核心家庭是由父母及其未婚子女(包括养子女)组成的家庭和无子女家庭(丁克家庭)。特征是规模小、人数少、结构简单,只有一个权力中心,关系单纯,便于作出决定,也便于迁移。但也存在明显的缺点:可利用的家庭内外资源少,一旦出现家庭危机,成员所能获得的支持有限。家庭关系存在亲密与脆弱的两重性。在发达国家,此类型家庭的比例曾高达 80%。可以说它是现代社会中比较理想和主要的家庭类型。

2. 扩展家庭　扩展家庭指包含有两对或两对以上夫妇的家庭。包括主干家庭和联合家庭。

（1）主干家庭（trunk families）　是由一对已婚子女同其父母、未婚子女或未婚兄弟姐妹所构成的家庭。主干家庭是核心家庭的扩大，其特点是往往有一个权力和活动中心，还存在一个次中心，主干家庭在我国是一种主要的家庭形式，占家庭总数的24.28%（1992年），位列第二。

（2）联合家庭（allied families）　又称复式家庭，由至少两对或两对以上同代夫妇所构成的家庭。其特点是规模大、人数多、结构复杂、家庭结构相对松散，家庭内存在多个权利和活动中心，关系繁多，决策过程复杂，但可利用的家庭内外资源较多，应对家庭压力、危机的能力更强。

3. 其他家庭　包括单亲家庭、单身家庭、同居家庭、群居家庭、同性恋家庭、独居家庭等。这些家庭不具备传统家庭应有的家庭结构，却执行着家庭各种类似的功能，具有家庭的主要特征。但在家庭功能上往往不完善，能获得的家庭内外资源较少。在我国，这类家庭目前呈增多的趋势。

（二）家庭内在结构

家庭内在结构是指家庭内在的构成和运作机制，是对内部运作关系的描述，反映家庭成员之间的相互作用及相互关系。这种相互关系可以从以下几个方面进行考虑。

1. 家庭的界限　家庭界限是指家庭成员对外活动的共同准则。家庭界限一旦形成，通常是难以改变的。例如，中国有句俗话说"家丑不外扬"，大多数家庭都不允许其成员在外人面前谈论家庭的隐私；有客人时，夫妻避免吵架；夫妻双方必须遵守爱情和性生活专一与排他的原则等。家庭借助于一定的界限来维持它的稳定性，但家庭的界限并不是一堵不透风的墙，而是有一定的开放程度的，即通透性。实际上，家庭只有保持一定的开放性，才能维护它的稳定性，而且只有维持一定的稳定性，家庭才能有所发展。然而，不同的家庭之间，其界限的通透性有很大的差异。

当家庭界限过分通透时，家庭过于对外开放，外人容易介入，家庭形式十分散漫，缺乏有效的防御机制，容易受到外界的干扰或威胁。家庭成员之间的界限也变得模糊不清，家庭成员之间的关系十分淡薄，常过分独立，不易产生认同。家庭往往过于民主，缺乏强大的权力中心，难以统一行动。家庭的外部资源丰富，而家庭的内部资源不足。当家庭中某一成员患病时，大多缺乏家庭的有效支持，患者常过分依赖于医生的帮助和家庭外资源的支持。

当家庭的界限极端不通透时，家庭可能与外界隔离，缺乏正常的社会交往和信息交流，过于传统、守旧而缺乏活力。家庭内部资源丰富，而家庭外部资源明显缺乏，对家庭外资源的利用比较困难。当家庭中某一成员患病时，能得到家庭的有效支持，家庭能作出适当的反应，但患者及家庭与医生之间的合作较困难，不易建立信任感。这种家庭在开始阶段问题较少，随着家境的变迁，子女陆续长大成人，家庭中的矛盾冲突会越来越多，而且家庭成员的人格问题较多，常常表现为复杂的心身障碍或行为问题。

2. 家庭的权力结构　家庭的权力结构是一个家庭成员影响、控制和支配其他成员现存的和潜在的能力。家庭权力结构反映了谁是家庭的决策者，以及做出决策时家庭成员之间相互作用的方式。随着社会的变迁,家庭权力结构除了受到家庭所在社会传统习俗影响外,其形成还受到感情和经济因素的影响,专制的家庭权力形式正逐渐向民主、自由的家庭权力形式转变。常见的家庭权力结构可分为4种类型。

(1) 传统权威型 由家庭所在的社会文化传统而来的权威。如男性主导社会,父亲通常是一家之主,家庭成员都认可他的权威,而不考虑他的社会地位、职业、收入、健康及能力等。

(2) 工具权威型 负责供给家庭、掌握家庭经济大权的人,被认为是家庭的权威人物。如父亲下岗由母亲赚钱供养家庭,权力自然由父亲转移到母亲,母亲被认为是这种家庭的权威人物。子女若能处在这种位置上,也会成为家庭的决策者。

(3) 情感权威型 在家庭感情生活中起决定作用的人担当决策者,其他的家庭成员因对他(她)的感情而承认其权威。如中国的"妻管严""小皇帝"现象,即为此种类型。

(4) 分享权威型 家庭成员分享权力,共同协商决定家庭事务,由个人的能力和兴趣来决定所承担的责任,是现代社会所推崇的类型,这种家庭又称民主家庭。

家庭权力结构并非一成不变,它随家庭发展的各个阶段变化,家庭变故、社会价值观的变迁而改变。家庭权力结构是社区护士进行家庭评估、护理干预的重要参考资料。因此,社区护士应了解家庭的决策者,并与之协商,才能提供有效的建议,实施恰当的护理干预。

3. 家庭角色 角色是与某一特定的身份相关联的行为模式,它是社会对个人职能的划分,它指出了个人在社会中的地位和位置,代表着每个人的身份。这种身份是社会客观赋予的,而不是自己认定的。

家庭角色是家庭成员在家庭中的特定身份,代表着其成员在家庭中所应执行的职能,反映其在家庭中的相对位置和与其他成员之间的相互关系。家庭角色同其他社会角色一样,要按社会和家庭为其规定的特定模式规范其角色行为,这些特定的模式的行为称为角色期待。如,在家庭中"母亲"的传统角色被赋予照顾、教育子女,做家务等;而"父亲"的传统角色则被认为是养家糊口、负责做出家庭中重要的决定等;"儿童"的角色被认为是被动和服从,包括孝敬长辈、完成学业、实现父母愿望等。

家庭成员通过实现角色期待,完成相应的角色行为,需要一个学习的过程,这个过程称为角色学习。角色学习是无止境的,需要不断地适应角色的转变。如一个女孩子首先要学习做个好女儿,长大结婚后就要学习做妻子、做儿媳、做母亲。

 案例 4-1

　　刘某,女,50岁,公公78岁,婆婆76岁,儿子24岁,丈夫54岁。因儿子恋爱引发紧急家庭冲突事件,社区护士家访进行家庭角色评估时,刘某在家中身兼媳妇、妻子、母亲三重角色。5年后其公婆去世,儿子已结婚成家、孙儿出生,因对孙儿的抚养、婆媳生活方式等引发紧急家庭冲突事件,社区护士家访进行家庭角色评估时,她扮演的是妻子、母亲、婆婆和奶奶的角色。
　　——多重角色与角色转化

当家庭中某成员实现不了对其角色的期待,或适应不了角色的转变时,便会在内心产生矛盾、冲突的心理,称角色冲突。角色冲突可由自身、他人或环境对角色期待的差异而引起。角色冲突常会导致个人心理功能紊乱,严重时出现躯体功能障碍,甚至影响家庭正常的功能。

家庭成员在其家庭中角色功能的优劣是影响家庭功能的重要因素之一,社区护士在进行患者照顾时,应考虑到家庭角色的问题。社区护士在做家庭评估时,应依据以下的五个指标来判断家庭角色的功能。

(1)家庭对某一角色的期望是否一致。

(2)各个家庭成员是否都能适应自己的角色模式。

(3)家庭的角色模式是否符合社会规范,能否被社会接受。

(4)家庭成员的角色能否满足成员的心理需要。

(5)家庭角色是否具有一定的弹性,能否适应角色转换并承担各种不同的角色。如果对以上各指标做出了肯定的回答,则可以认为该家庭成员的家庭角色功能是充分的。

随着社会文化、特定的家庭教育程度等因素的变化,家庭角色也在不断变化。如以前被认为父亲或母亲各自的角色行为现在在许多家庭由父母共同承担,如分担家务、照料孩子等。

每个家庭成员在家庭中的一切行为都与各自特定的角色联系,因此,每个家庭成员都应对自己的家庭角色有所认知,尽力履行家庭和社会所赋予自己的角色行为,同时掌握角色技巧,适应角色的变化。如父亲因意外伤害而卧床不起,儿子不得不辍学工作赚钱,承担父亲以前所承担的角色,适应家庭期待的角色转变,维护家庭的正常功能。反之,如实现不了角色期待,会发生角色紧张、角色冲突或角色缺如,影响家庭成员的身心健康。

4. 家庭沟通　沟通是家庭成员间相互交换信息、沟通感情、调控行为和维持家庭稳定的有效手段,也是评价家庭功能状态的重要指标。家庭成员间的沟通一般通过三个元素来实现,即信息的发送者(S)、信息(M)和接受者(R)。在信息传递过程中,任何一个环节出现差错都会出现相应的问题。例如,发送者没有清楚地表达出信息,这个信息可能是模棱两可的,或者接受者似乎没有听清楚或没有理解信息或对信息产生了误解,都会导致沟通不良,影响成员间的相互关系。

Epstein 等描述了家庭中 3 种水平的交往方式。

(1)根据沟通的内容是否与感情有关　分为情感性沟通与机械性沟通。如果是与感情有关的内容,则称为情感性沟通,如:"我爱你!"如果是与通过传递信息或做机械的动作来完成日常生活任务的有关内容,则称之为机械性沟通,如:"把盐拿过来。"……家庭成员之间的交往以感情交往为主,以满足感情需要为目的。

(2)根据沟通时表达信息的清晰程度　分为清晰性沟通与模糊性沟通。前者的表达是清楚、明白、坦率,如:"我很想你!"后者的表达是掩饰的、模棱两可、混淆不清的,如:"你不在的时候时间过得很慢。"

(3)根据沟通时信息是否直接指向接受者　分为直接沟通与间接沟通。直接沟通必须清楚地表明所指的接受者,如:"我不喜欢你!"间接沟通没有针对某个接受者,而是泛指一些人,而深层的含义是针对某个人,如:"我不喜欢不把别人放在眼里的人。"

当家庭成员之间出现交往障碍时,一般感情交往最先受影响,而如果连机械交往也失败时,家庭将陷入困境。家庭交往不同于社会场合的交往,家庭成员之间应多采取明白而直接的交往方式,尽量避免采取掩饰而间接的交往方式。

5. **家庭的价值观** 家庭价值观是家庭判断是非的标准、对事物价值所持有的态度或信念。价值观的形成深受传统观念、社会伦理道德和法律规范以及教育水平、社会地位、经济状况等因素的影响,在相同的社会环境中是极不易改变的。它影响着家庭成员的感觉和思维方式,也规范了家庭成员的行为方式。如每个家庭都有自己的健康观,重视健康的家庭,会在日常生活中采取适当的预防保健措施,摒弃不良生活方式,并积极应对健康问题对家庭功能所造成的影响,维护家庭健康。了解家庭的价值观,特别是健康观,社区护士才能确认健康问题在家庭中受重视的程度,制定出切实可行的护理计划,有效地解决健康问题。

三、家庭的功能

家庭是个人与社会联系的最基本的单位,同时与两方面发生联系,因此,家庭具有满足家庭个体需求和社会最基本需求的功能。家庭的功能是指家庭对人类的功用和效能,或者是家庭对人类生存和社会发展所起的作用,具有多样性、独立性,并随着社会的发展而变化,但其最基本的功能始终是满足家庭成员各方面的需要,保持家庭的完整性,实现社会对家庭的期望。具体来讲,现代家庭的主要功能包括以下几个方面。

(一)满足感情的需要

家庭成员通过相互理解、交流内心的深层情绪与感受,形成共同的感情基础;家庭成员通过相互关怀、支持,享受家庭之外无法得到的精神安慰与寄托,从而缓和与协调个人与社会之间的某些紧张关系;家庭成员通过共同的娱乐活动,调节身心、恢复体力,并增强家庭成员间的亲密程度。

(二)满足生殖和性需要

性的需要是人类基本的生理需要,大多数人通过建立家庭满足性欲。家庭是保证合法的、被社会承认的性生活的前提。家庭在保证夫妻正常性生活的同时,又借助法律、道德和习俗的力量来限制家庭之外的各种性行为。从性爱的要求到两性结合组成家庭,再到生儿育女,已成为自然的家庭行为链条。家庭生育子女、传宗接代是家庭自产生以来所特有的功能。

(三)抚养和赡养

抚养是指家庭成员之间的相互供养、帮助和救援,这体现了家庭成员相互间应尽的家庭责任和义务。赡养是指子女对家中长辈的供养和照顾,体现了下一代人对上一代人应尽的家庭责任和义务。

(四)经济的功能

家庭是一个自给自足的自然经济单元,也是社会最基本的消费单位。家庭必须为其成员提供充足的物质资源,如金钱、生活用品、居住空间等。只有具备充足的经济资源,才能满足家庭成员的生理需要和医疗保健、健康促进的需要。

（五）社会化功能

家庭具有把其成员培养成合格的社会成员的社会化功能,每个家庭都在日常生活中向其成员传授社会生活和家庭生活的知识和技能,引导他们学习社会行为规范,树立生活目标,并学会恰如其分地扮演各种社会角色。家庭社会化是个人完成社会化过程的基础,家庭也是完成社会化任务最合适的场所。

（六）赋予成员地位

父母的合法婚姻本身便给子女提供了一个合法的地位。此外,家庭还能为其成员在社会经济、教育和谋求职业等方面提供某种地位。

四、家庭资源

家庭在其发展过程中,总会遇到困难、压力等事件,甚至处于危机状态。为了克服困难,渡过危机,个体或家庭便会寻求足够的支持。这种家庭为了维持基本功能,应付压力事件或危机状态所必需的物质和精神上的支持,称为家庭资源。家庭资源充足与否,直接关系到家庭及其成员对压力及危机的适应能力。家庭资源可分为家庭内资源和家庭外资源。

（一）家庭内资源

1. 经济支持　指家庭对成员提供的各种金钱、财物的支持,提供必需的生活资料,支付医疗保健费用,负担社会活动费用等。
2. 维护支持　指家庭对个人的信心、名誉、地位、尊严、权利的维护与支持。
3. 医疗处理　指家庭维护个人的健康、做出正确的医疗决定和反应、照顾患病的家庭成员的能力,以及家庭成员的健康信念和自我保健能力。
4. 情感支持　指家庭的感情气氛、家庭成员间相爱的程度,相互关怀、相互照顾,满足感情需要及提供精神慰藉的能力。
5. 信息与教育　家庭要为个人提供必要的信息,培养每个成员的生活与社会活动技能,家庭成员间起着潜移默化的相互影响,最终获得个性的发展与成熟。
6. 结构支持　家庭提供适当的空间领地、生活设施和角色位置,提供交往机会和实践场所,以便满足个人发展的需要。家庭住所或设施的改变,以适应患病成员的需求。

（二）家庭外资源

1. 社会资源　亲朋好友、同事、领导和社会团体的关怀、支持与爱护。
2. 文化资源　文化教育、文化传统和文化背景的支持等。
3. 宗教资源　宗教信仰、道德及宗教团体的支持。
4. 经济资源　工作、职业、经济来源、社会赞助及保险支持等。
5. 教育资源　社会教育制度、教育水平、教育方式和接受教育的程度等。
6. 环境资源　近邻关系、社区设施、公共设施、空气、水、土壤及环境控制等。

7. 医疗资源 医疗卫生制度,医疗保健服务的可用性、服务水平,家庭对医疗服务的熟悉程度等。

第二节 家庭生活周期

一、家庭生活周期的概念

案例 4-2

小元,男,12岁,出生后一直未出现过严重的健康问题。今年年初因腹痛反复发作而求医,几经治疗病情却丝毫没有好转,性格变得烦躁不安、情绪抑郁。最终小元的母亲带他来社区卫生服务中心就诊。

经全科医生检查,小元腹部无异常发现,而他性格抑郁、焦虑。社区护士在向小元的母亲进行家庭生活背景了解时,发现小元的家庭多年处于紧张压抑状态,因母亲怀疑父亲有外遇,夫妻经常争吵,家庭氛围紧张,已实行家庭内分居。

社区护士考虑儿童通常不会无缘无故发生重大情绪转变,小元目前的状态应该与其家庭氛围有关,故配合全科医生一起对该夫妇进行了心理咨询,指导家庭进行了规划与调整,提出指导性建议:① 夫妻之间加强沟通与理解;② 给予小元更多的情感关怀;③ 对小元进行适当的放松训练。

半年后家访,小元的家庭氛围恢复了往日的和谐,小元的腹痛亦完全消失,家庭氛围的变化对小元的腹痛产生了神奇的效果。

家庭生活周期(family life cycle)是指家庭遵循社会与自然的规律产生、发展和消亡的整个过程。家庭也像人类个体一样,有其发生、发展和消亡的过程。这个过程中的任何重大事件,如结婚、分娩、患病、死亡等,不仅会对家庭系统及其成员的心理发育产生影响,还会对家庭成员的健康造成影响。

二、家庭生活周期及其发展任务

家庭生活周期通常经历8个阶段(Duvall,1997),见表4-1。Duvall认为每个阶段家庭都有其特定的角色和任务,需要家庭妥善处理,否则可能成为家庭发展中的危机,而影响家庭成员的健康。实际上,并非每个家庭都经历家庭生活周期的所有阶段。如:婚后夫妇双方选择了不要孩子的家庭,就不会按照该发展过程进行;父母与结婚后的子女生活在一起,则很难说这个家庭处于空巢期,尽管父母可能会有空巢期的某些感受和问题。社区护士将家庭作为服务对象时,应了解家庭的发展阶段,预测和识别在每一发展阶段可能出现或已经出现的问题,及时提供健康咨询,进行健康教育,采取必要的预防和干预措施,预防家庭危机的产生。对未经历所有家庭生活周期的家庭,社区护士更应给予特殊注意,因这样的家庭往往存在更多的问题。

表 4-1 家庭生活周期及主要发展任务

阶段	定义	主要发展任务
新婚期	男女结合	建立家庭,双方适应及感情沟通 生活方式和性生活协调 制定家庭计划,包括计划生育 建立和处理好新的亲戚关系
第一个孩子出生期	最大孩子介于 0~30 个月	适应父母的角色,稳定婚姻关系 母亲产后的恢复 承担增大的经济开支 养育和照顾婴幼儿的压力
学龄前儿童期	最大孩子介于 30 个月~6 岁	抚育孩子 注意孩子的身心发育及安全防护 孩子上幼儿园
学龄儿童期	最大孩子介于 6~13 岁	促使孩子身心发展及社会化 孩子上学问题 青春期卫生问题
青少年期	最大孩子介于 13~20 岁	青少年的教育与沟通 青少年的性教育及与异性交往、恋爱 青少年的社会化问题
孩子离家期	最大到最小的孩子离家	父母与子女之间转为成人间的关系 父母逐渐感到孤独 孩子开始自立,家庭继续提供支持
空巢期	孩子离家至父母退休	恢复夫妻两人的生活,重新适应及巩固婚姻关系 计划退休后的生活,适应与新家庭成员的关系 与孩子的沟通及给予各方面的支持
退休期	退休至死亡	适应正在衰退的体力 适应经济收入的减少及生活依赖性的增加 建立舒适的生活节奏 适应丧偶的压力

事实上,在日常生活中,家庭产生、发展与消亡中还存在有恋爱时期和晚年的丧偶期或独居期,特别是丧偶期或独居期,家庭成员出现经济收入减少、生活依赖增加、需要情感调节等问题,应引起社区护士的重视。

第三节 家庭与健康

一、家庭对个体健康的影响

每个人都来自他(她)的家庭,家庭对他(她)的影响不仅仅是身体上的,还包括与家庭密切相关的心理及社会因素的影响。家庭对个体疾病的发生、发展起关键作用。社区护士了解家庭与健康之间的关系,就可以及时适宜地指导家庭预防和解决家庭问题。家庭对个体健康的影响是多方面因素作用的结果,可概括为以下几点。

(一)在遗传方面的影响

每个人都是其父母遗传基因与环境因素相互作用的产物,有些疾病就是受到家庭遗传因素和母亲孕期各种因素的影响而产生的,一旦发生,其对健康的影响将是终身的。目前医学的进展已经证明许多疾病与遗传有关:如血友病、地中海贫血、葡糖-6-磷酸酶缺乏症等。还有一些疾病的发生与家庭的疾病史有非常密切的关系:如肺结核、偏头痛、1型糖尿病、多发性硬化症等;另外,消化性溃疡、2型糖尿病、高血压、肠癌等同样也与家庭有很密切的关系。

(二)对生长发育的影响

家庭是儿童身心发育和社会性成熟的必要条件,父母的行为对儿童的生长发育和人格形成有着重大的影响。虽然绝大部分的儿童拥有相当强的能力来克服生活早期所遇到的困难。但目前有许多证据表明,儿童的生理和行为异常与他们的家庭功能障碍有关。例如,父母亲情的长期剥夺与自杀、抑郁和病态人格三种精神障碍有关;父母经常吵架容易导致儿童性格暴躁,攻击他人。

(三)对疾病传播的影响

在家庭中传播的疾病多见的是感染和神经症。研究表明,链球菌感染与急、慢性家庭传播有关,病毒性感染有很强的家庭传播倾向。此外,母亲患有精神性疾患,孩子更可能染上神经症。

(四)对成人发病和死亡的影响

大量研究表明,许多疾病发生前都伴有家庭生活压力事件的增多。家庭因素不仅影响了疾病的发生和死亡,还影响到患者及家庭对医疗服务的使用程度。在家庭压力增加的同时,患者及家庭对医疗服务的使用程度也增加。

(五)对疾病康复的影响

家庭的支持对多种疾病,尤其是慢性病和残疾的治疗和康复有很大的影响。研究发现,糖尿病控制不良与家庭的低凝聚力和高冲突度有关。家长的漠不关心可导致严重的儿童糖尿病失控和病孩患抑郁症。脑卒中瘫痪等慢性病患者的康复,更与家庭支持系统密切相关。

(六) 对求医行为、生活方式的影响

家庭成员的健康观和生活方式往往相互影响。家庭的健康观直接影响其成员健康信念的形成。一个成员的求医行为、生活方式会受到其他家庭成员或整个家庭的影响,继而影响到家庭成员对卫生资源利用的频度。家庭成员的频繁就医和对医护人员的过分依赖往往是家庭功能障碍的表现,不良的生活方式可能成为所有家庭成员的通病,明显影响家庭成员的健康。

二、家庭对健康影响的机制

家庭对健康的影响机制可能有以下两种途径。

(一) 直接影响心理和生理的途径

家庭因素,如家庭压力或生活事件等,直接影响个体的情绪状态,从而导致机体发生病理生理变化,出现病态表现。有研究发现,神经系统可以直接影响机体的免疫功能,引起免疫混乱、疾病增加。家庭良好的经济基础、适宜的居住环境和合理的营养、良好的行为生活方式等,不但能保证人们的衣食住行和就医需求,从物质生活方面保证人们的身体健康,增强抵抗力,防止疾病发生,也能培养家庭成员的良好生活习惯和行为,预防疾病的发生。

(二) 影响行为的途径

家庭影响个体的健康相关行为,如饮食、锻炼、吸烟及依从性等,而这些行为又影响着个体的健康。如居丧期可能会增加饮酒、吸烟、服镇静剂等,而酗酒与肝硬化、事故和自杀等常常相关,后三者是居丧期死亡率升高的部分原因。

三、健康家庭

(一) 健康家庭的定义

家庭是影响个体健康的环境,家庭健康是人群和社区健康的基础。不同的学科和学者从不同的角度去认识和理解家庭健康,目前健康家庭还没有统一的定义。有学者认为,健康家庭是充满活力的家庭;护理专家 Neuman 认为,健康家庭是指家庭系统在生理、心理、社会文化、发展及精神方面的一种完好的、动态变化的稳定状态。总之,健康家庭不等于家庭成员没有疾病,而是一种复杂的各方面健全的动态平衡状态。该状态受家庭成员的知识、态度、价值、行为、任务、角色,以及家庭结构类型、沟通、权力等因素的综合影响。

(二) 健康家庭应具备的条件

圆满的、健康的家庭是家庭成员身心健康的重要条件,一个健康的家庭必须具备以下 5 个特征。

1. 有良好的交流氛围　家庭成员间能彼此分享感觉、理想,相互关心,能使用语言和非语言交流方式促进相互间的了解,并能化解冲突。

2. 能增进家庭成员的发展　家庭给各成员足够的自由空间和情感支持,使成员有成长机会,能够随着家庭的改变而调整角色和任务的分配。

3. 能积极地面对矛盾及解决问题　家庭成员对家庭负责任,并积极解决问题。遇到解决不了的问题,不回避矛盾并寻求外界帮助。

4. 有健康的居住环境及生活方式　能认识到家庭内的安全、营养、运动、闲暇等对每位成员的重要性,并能合理安排。

5. 与社区保持联系　不脱离社会,充分运用社会网络和社区资源满足家庭成员的需要。

(三) 影响家庭健康的主要事件

家庭事件直接或间接地影响家庭成员的情绪,进而影响家庭成员的个体行为,其行为又与个体的健康密切相关。如失恋可能导致某一家庭成员情绪低落,借酒消愁,大量饮酒可能导致交通事故,或引起肝硬化、胰腺炎等疾病。其状况又影响家庭其他成员的情绪、行为等,从而影响整个家庭的健康。与家庭健康有关的主要事件如下。

1. 家庭生活压力事件　家庭冲突、离婚、丧失亲人、贫困、移民或家庭远距离迁移、失业等,家庭是提供资源的最重要支持者,但同时也是绝大多数人压力的来源,可预见,常发生。

2. 家庭发展所伴随的危机　这一类危机是由于对家庭发展过程的非意外事件不能很好调适所造成的,具有可预见性。一类是无法避免的,如结婚、生子、退休、丧偶等;另一类是可预防的,如青少年的性行为、中年离婚、通奸等。

3. 意外事件引发的危机　这一类危机是指由来自家庭外部的意外事件造成的家庭失衡,一般无法预料,是各类危机中最不常发生,性质最单纯的一种,如意外车祸、天灾、意外死亡等。

4. 与照顾有关的危机　由于家庭因某些原因而单方面的长期依赖外部力量造成的危机。如家庭靠福利机构救济生活、家庭内有慢性病患者长期需要照顾等。当家庭想要摆脱依赖,或希望一次性治好患者,或外部力量发生改变而未做出解释时常会发生危机。

5. 家庭结构本身造成的危机　这类危机的根源潜伏在家庭结构内部,可造成家庭矛盾的突然恶化。危机发生时,可伴有或不伴有压力事件,并且具有反复发作的特点。常见于暴力家庭、酗酒家庭、通奸家庭及反复用离婚、自杀、离家出走等应对普通压力的家庭。

第四节　家庭评估

家庭评估是家庭护理的重要组成部分,是社区护理的重要内容之一。家庭护理中,评估是一个持续性和反复进行的过程。评估者通过对家庭过去与现在的健康问题的描述,能够预测和计划未来。家庭评估遵循家庭护理理论模式及相应的评估工具。家庭评估过程就是家庭护理有关资料的收集过程,其目的是了解家庭的结构和功能状况,分析家庭与个人健康之间的相互作用,确认家庭存在的健康问题和解决这些问题的方式,以及潜在的健康问题,为鉴别与解决个人和家庭的健康问题提供依据。家庭评估模式及相应的评估量表是家庭评估的理论依据和工具,社区护士应根据家庭的实际情况和需要选择恰当的家庭护理评估模式和相应的评估量表。家庭评估的内容及方法主要有以下几方面。

一、家庭基本资料

(一)家庭环境

1. 家庭的地理位置　家庭所处地域,在社区中的位置,与学校、商店、医院等社区服务机构的距离。
2. 周围环境　气候、水土、空气、绿化程度、噪声及辐射等。
3. 居家条件　居住面积、设施、卫生条件、安全程度、使用燃料类型、卫生间类型等。
4. 其他　邻里关系、社区健康服务资源及社会服务机构等。

(二)家庭成员的基本情况

家庭成员的基本情况包括姓名、性别、年龄、职业、教育、医疗费用类型、婚姻状况、饮食睡眠习惯及主要的健康问题等。

(三)家庭经济状况

家庭的主要经济来源、年总收入、人均收入、年均开支消费内容、年积累数额、消费观念及经济目标等。

(四)家庭生活史

家庭生活史包括主要的家庭生活事件、家庭问题、家庭生活周期、家庭成员的健康问题等。

(五)家庭的健康信念和行为

1. 生活方式、健康维护和健康促进　如运动、营养、烟酒嗜好等。
2. 疾病预防　如免疫接种、疾病筛检、预防性的口腔保健、妇儿保健、老年保健及计划生育等。
3. 对疾病的认知　能否及时做出求医决定、能否对个人的疾患做出适当的反应、能否周全地照顾患者等。
4. 是否有能力提供主要疾病的自我保健。
5. 医疗保健服务的可用性、可及性和利用程度。

二、家庭功能评估

家庭功能是否良好,是家庭评估重要的一项。Smilkstain(1978)根据家庭功能的特征,设计了"家庭关怀度指数测评量表(APGAR问卷)",主要反映个别家庭成员对家庭功能的主观满意度,以及哪一方面的家庭功能可能发生了障碍。这种方法简便易行,可帮助社区护士了解患者可能得到的家庭照顾或支持的程度。APGAR问卷的名称和含义见表4-2,APGAR问卷的具体内容见表4-3。

表 4-2　APGAR 问卷的名称和含义

名称	含义
1. 适应度(adaptation)	家庭遭遇危机时,利用家庭内、外资源解决问题的能力
2. 合作度(partnership)	家庭成员分担责任和共同做出决定的程度
3. 成熟度(growth)	家庭成员通过互相支持所达到的身心成熟程度与自我实现的程度
4. 情感度(affection)	家庭成员间相爱的程度
5. 亲密度(intimacy)	家庭成员间共享相聚时光、金钱和空间的程度

表 4-3　家庭功能评估——APGAR 问卷

序号	内容	经常这样	有时这样	几乎很少
A	当我遇到问题时,可以从家人那得到满意的帮助	□	□	□
P	很满意家人与我讨论事情以及分担问题的方式	□	□	□
G	我希望从事新的活动或发展时,家人都能接受并支持	□	□	□
A	我很满意家人对我表达感情的方式及对我情绪(如愤怒、悲伤、爱)的反应	□	□	□
R	我很满意家人与我共度时光的方式	□	□	□

(以下部分由医务人员填写)
问卷得分:
家庭功能评估:
　　　　　医生(或护士)签名:

该问卷用于测量个人对家庭功能的整体主观满意度,共5个题目,每个题目代表一项家庭功能。这5个问题有3个答案可供选择,若答"经常这样"得2分,"有时这样"得1分,"几乎很少"得0分。将5个问题得分相加,总分7~10分表示家庭功能良好,4~6分表示家庭功能中度障碍,0~3分表示家庭功能严重障碍。另外,通过分析每个问题得分情况,可以粗略了解家庭功能障碍的基本原因,即哪一方面的家庭功能出了问题。

三、家系图和家庭社会关系图

家系图(family genogram)和家庭社会关系图(family ecomap)是家庭评估的基本组成部分,也是家庭档案的重要内容,它以简单、直观的形式反映了家庭结构、关系、家庭健康史及社会资料等,在社区护理实践中有较高的价值。

(一) 家系图

家系图是以符号的形式反映家庭成员及其相互关系、家庭健康史、家庭成员疾病有无遗传性及家庭重要事件等信息的树状图谱。家系图至少包含3代人,可从最年轻的一代开始向上追溯,也可从中间一代开始上下展开,不同性别、角色和关系用不同的结构符号来表示,从上到下辈分降低,从左到右年龄降低,夫妻一般男左女右,相互之间以线连接。每个成员的姓名、婚姻状况、出生或死亡日期、健康状态等资料以及职业、文化程度、家庭的决策者、照顾患者的人及家庭重大生活事件等,可根据需要在图上表示出来,如图4-1所示。

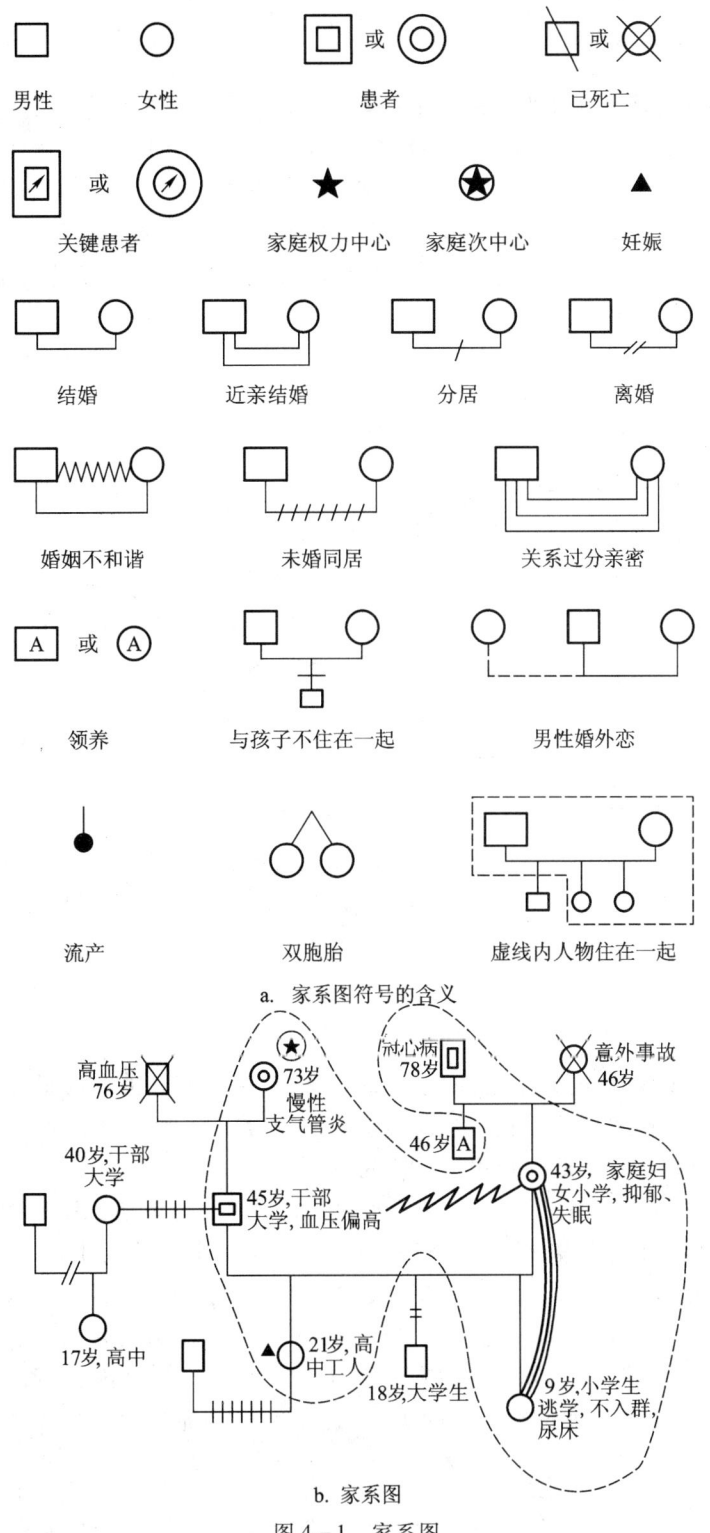

图 4-1 家系图

（二）家庭社会关系图

家庭社会关系图是以符号的形式描述有关家庭及其社会资料的信息，反映了家庭成员间及其与社区组织和他人之间（如老板、联合家庭成员、朋友等）的关系。家庭社会关系图由一个大圈和其外围的数个小圈构成。被护理的家庭以家系图的形式位于大圈内，与家庭成员有联系的人及组织位于小圈内，大圈与小圈之间以各种类型的线连接，表示家庭成员与组织和他人的关系。如图4-2所示：妻子与保健服务组织有很强的支持关系，丈夫与老板有冲突，家庭与联合家庭成员间联系紧密等。

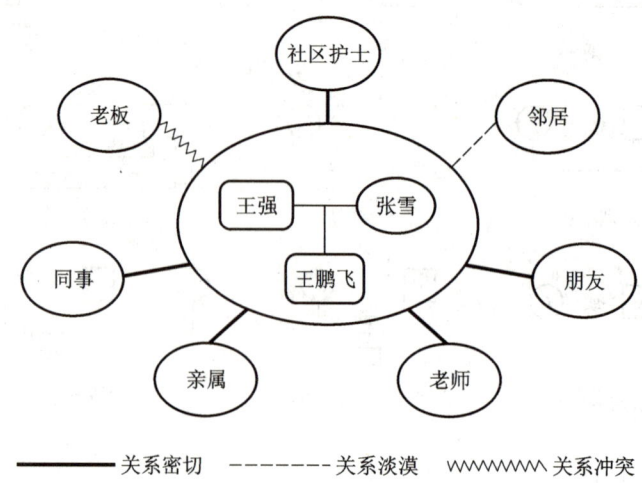

图4-2 简单家庭社会关系图
注：图中人名为化名

四、家庭圈

家庭圈反映的是家庭成员主观上对家庭的看法，包括对家庭关系的感性认识、情感倾向、成员间的亲密程度。这种看法只代表当前的感觉，将随着个人观点的变化而变化，尤其是在家庭生活周期的转变阶段或家庭成员患严重疾病时。

家庭圈的具体做法是，先让护理对象自己画一个大圆圈，表示其所处的家庭，再在大圆圈内画若干个小圈，分别代表自己和家庭其他成员。小圈本身的大小代表家庭成员的权威性或重要性的大小，小圈的位置代表其在家庭中的地位，小圈间圈距代表关系的亲疏程度。该过程可由护理对象独自完成。随后，由其向社区护士解释图的含义，或护士向其提问一些与家庭关系密切的问题，了解家庭情况，并与家庭成员一起讨论分析，找出家庭问题所在，确定解决办法，改善家庭成员之间的关系，促使家庭功能的恢复。图4-3反映了两个不同的家庭圈。

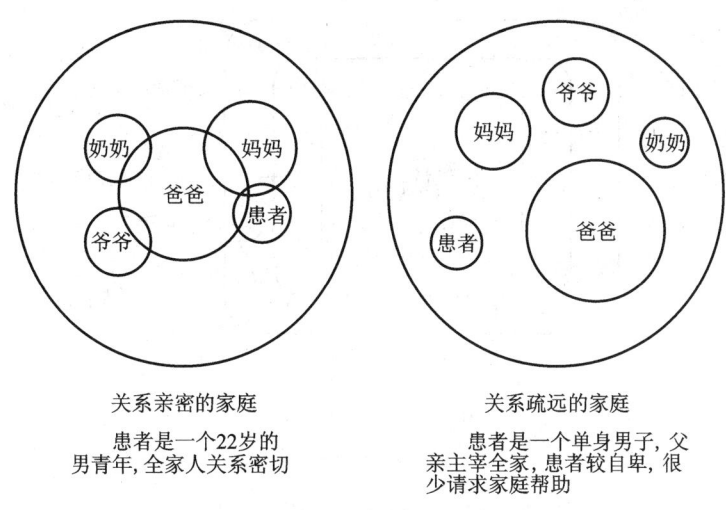

图 4-3　家庭圈

第五节　家庭保健与护理

一、家庭护理模式

在家庭护理中经常用的有 Roy 适应模式（Roy adaptation model）、Pender 健康促进模式（Pender's health promotion model）、Orem 自理缺陷模式（Orem's self-care deficit theory of nursing）、Neuman 的健康系统模式（Neuman's health systems model）等，这里较为详细地介绍 Neuman 的健康系统模式。

Neuman 模式以开放系统模式作为框架，主要的组成部分有与环境进行互动的个体，应激原和应激反应。Neuman 的健康系统模式就是护理对象阻止系统被各种刺激源穿透或破坏，护理对象的健康状态依靠阻止系统被各种刺激源穿透的成功程度或系统被各种刺激源穿透后的重建情况，如图 4-4 所示。该模式的护理对象可以是个体、家庭或整个社区。护士的工作是进行干预（intervention），就是恰当地用初级预防、二级预防或三级预防的活动来维持或恢复系统的平衡。

（一）基本概念

1. 刺激源　产生紧张及潜在的引起系统失衡的刺激，导致家庭系统不稳定的所有因素，如住房拥挤、下岗、高考落榜等。Neuman 系统模式中强调确定刺激源的类型、本质和强度。

2. 家庭基本结构　维持或确保家庭生存的内部结构、功能，包括家庭成员及其之间的关系。

3. 正常防御线　是指每个个体经过一定时间逐渐形成的对外界反应的正常范围，即通常的康强/稳定状态。是由生理的、心理的、社会文化的、发展的、精神的技能所组成，用来对付刺激源的。这条防御线是动态的，与个体随时需要保持稳定有关，是家庭通常的健康状态或对刺

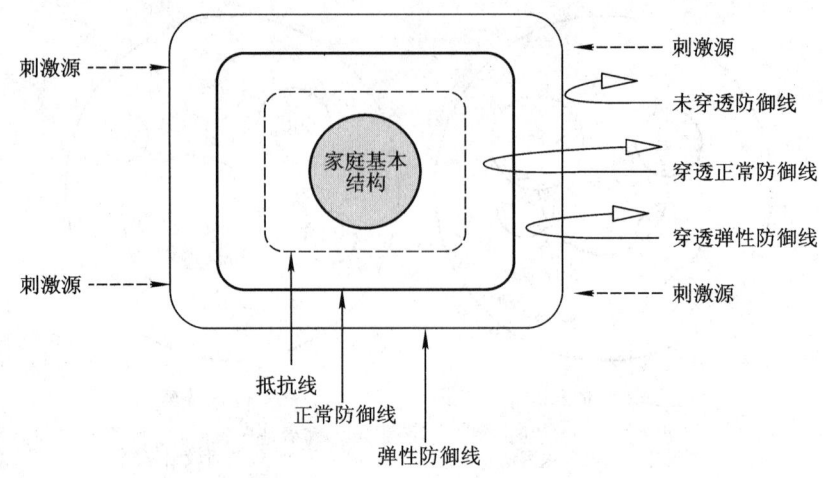

图 4-4 Neuman 健康系统模式

激源正常的反应过程。

4. 弹性防御线 家庭随时间的改变而处于健康动态水平,为正常防御线提供了一个保护层,从而防止穿透正常防御线。此为外层的实线,也是动态的,能在短期内迅速发生变化。当环境施加压力时,它是正常防御线的缓冲剂,而当环境给予支持并有助于成长和发展时,它是正常防御线的过滤器。其功能会因一些变化(如失眠、营养不良或其他日常生活变化)而降低。当这个防御线的弹性作用不能再保护个体对抗刺激源时,刺激源就会破坏正常防御线而导致疾病。当弹性防御线与正常防御线之间的距离增加时,表明系统保障程度增强。

5. 抵抗线 是保护家庭基本结构被刺激源穿透的一些内部因素,其功能是使个体稳定并恢复到康强状态(正常防御线)。抵抗线的强度影响家庭对穿透防御线刺激源的反应水平。是基本保护结构,并且当环境中的刺激源侵入或破坏正常防御线时,抵抗线被激活。

例如:免疫机制

——如果抵抗线的作用(反应)是有效的,系统可以重建;

——如果抵抗线的作用(反应)是无效的,其结果是能量耗尽,系统灭亡。

(二)主要观点

当家庭受到来自家庭内外各种刺激源,如死亡、离婚所产生的压力侵害时,家庭就会对压力产生反应,反应的强弱受压力侵害家庭的程度及家庭的发展,生理、心理、社会文化和精神等因素的影响,如家庭成员的年龄、个体的发育水平、自我概念和对健康的态度、文化、教育水平、收入及宗教信仰等。

当弹性防御线不能缓冲环境刺激源时,保护层的功能就消失,正常防御线即遭受压力的破坏,正常防御线不能有效抵御时,家庭的健康就会受影响。家庭的抵抗线保护家庭的基本结构。一旦家庭健康系统被穿透,家庭就要从事一些活动进行家庭重建。重建应发生在家庭基本结构被穿透之前,涉及家庭系统的稳定性和朝着正常抵抗线方向运动,正常抵抗线可能被稳定在一个比穿透以前或高或低的水平。当家庭不能阻止刺激源的穿透或重建时,就需要护理干预了。

(三) 干预

Neuman 认为保健人员应根据个体对刺激源的反应情况进行以下不同的干预。

1. 初级预防(primary prevention)　是指在只有怀疑有,或已确定有刺激源而尚未发生反应的情况下就开始进行的干预。初级预防的目的,是预防刺激源侵入正常防御线或通过减少与刺激源相遇的可能性,和增强防御线来降低反应的程度。如减轻空气污染、预防免疫注射等。

2. 二级预防(secondary prevention)　如果反应已发生,干预就从二级预防开始。主要是早期发现病例、早期治疗症状以增强内部抵抗线来减少反应。如进行各种治疗和护理。

3. 三级预防(tertiary prevention)　是指在上述治疗计划后,已出现重建和相当程度的稳定时进行的干预。其目的是通过增强抵抗线维持其适应性以防止复发。如进行患者健康教育,提供康复条件等。

(四) Neuman 模式和护理程序

1. 护理诊断(nursing diagnosis)　包括运用基本资料确定与健康状态不同的情况,以及制定可能的护理措施。

2. 护理目标(nursing goals)　包括照顾者和被照顾者对恢复、获得或保持系统稳定措施的认同性。

3. 护理结果(nursing outcomes)　包括运用三级预防模式的护理措施,确认预期的变化,制定目标,使用短期目标确定长期目标。

护士评估家庭并识别刺激源、相关因素及家庭对刺激源穿透的反应水平,为处理家庭压力的护理实践做准备。

二、家庭咨询

(一) 咨询

咨询(counseling)是通过人际交往和人际关系而完成的一种帮助过程、教育过程和增长过程,它不是要代替人们做出明智的决定,而是帮助人们做出明智的决定。首先,咨询是一种面对面的交往过程,咨询者(counselor)通过运用自己的交往技巧和相关的知识来帮助人们认识问题,作出正确的决定,最终有效地解决问题。其次,咨询需要建立一种相互信任、平等相处的人际关系,咨询者不是以权威、决定者、解决者的身份从事咨询活动的,而是以朋友、帮助者、教育者的身份从事咨询活动,咨询者不可能代替被咨询者去解决问题,问题最终还是要靠被咨询者自己去解决。因此,不能把被咨询者放在过于被动的位置上,而应充分发挥他们的主观能动性。另外,咨询包含一系列相关的支持活动,要运用各种不同的交往手段,最终产生多种效应。例如,咨询者可能用自己的亲身经历去感化对方;可能用丰富的知识和形象的比喻去说服对方;可能用同情、关心和感情上的共鸣去取得对方的信任;可能用自己的期望和无微不至的关怀,去激励对方改变自己的行为。因此,咨询是一种综合性的服务,而且也是一种更具艺术性的服务。

(二)家庭咨询的对象和内容

家庭咨询的对象是整个家庭,而不是家庭中的某个人。家庭咨询的内容是家庭问题,家庭问题不是某个或几个成员的问题,而是所有成员的共同问题,往往是一种家庭关系问题。这种关系问题往往有一个核心,这个核心可能是家庭中的某种关系,如夫妻关系、婆媳关系、父子关系、母女关系等。核心之外还有一个影响面,这就包括家庭的所有关系和所有成员。引起家庭冲突的原因是多种多样的,而且,往往是多种因素共同作用的结果。然而,家庭问题的根本原因往往是家庭成员间的交往方式问题。其他原因可能是:① 缺乏知识。② 缺乏技能。③ 认知错误。④ 资源缺乏。⑤ 感情危机。⑥ 遭遇紧张事件。当家庭处于良好的功能状态时,家庭本身可以有效地解决家庭问题。当家庭处于功能障碍状态时(如家庭成员之间不能有效地交流),家庭本身就无法有效地解决家庭问题,往往会使家庭处于危机状态。另一种情景是,外界或内部的干扰超出了功能状态良好的家庭的应付能力,这也会使家庭处于危机之中。处于危机状态的家庭便需要社区护士提供必要的帮助,这种帮助可能就是家庭咨询,也可能是家庭治疗。实际上,家庭咨询和家庭治疗是一个不可分割的、连续的过程。通常进行的家庭咨询往往针对以下内容:家庭遗传学咨询,婚姻生活与生育咨询,家庭关系问题,家庭生活问题,子女教育和父母与子女的关系问题,患者成员的家庭照顾问题,严重的家庭功能障碍问题等。

(三)家庭咨询的作用

1. 教育(education) 社区护士虽然一直扮演教育者的角色,但在家庭咨询中的教育不是针对个别患者的,而是针对所有的家庭成员,针对整个家庭。在解决家庭问题时,针对家庭的教育才更有效。家庭教育的内容有家庭动力学、儿童发育、应付家庭生活中的紧张事件、处理精神或躯体疾患、与家庭讨论他们的问题、对成员的疾患做出反应等。

2. 预防(prevention) 通过超前的教育来预防问题的产生,超前教育使家庭提前做好了应付准备,不致未来出现家庭危机。家庭在任何一个生活周期内,都会遇到一些特殊的、需要应付的问题,社区护士完全可以预测到这些问题,因此,对家庭进行预防性的教育是具有针对性的、完全有必要的,而且往往非常有效。

3. 支持(support) 支持是家庭咨询的核心功能,它与家庭咨询的另外三种功能都有关。处于危机状态的家庭最需要的帮助就是社区护士的有效支持,这种支持可以体现在多个方面、多种形式上。例如,帮助家庭预测问题并做好准备、倾听家庭成员诉说、帮助家庭成员表达感情、帮助家庭成员进行有效的交往、指导家庭组织起来克服困难等。

4. 激励或鞭策(challenge) 家庭咨询的另一个重要功能就是激励家庭改变不良的行为方式或交往方式。

三、家庭治疗

(一)家庭治疗的概念

家庭治疗(family therapy)是指对家庭功能、角色、互动模式的调适,涉及心理、行为问题的治疗。家庭治疗包括家庭咨询的所有内容,但比家庭咨询更着重于家庭成员间相互作用方式的重新形成过程,着重于帮助家庭应付在改变相互作用方式中遇到的抵触。应由受过专业训练的人员来完成。

(二)家庭缓冲三角

大多数家庭关系紧张都相对集中于一个或两个家庭成员身上,如婆媳关系紧张、夫妻关系紧张、父子关系紧张等。而且,大多数家庭关系紧张都有一种要涉及第三者的倾向,否则,关系紧张很难缓解。第三者通常也是家庭中的一个成员,其作用相当于一种"缓冲剂",可暂时将家庭关系紧张的焦点从一对人身上转移到第三者身上,从而减轻紧张的程度。这种倾向使家庭关系紧张在家庭中形成一种三角结构,这是家庭解决自身关系问题的一种结构形式。由于家庭内的三角结构可以暂时缓解家庭关系紧张,家庭成员常不知不觉地重复利用它,并希望以此来维护家庭的正常功能。在传统的大家庭中,这种三角结构很容易形成,因此家庭关系紧张比较容易被缓解。而在核心家庭中,这种三角结构很不容易形成,如果家庭中只有一对夫妇,没有第三个人,就不可能形成三角结构,这是核心家庭的关系紧张不容易得到缓解的重要原因。在核心家庭中,儿童往往成为夫妻关系紧张的"挽救者"或"替罪羊",但儿童也因此成为最大的受害者。实际上,在家庭系统中形成的三角结构通常是一种无效的应付机制,关系紧张只是被暂时转移或暂时缓解而已,并不能被完全消除,不利于家庭问题的彻底解决。例如,夫妻在吵架时,孩子开始摔东西或诉说腹痛,出于无奈,夫妻暂时停止争吵。儿童的心身障碍常常是夫妻痛苦关系的挽救者,这种三角结构只是暂时把夫妻的注意力从他们自身的痛苦关系转移到有问题的孩子身上,并没有真正解决夫妻之间的关系问题。家庭内三角结构的有效性也决定于第三者的缓解能力。例如,婆媳关系紧张时,往往要涉及作为儿子和丈夫的男人,如果他能有效地调解婆媳关系,则可暂时缓解婆媳关系紧张;而如果他没有能力调解这种关系,那么,他自己会成为婆媳关系紧张的最直接受害者。因此,家庭中的这种三角结构在缓解关系紧张时常常要付出惨重的代价。实际上,第三者、挽救者本身也是受害者,而且往往是受影响最严重的家庭成员。医生在诊所中接触到的很多患者都可能是家庭三角结构的第三者,有人称之为家庭关系紧张的"替罪羊"。来看病的人往往是受家庭关系紧张影响最深的第三者,而真正的"患者"却是家庭中的另两个人或整个家庭。

(三)家庭治疗三角(triangulation of family therapy)

家庭在遭遇关系紧张时,另一个倾向是在家庭之外寻找第三者,尤其是核心家庭。帮助核心家庭中的夫妇解决关系紧张的第三者往往是他们双方都比较信任的朋友、领导、亲戚、邻居或同事。当紧张关系中的一方或家庭三角结构中的第三者出现症状、疾患或疾病时,家庭或个人会主动寻求医生或护士的帮助,而大部分医生或护士都只把注意力集中于个人的疾病或疾患上,并不关心其背后的家庭关系紧张问题。社区护士或家庭治疗者会主动去寻找患者背后的家庭问题。而如果护士要成为家庭紧张关系的挽救者,就必须与家庭建立一种有效的、立体的治疗三角,也即社区护士或家庭治疗者作为家庭寻找的第三者。家庭治疗三角不同于家庭内的缓冲三角,缓冲三角是一种平面三角,三方均处于家庭内的同一个平面上,无法清楚地认识家庭系统内部的问题,就像一起走进一个迷宫一样。而家庭治疗三角是一种立体三角,家庭治疗者或社区护士站在家庭平面之外,作为家庭问题的"旁观者",对于家庭问题来说,往往是"当局者迷,旁观者清"。治疗者站在一个俯视的角度上,可以清楚地观察到家庭问题的经过,这是家庭治疗者成功地帮助家庭解决问题的重要基础。建立治疗三角的关键是与家庭建立相互信任、平等合作的关系,而治疗三角的有效性部分取决于治疗者的知识、技能、态度和品质。

(四)家庭治疗过程

家庭治疗也是治疗者与家庭面对面交往的过程,通过交往,治疗者了解家庭的动力学过程,评价家庭的功能状况,鉴定家庭问题的性质和原因,然后,帮助家庭制订干预计划,并与家庭合作,实施干预计划,最后评价干预的效果,及时调整干预计划和措施。家庭治疗的过程可归结为以下5个基本的方面:观察(observation)、会谈(interview)、家庭评估(family assessment)、干预(intervention)和效果评价(evaluation)。家庭治疗是以上过程交替进行、逐渐达到改善家庭功能之目的的一种系统支持程序。

1. 观察 观察就是治疗者用心去看、去听、去感受的过程。观察有两种类型:一种是诊断性的,目的是进行家庭结构和功能评估;另一种是评价性的,即评价干预的效果。

2. 会谈 会谈是家庭治疗的核心,它既可以是诊断性的,也可以是治疗性的,还可以是评价性的,有时会谈是为了配合观察。

3. 家庭结构和功能评估 治疗者可以通过观察来了解家庭的客观资料,通过交谈来了解家庭的主观资料和每个成员对家庭的主观满意度,最后利用一些评估工具,对家庭的结构和功能进行全面、综合的评估,并对家庭问题作出临床判断:家庭问题的性质、原因、经过以及各种影响因素和反应。

4. 干预 干预是治疗者与家庭就同一个目标而进行的有效合作。

5. 效果评价 评价就是通过观察、会谈和家庭评估,了解家庭治疗的效果。同时,还应了解家庭在转变过程中遇到的抵触和困难,并及时调整家庭治疗计划,采取更有效的干预措施。

有关家庭访视、家庭护理、家庭病床的内容详见第七章。

四、家庭预防

社区护士可以通过多种方式开展家庭预防。家庭预防工作的内容与疾病的三级预防一致(表4-4)。

表4-4 家庭预防工作内容

预防级别	家庭预防工作内容
一级预防	预防生活方式疾病：如不合理饮食、吸烟、酗酒、缺乏体育锻炼 健康维护：如免疫接种、健康筛查、健康监测 家庭咨询：如指导性生活、婚姻指导、产前保健、老年人保健
二级预防	医生同患者共同监测健康 医生鼓励患者及时就医，及早发现、诊断和治疗 监督患者合理及时用药及用药安全
三级预防	对患慢性病的家庭成员，督促其遵医嘱，提高生活质量 指导家庭成员适应患慢性病所带来的变化 对家人患重病或临终所带来的家庭危机做出调适

五、家庭康复

对临床治疗后或急性期后慢性病患者以及老年人、残疾人，在家庭提供一些适宜、及时的家庭康复(rehabilitation at home)服务，可控制或延缓残疾的发展，减少残疾带来的生理、心理、社会功能的负面影响，提高生活自理能力和生命质量。家庭康复不同于医院康复，它由社区护士在家庭环境中开展，不涉及复杂的技术，而是充分利用现有的资源，对患者进行康复训练。其目的是使患者疾病好转或痊愈，生理功能得到康复，心理障碍得到解除，使残疾者能更多地获得生活和劳动能力，达到全面康复。

（一）家庭康复主要内容

1. 开展宣传教育　提高家庭成员对康复的认识，同时激发社区居民、患者及其家属参与提高康复意识的活动。

2. 采取相应的康复措施　以社区和家庭为基础，对需要康复的患者采取相应的康复措施，包括运动训练、生活自理能力训练、劳动技能训练、语言能力训练、体能训练和物理治疗，以及开展心理咨询、家庭保健及社会服务等，改善生活自理能力和劳动能力，提高其生命质量。

3. 开展全面康复　协调社区有关部门开展教育康复、职业康复、社会康复，促进全面康复的实现。

（二）家庭康复遵循的原则

1. 康复对象需考虑包含不同种类、不同程度的残疾者。
2. 以患者及其家属为中心，主要场所为患者家庭。
3. 康复工作开始越早，其效果越好。
4. 应用正确的康复知识和技术。

思 考 题

1. 家庭保健服务项目有哪些？
2. 常见的家庭类型有几种？各有何不同？
3. 请绘制自己家庭的家系图和家庭圈，用所学知识对自己家庭的功能进行评价。
4. 家庭对个体健康影响有哪些？

（李曼霞）

第五章　以预防为导向的健康照顾

学习目标

1. 树立预防为主的观点，理解三级预防策略在社区护理中的运用。
2. 熟悉病因的概念，了解病因概念的发展，熟悉社区环境污染的来源及其对健康的危害。
3. 掌握空气、生活饮用水、食物、职业、不良生活行为带来的主要健康问题。

1997年1月《中共中央、国务院关于卫生改革与发展的决定》中明确指出，我国新时期的卫生工作方针是："以农村为重点，预防为主，中西医并重，依靠科技与教育，动员全社会参与，为人民健康服务，为社会主义现代化服务。"这一工作方针充分体现了预防为主的重要性。在社区护理工作中，以预防为导向的健康照顾既是社区护理重要的基本原则和工作内容，也是增强人民体质、提供防病能力的基本措施。

社区护理中的预防是以人群为研究对象，运用生物医学、环境医学和社会医学的理论，阐明自然环境与社会环境中影响健康的主要因素，揭示环境因素影响健康的规律，提出改善和控制环境因素的卫生要求和预防措施，降低人群中疾病的发病率和死亡率，以达到预防疾病、促进健康和提高生命质量的目标。

第一节　社区护理中的三级预防

一、三级预防的定义

公共卫生措施在社区全体居民中按等级执行，统称为三级预防，是贯彻预防为主方针的具体体现。

（一）一级预防

一级预防又称病因预防，即针对致病因素所采取的预防措施。它是采用宏观性根本措施、有目的的社区干预等方式来预防疾病发生的过程。目的是使健康人免受致病因素的危害，防止疾病的发生；使患者远离致病因素，防止疾病的发展。是疾病防控的主干，是最积极、效益最高的预防措施。

（二）二级预防

二级预防也称临床前期预防或"三早预防"。即在疾病早期采取早期发现、早期诊断、早期治疗("三早")的预防措施,目的是防止或减缓疾病发展。对传染病的二级预防除"三早"外,还应有早隔离、早报告措施,及早控制传染源,切断传播途径,防止流行蔓延。

(三)三级预防

三级预防又称临床预防。即在临床期或康复期对患者采取积极的治疗和康复护理措施,目的是防止疾病恶化及并发症和伤残的发生。对已丧失劳动力或残疾者,给予康复、心理、家庭护理指导,使患者尽量恢复生活和劳动能力,提高生活质量,延长健康寿命。

二、三级预防的内容

三级预防的内容简要概括为表5-1。

表5-1 三级预防措施

预防级别	对象	任务与措施
一级预防	健康人或易感人群	政策与组织措施(策略、方针、法律、规章、卫生组织等)
		环境保护措施(职业安全、食品卫生、安全饮用水等)
		保护机体措施(健康教育、预防接种、合理营养、心理卫生、重点人群保护、慎用检查和药物等)
二级预防	无明显临床表现的早期患者	早期发现(定期体检、自我检查、普查、筛查等)
		早期诊断(早期诊断有利于疾病预后)
		早期治疗(早期用药、合理用药、心理治疗等)
三级预防	确诊患者	防止病残(防恶化、防伤残、防后遗症、防复发和转移等)
		促进康复(功能性康复、心理康复、爱护病残教育等)

三级预防在疾病防治过程中是一个有机整体,不同类型疾病三级预防的策略和措施应有所区别、有所侧重。疾病以哪一级预防为主,主要取决于病因是否明确、病变是否可逆。对病因明确的疾病,特别是病变不可逆的疾病(例如矽肺),尽力采取一级预防为主;对病因尚不够明确、危险因素众多且难以避免接触或是一级预防效果尚难肯定的疾病(例如肿瘤),除尽量做好一级预防外,要重点做二级预防;对所有已患病的患者,尤其是慢性病患者,要尽量做好三级预防,促使患者早日康复。社区护理承担着社区中大多数无症状人群的健康照顾,重点是做好一级预防和二级预防工作。

第二节 疾病的病因学说

在三级预防中,病因预防是核心,也是社区护理要达到的理想境界。因此,社区护士首先要明了人体健康的影响因素。

一、病因定义

社区护理研究中的病因(cause of disease)和病因推断(causal inference),实际上是依据流行病学的指导框架和评价准则进行的,它对于形成因果思维和正确理解研究结果也是至关重要的。

美国约翰·霍普金斯大学流行病学教授 Lilienfeld(1980)对病因做了如下解释:那些能使人群发病概率升高的因素,就可被认为是疾病的病因,当其中一个或多个不存在时,疾病的发病率就下降。

二、病因模型

(一) 三角模式

三角模式(triangle model)是一种建立在生物医学之上的传统模式(图 5-1)。该模式认为,病原、宿主和环境是疾病发生的三要素,等边三角形表明三要素必须同时存在,否则疾病不会发生;当三者处于相对平衡状态时,人体能保持健康,一旦其中某因素发生变化,即导致疾病。三角模式强调病原物、宿主和环境三方面的密切关系,认为三要素在致病作用上是等量齐观的,不能全面解释慢性非传染性疾病的病因。

(二) 轮状模式

20 世纪 70 年代,人们提出了疾病的轮状模式(wheel model)或称车轮模式。该模式强调宿主与环境的密切关系(图 5-2)。宿主占据轮轴的位置,其中内核表示遗传因素,外围的轮环表示环境,环境又分为生物环境、物质(理化)环境和社会环境。该模式基本囊括了现代医学中所有的疾病影响因素。轮状模式的特点是各部分的大小可随不同的疾病而有所变化。如对于以遗传背景为主要病因的疾病,例如 1 型糖尿病等,遗传核可相对大一些;如麻疹、疟疾等疾病与生物学环境和宿主的免疫状况有关,相应的部分可大一些。疾病病因轮状模式强调环境与宿主的相互关系,较三角模式更接近于疾病发生的实际。

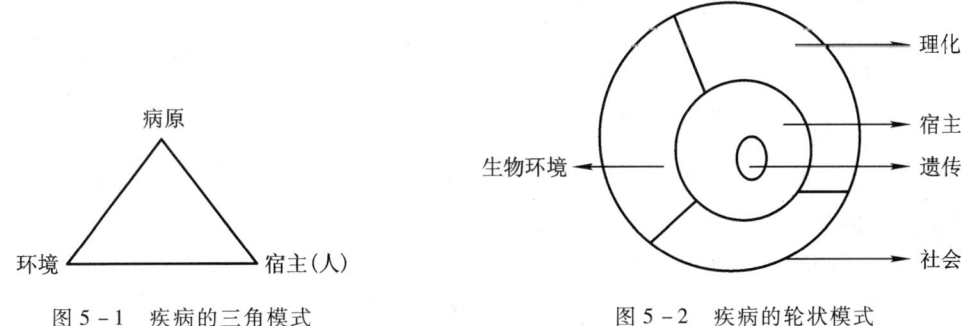

图 5-1 疾病的三角模式　　　　图 5-2 疾病的轮状模式

三、寻找病因的指南清单

上述病因模型给我们指出了寻找病因的大致方向、类型,对于具体病因,我们可以从下面寻找病因指南(表 5-2)中得到启示。

指南中的病因或影响因素涉及遗传学、病原生物学(医学微生物学和寄生虫学)、营养学、环境卫生学、劳动卫生学、行为(心理)医学和社会医学等。

表 5-2　寻找病因的指南

A. 宿主病因	1. 先天的	基因、染色体、性别差异等
	2. 后天的	年龄、发育、营养状态、体格、行为类型、心理特征、获得性免疫、既往史等
B. 环境病因	1. 生物的	病原体、感染动物、媒介昆虫、食入的动植物等
	2. 化学的	营养素、天然有毒动植物、化学药品、微量元素、重金属等
	3. 物理的	气象、地理(位置、地形、地质)、水质、大气污染、电离辐射、噪声、振动等
	4. 社会的	社会/人口:人口密度、居室、流动、都市化、交通、战争、灾害等
		经济:收入、财产、经济大环境景气情况等
		家庭:构成、婚姻、沟通情况等
		饮食习惯:咸、甜、油炸等
		嗜好兴趣:烟、酒、茶、运动、消遣等
		职业:种类、条件、场所、福利、劳保设施等
		文化:教育文化、医疗保健、政治、宗教、风俗等

四、病因研究的方法

详见本教材第六章第一节相关内容。

第三节　社区与健康

一、社区环境与健康概述

(一)社区环境

1. 自然环境与社会环境

(1) 自然环境　是指环绕于社区居民周围,能直接或间接影响居民生活与生产的一切自然形成的物质和能量的总和。主要由空气、水、土壤、阳光和各种矿物质、植物、动物等组成。社区居民生活在生物圈的范围内。

我们将天然形成、未遭到人为活动影响或影响较少的自然环境称为原生环境;将在人类活动影响下,其中的物质交换、迁移和转化以及能量和信息的传递等都发生了重大变化的自然环境称为次生环境。

(2) 社区环境　是在自然环境基础上,人类通过长期有意识的社会劳动,加工和改造自然所创造的物质生产体系。包括人类在生产生活和社会活动过程中形成的生产关系、阶级关系和社会关系。它可直接影响健康,并可通过影响自然环境和人的心理环境,间接影响健康。

2. 人类环境的生态平衡　在一定条件下和一定时间内,生物群落之间不断发生的能量、物质和信息的交换与转移处于相对的平衡状态称为生态平衡。正常情况下,人类环境处于动态平衡,一旦正常平衡被打破,健康相关问题即会出现。

3. 人类与环境的关系　环境产生和孕育了人类,人类在长期生存、进化和发展的过程中,依赖、适应和改造环境,与环境之间保持着密切联系,既相互作用、相互制约又相互依存、相互适应,从而构成了生命与环境的统一体。即人与环境之间不断地进行着物质循环、能量和信息的交换,从而保持着动态平衡;人类对环境具有适应能力;人类在利用和改造环境的过程中,能够发挥主观能动作用。

(二) 社区环境污染与公害

1. 环境污染(environmental pollution)　由于各种自然原因或人类的生产、生活活动使大量的有害物质排入环境,使环境的组成和状态发生变化,引起环境质量下降,破坏生态平衡,对人体健康造成直接、间接或潜在的有害影响,造成资源破坏和经济损失的现象,称之为环境污染。

2. 公害(public nuisance)　严重的环境污染和破坏,对公众造成的危害称之为公害,其突出表现为公害事件和公害病(public nuisance disease),如水俣病、痛痛病、光化学烟雾事件、伦敦烟雾事件等。公害病不仅是一个医学概念,而且具有法律意义,须经严格的医学鉴定和国家法律正式认可。一旦确定为公害病,要追究造成环境污染责任人的法律责任,并对受害者进行必要的赔偿。

(三) 社区环境污染物

进入环境并能引起环境污染的物质叫作环境污染物(pollutants)。从污染源直接排入环境,其理化性状没有发生改变的污染物叫一次污染物;进入环境的一次污染物经物理、化学或生物学作用,形成与原来污染物理化性状和毒性完全不同的新的污染物称为二次污染物。

1. 社区环境污染物的来源　社区环境污染物的来源有自然和人为两种。自然的如地震、洪水等自然灾害造成的污染以及特殊地质条件产生的污染。人为的包括生产劳动过程中产生的物理、化学因素,如工业"三废"(废气、废水、废渣)和农业生产中的农药和化肥;生活性垃圾、污水、粪便等生活废弃物未经处理或处理不当,室内空气污染;交通工具尾气、噪声、振动、广播、电视、微波的电磁辐射,医学、军事放射等造成的污染。

2. 社区环境污染物的种类

(1) 化学性污染物　最常见,如大气中的有害气体SO_2、CO、NO_x、Cl;重金属:Hg、Cd、Pb、Cr、Ni;有机磷、有机氯农药,有机溶剂,高分子化合物等。

(2) 物理性污染物　有噪声、电离辐射、电磁辐射、振动、热辐射等。

(3) 生物性污染物　主要指病原微生物、寄生虫等。

3. 污染物在环境中的转归　进入到社区环境中的污染物,其转归包括环境迁移作用、环境自净作用、环境转化作用及生物富集作用,详细请参考有关教材。

(四) 社区环境污染对健康的影响

环境污染所造成的健康损害复杂多样,其程度又受多种因素的影响。通常按损害的性质分为特异性损害(急性危害、慢性危害和远期危害)和非特异性损害。

1. 急性危害　环境污染物一次大剂量或24 h内多次接触机体后,机体在短时间内发生急剧的损害甚至死亡,称急性作用。如2004年4月,重庆某工厂氯气泄漏事件。

2. 慢性危害　指环境污染物低剂量、长期反复对机体作用所产生的危害,是毒物对机体微小损害的积累或毒物在人体内蓄积所致。慢性危害最为常见,表现为慢性中毒和慢性非特异性影响。慢性中毒是指机体长时间少量、反复或持续接触某种污染物时,引起功能或器质性改变后出现的疾病状态,如水俣病、痛痛病及日本四日市哮喘等公害病就是社区中环境污染造成慢性中毒的典型例子。在职业环境中,由各种生产性毒物引起的慢性职业中毒更为多见。慢性非特异性影响是由于污染物低浓度长期作用,使社区人群免疫功能下降,儿童正常生长发育受到影响,对感染性疾病易感性增高,常见病、多发病的发病率和死亡率增加,劳动能力下降等现象。

3. 远期危害　环境污染物除直接作用于社区中暴露人群的器官、组织、细胞而导致急、慢性危害外,还通过损害人体的遗传机制,诱导人类遗传物质发生变化,并可诱发肿瘤、畸胎和出生缺陷,影响人类当代及其子孙后代的健康,后果严重而深远,表现为致癌、致畸、致突变(常称为"三致")作用,统称为远期危害。

4. 间接效应　环境污染也会对人类健康产生某些间接的效应,其影响广泛,后果严重,如全球变暖(温室效应)、臭氧层破坏和酸雨是目前全球性环境污染最突出的三个热点问题。

二、社区空气与健康

(一) 社区空气污染与健康

1. 空气的化学特性与健康　空气中主要的化学成分为氧、氮、氩,三者约占空气总量的99.9%,其他还与包括有二氧化碳、水蒸气、冰晶、尘埃、花粉和孢子等。空气中的氧含量下降会对正常人群产生不良影响,如井下作业、潜涵作业、飞行员、宇航员等可遇到缺氧环境,要注意采取防护措施。

2. 空气的物理性状与健康　大气中的物理性状包括太阳辐射、气象因素和空气离子等。

(1) 太阳辐射　是指来自太阳的以电磁波的形式散布在宇宙空间的一种物质,包括可见光、紫外线、红外线等。适量的太阳辐射能增进人体健康,增强抵抗力。例如适量的紫外线对人体健康有促进作用:如杀菌作用,预防佝偻病,加速伤口愈合,提高机体的抗菌能力和非特异性免疫功能等;过量照射会引起皮肤红斑、色素沉着、角质增生、皮炎、眼炎、皮肤癌。红外线的主要生物学作用是产生热效应,可使局部组织温度升高,血管扩张充血,促进细胞新陈代谢和细胞增生,并有消炎镇痛作用;过量照射可引起皮肤灼伤,体温升高,还可引起热射病、白内障等。

(2) 气象因素　包括气温、气湿、气流、气压等。对人体的影响包括直接影响和间接影响。如高温可致中暑,低温可引起冻伤,低温伴高湿导致关节炎、肌炎及腰背痛等。

(3) 空气离子　空气中的气体分子在一般状况下呈中性。在某些外界因素的作用下,空气中的气体分子或原子的外层电子逸出,与中性分子结合成为阴离子即空气负离子。空气负离子对健康有良好促进作用,如镇静、催眠、镇咳、镇痛、止痒、止汗、利尿、降低血压、增进食欲、增强注意力和提高工作效率等。空气负离子还具有清洁空气、改善环境中空气状况的作用。增加居住区的绿化面积,公园、广场设置喷泉可增加空气中负离子浓度,有利于改善环境空气质量,空气离子浓度也可作为评价环境空气质量的参考指标。正离子则相反,对机体产生许多不良影响。

3. **大气污染的来源** 大气污染可来源于工业企业燃料燃烧与生产过程排放;交通运输工具(如汽车、飞机、火车、轮船、摩托车等)排放;生活炉灶(如煤、液化石油气、煤气和天然气)燃烧等。

4. **大气中的主要污染物及其危害**

(1) 二氧化硫(SO_2) 大气中的 SO_2 主要来源于煤、石油、天然气等含硫燃料燃烧,是一种刺激性的无色气体,易溶于水,在空气中可被氧化成三氧化硫(SO_3),与水蒸气结合形成硫酸雾。SO_2 易被上呼吸道黏膜的湿润表面所吸收,生成硫酸或亚硫酸,故 SO_2 对眼和呼吸道有强烈刺激作用。SO_2 刺激上呼吸道内的末梢神经感受器,引起平滑肌反射性收缩,使管腔变窄,气道阻力增加。SO_2 对黏液分泌和纤毛运动也有影响,短期低浓度接触,刺激副交感神经引起黏液分泌增加;长期或高浓度接触则抑制纤毛运动,黏液变稠,上皮细胞损伤坏死,呼吸道抵抗力减弱,可诱发慢性鼻炎、慢性支气管炎等。由于呼吸道阻力增加和呼吸道炎症所导致的通气功能障碍,以及肺泡本身受 SO_2 刺激,使肺泡壁弹力蛋白和胶原蛋白破坏,引起慢性阻塞性肺部损害。SO_2 易被颗粒物吸附,并可随颗粒物到达呼吸道深部细支气管和肺泡。颗粒物上的锰、铁等金属氧化物可催化 SO_2 氧化成 SO_3 和硫酸,硫酸的刺激性比 SO_2 大 4～20 倍。吸附 SO_2 的颗粒物也是一种变应原,能引起支气管哮喘。

(2) 氮氧化物(NO_x) 是一系列含氮氧化物的总称。其中,造成大气污染的主要是二氧化氮(NO_2)和氧化亚氮(NO)。NO 不具刺激性,被氧化为 NO_2 后才产生刺激作用。NO_2 的毒性为 NO 的 4～5 倍。难溶于水,故对上呼吸道黏膜和眼黏膜的刺激作用较小。它可进入呼吸道深部细支气管和肺泡,缓慢地溶于肺泡表面的水中,形成亚硝酸和硝酸,对肺组织产生强烈的刺激作用和腐蚀作用,使肺毛细血管壁通透性增加而引起肺水肿。吸入低浓度的 NO_2 可引起呼吸道阻力增加,纤毛运动减弱,肺吞噬细胞吞噬能力降低,对感染的敏感性增高。长期吸入可出现上呼吸道黏膜刺激症状,引起慢性咽喉炎、支气管炎和肺气肿等慢性炎症。

(3) 光化学烟雾 主要是由汽车尾气中的氮氧化物和碳氢化合物在太阳紫外线的作用下发生光化学反应,所形成的一种刺激性很强的浅蓝色混合烟雾。其主要成分是臭氧、过氧酰基硝酸酯类、醛类等,具有强氧化作用。光化学烟雾对健康的危害主要是对眼和呼吸道黏膜的刺激作用,引起眼红肿、流泪、头痛、喉痛、咳嗽、气喘、呼吸困难等症状。过氧酰基硝酸酯和醛类等对眼有强烈的刺激作用,臭氧主要是刺激和损伤深部呼吸道,损害肺功能,并影响免疫系统的功能。

(4) 一氧化碳(CO) 由含碳物质不完全燃烧产生。经肺泡吸收进入血液循环,与血红蛋白形成碳氧血红蛋白(carboxyhemoglobin,HbCO)。CO 与血红蛋白的亲和力较氧与血红蛋白的亲和力大 300 倍,HbCO 的解离速度较氧合血红蛋白(oxyhemoglobin,HbO_2)慢 3 600 倍,且可影响 HbO_2 的解离,引起组织缺氧。CO 引起中毒的主要临床表现为剧烈头痛、头晕、四肢无力、恶心、呕吐,短暂晕厥或不同程度的意识障碍,深浅程度不同的昏迷,皮肤黏膜呈樱桃红色。重者并发脑水肿、休克或严重的心肌损害、呼吸衰竭。

(5) 颗粒物 颗粒状态的物质统称颗粒物,包括固体和液体颗粒。按粒径大小可分为:① 总悬浮颗粒物:粒径为 0.1~100 μm 的各种颗粒物的总称。② 可吸入性颗粒物:是指粒径小于 10 μm 的颗粒物。颗粒物粒径大小影响其在空气中的稳定性和进入呼吸道的部位。大于 5 μm 滞留在上呼吸道,小于 5 μm 多滞留在细支气管和肺泡。③ 细颗粒物:是指粒径为 2.5 μm 以下的细颗粒,在空气中悬浮的时间更长,在肺泡内沉积率最高,小于 0.4 μm 的能自由进出肺泡。有许多有害气体可吸附在颗粒物上,被带入肺泡。流行病学调查表明,颗粒物与人群肺癌发病有关。

除上述物质外,大气中还有多环芳烃、铅及二噁英等有害物质,可引起肿瘤、影响儿童健康等效应。

5. 我国现行大气卫生标准　我国现行大气卫生标准有《环境空气质量标准》和《居民区大气中有害物质的最高允许浓度》。标准对环境空气中总悬浮颗粒物、可吸入性颗粒物、SO_2、CO、NO_2、NO_x、O_3 等做出了规定。标准还将环境空气质量功能区分为三类:一类区为自然保护区、风景名胜和其他需要特殊保护的地区;二类区为城镇居民区、商业交通居民混合区、文化区、一般工业区和农村地区;三类区为特定工业区。各类地区执行不同的标准。

(二) 社区居民室内空气污染

室内空气污染是指住宅、学校、办公室、公共建筑物以及各种公共场所的化学和物理及生物因素污染,不包括工厂和车间内的生产污染。现代人 75% 以上的时间在室内活动,因此,室内空气污染与健康的关系更为直接和密切。据估计,至今已发现室内污染物有 300 多种。

1. 室内空气污染的来源

(1) 燃料燃烧和烹饪　主要是在室内进行的燃烧或加热,各种燃料、烟草、垃圾的燃烧以及烹调油的加热。

(2) 人类活动　人体代谢产物由呼气、大小便、皮肤汗液等途径排出体外。呼出气中主要有 CO_2、水蒸气及一些氨类化合物等内源性气态物质。患者或带菌者咳嗽、打喷嚏可使病原微生物污染室内空气。吸烟产生的烟雾也是造成室内空气污染的主要原因。另外,各种化工产品,如建筑材料、装饰材料、黏合剂、化妆品和消毒剂等也是造成室内空气污染很重要的来源。

(3) 建筑和装饰材料　装饰材料有的是天然材料,有的是再生材料,还有的是化工产品,后两者在加工生产过程中需要加入各种助剂,其中很多助剂具有毒性和挥发性。特别值得注意的是甲醛、苯、甲苯、三氯乙烯、三氯甲烷、萘、二异氰酸酯等挥发性有机化合物和氡对室内空气的污染。

(4) 家用化学品　家用化学品如喷洒的洗涤剂、清洁剂、各种黏合剂、涂料和家用的除害药物等,是具有挥发性和非挥发性的无机或有机毒物,用户贮存、使用、管理不当或者由于居室温度的变化等因素影响造成居室空气污染。

(5) 室外大气污染物进入　室外大气中的污染物通过门窗、孔隙或其他各种管道缝隙进入室内,造成危害。

2. 室内空气主要污染物对健康的影响

(1) 甲醛　主要作为生产树脂的原料,树脂可作黏合剂,是室内装修必不可少的材料。甲醛对眼结膜和呼吸道黏膜有刺激作用,主要症状有眼红、流泪、咽干发痒、咳嗽、喷嚏、气喘、胸闷、皮肤干燥发痒等。长期接触甲醛,可出现神经衰弱症状,肺呼气功能障碍。动物实验表明,甲醛有致癌性。

(2) 挥发性有机化合物　如苯、甲苯、三氯乙烯、三氯甲烷、萘、二异氰酸酯等,有臭味和一定的刺激作用。主要影响中枢系统和消化系统,严重时可损伤肝和造血系统,出现变态反应等。常出现的症状有头晕、头痛、嗜睡、乏力、胸闷、食欲减退、恶心等。苯主要损害神经系统和造血系统,并且是致癌物。聚氨酯泡沫塑料释放出的二异氰酸甲苯酯可引起支气管哮喘。

(3) 氡　是一种惰性放射性气体,室内氡主要有两个来源,一是地基土壤里含镭;二是建筑材料中含镭,镭衰变成氡逸入室内。氡及其子体对人体健康的危害主要是引起肺癌,潜伏期 15~40 年。

(4) 病原微生物　对呼吸道传染病的传播有重要意义,如流行性感冒、麻疹、流行性腮腺炎、百日咳、白喉、猩红热及肺结核等均可经空气传播。军团菌病是由嗜肺军团菌引起的疾病。滋生于空调冷却塔或冷却器内,通过水雾进入室内。一定条件下对人有致病性,症状类似肺炎,潜伏期一般 2~10 天,最短 36 h。开始发热、头痛、肌痛、全身不适,1 天后高热、寒战、咳嗽、胸痛,1 周内出现肺炎症状和体征。重症可发生肝功能变化及肾衰竭,病死率可达 15%~20%。尘螨普遍存在于人类居室和工作环境中,具有强烈的变态反应原性,可引起哮喘、荨麻疹、过敏性皮炎、过敏性鼻炎等。

(5) 其他　人们在装有空调的房间内工作和生活,会出现头晕、头痛、乏力、胸闷、恶心,甚至呼吸困难和嗜睡等症状,称空调综合征。监测表明,空调房间空气中 CO、CO_2、可吸入颗粒物等有害物质浓度大大超过居民区大气中有害物质的最高允许浓度,也高于我国公共场所的空气质量标准。此外,室内空气不新鲜,没有足够的负离子也是产生空调综合征的原因之一。

3. 居室空气清洁度的评价指标　居室空气清洁度的评价指标主要有 CO_2、微生物和悬浮颗粒、CO、空气离子、甲醛等。我国室内空气卫生标准有《室内空气质量标准》(GB/T 18883—2002)和《室内空气中溶血性链球菌卫生标准》(GB/T 18203—2000)。

4. 保证居室空气清洁的措施　选择良好的居住环境,建筑材料、室内装修材料无害化,加强室内通风,降低烹调油烟,保持良好的卫生习惯,正确使用空调设备,改革燃料,提高气化水平等。

三、社区居民饮水与健康

水既是机体的重要组成成分,也是环境的重要组成部分,是一切生命过程必需的基本物质。正常成人体水分约占体重的 65%,儿童占 80% 左右。人体的一切生理生化反应都需要在水的参与下进行,人体每日生理需水量一般为 2~3 L。我国 600 多个城市中有一半以上不同程度的缺水,我国人均淡水资源仅为世界人均量的 1/4。随着工农业的发展,水体和生活饮用水的污染日趋严重,这就更加重了水资源紧缺的危机。

(一) 水源的种类及其卫生学特征

1. 降水　即雨雪雹水,水质较好,含矿物质较低,但在收集与保存过程中易被污染,且水量没有保证。

2. 地面水 即江、河、湖、池塘、水库水。水质较软,含盐量较少,水中溶解氧含量高。易受地质、气候、季节和人类活动影响。含大量悬浮物、混浊度高,细菌含量高。

3. 地下水 分为浅层地下水和深层地下水,浅层地下水中大部分悬浮物和微生物已被阻隔,水质感官性状较好,溶解了土壤中的一些矿物质,水的硬度高于地面水。深层地下水,水质水量都比较稳定,水质无色透明,温度恒定,细菌含量少,水的硬度较大,是理想的饮用水水源。泉水是由地表缝隙自行涌出的地下水,可来自浅、深层地下水,来源不同,水质特征也不相同。

此外,各地区都有一些市售水,如纯净水,是指通过蒸馏、去离子化、反渗透或其他的过程生产出来的瓶装水。矿泉水,是指包含不少于 250×10^{-6} 可溶固体,从一个或多个井眼或泉眼流出,起源于一个地理上和物理上受保护的地下水源的水。天然水,是指瓶装的地下形成的泉水、矿泉水、自流井水或井水,或是只需过滤、臭氧或者同等消毒处理的地表水。

(二)水体污染与健康

水体污染是指人类活动排放的污染物进入河流、湖泊、海洋或地下水等水体,使这些水体的水质、淤泥的理化性状和生物种群发生变化,降低了水体的利用价值,同时对人体健康造成直接或间接危害的过程。主要来源于人类的生产、生活活动,包括生物性污染,如生活污水、工业废水(制革、屠宰)、医院污水等,含有病原微生物。介水传染病就是由于饮用或接触受病原体污染的水而引起的一类传染病,如霍乱、伤寒、痢疾、肝炎等肠道传染病和血吸虫病、贾第鞭毛虫病等。化学性污染,如工农业生产、生活污水等。物理性污染如热污染、放射性污染等。热污染是工业企业向水体排放高温废水,造成水温升高,水中化学、生化反应加速,溶解氧减少,影响鱼类和水中生物的生存和繁殖的一种污染方式。放射性污染主要来自核动力工厂排放的冷却水、向海洋投弃的放射性废物、核爆炸的散落物、核动力船舶事故泄漏的核燃料等。

(三)饮用水的净化与消毒

饮用水的净化包括混凝沉淀和过滤。混凝沉淀是向水体加入混凝剂,将天然水中细小的悬浮物除去。目的是降低水中的悬浮物和胶体颗粒,清除水中可能存在的原虫包囊,降低水中微生物含量。过滤是使浑水通过石英砂等滤料层,以截留水中悬浮杂质和微生物的过程。消毒的目的是杀灭病原体,防止介水传染病的发生和流行。常用消毒方法有:物理法,包括煮沸、紫外线、超声波消毒;化学法,包括氯化、臭氧消毒等。

(四)我国生活饮用水水质标准

1. 生活饮用水水质卫生要求 水中不得含有病原微生物和寄生虫虫卵,以保证流行病学的安全性;水中所含化学物质及放射性物质不得危害人体健康;水的感官性状良好;应经消毒处理并符合出厂水消毒剂限值及出厂水和管网末梢消毒剂余量的要求。

2. 我国生活饮用水水质标准 生活饮用水水质标准共 38 项指标分为四组,包括感官性状和一般化学指标、毒理学指标、微生物学指标、放射性指标。感官性状指标和一般化学指标是为了保证水的感官性状良好,毒理学和放射性指标是为了保证水质对人群健康不产生毒性作用和潜在危害,微生物指标是为了保证水质在流行病学上安全。详见有关教材。

3. 加强对高层建筑二次供水的卫生监督管理 高层建筑二次供水是指能储存来自集中式供水系统的生活饮用水,并凭借高层建筑物形成自然压差或机械压力,二次送到用户的供水系统。目前用于二次供水的水箱常发生污染,故应对其进行定期清洗消毒。

四、社区居民合理膳食与健康

社区护士的另一项重要工作,是通过对合理营养与饮食卫生的宣传与指导,帮助居民建立良好的饮食习惯,避免营养缺乏和食品卫生相关疾病的发生。为此,掌握在社区开展一系列社会工作的方法,评估居民营养状况,为不同人群建立合理的膳食制度,编制科学合理的食谱,满足合理营养的需要,并对干预后的效果进行评价。

(一)合理膳食

1. 基本概念 合理膳食(rational diet)也称平衡膳食(balanced diet),是通过膳食供给适合机体需要的种类齐全、数量充足、比例适宜的能量和各种营养素。合理营养是健康的基础,提供平衡膳食是达到合理营养的途径。

2. 平衡膳食的基本要求 平衡膳食应能供给用膳者必需的热能和营养素,各营养素间的比例均衡,可维持和调节各种生理活动,适应各种环境和条件下的机体需要;食物的储存、加工烹调合理,尽可能减少各种营养素的损失,并提高其消化率和吸收率;具有良好的色、香、味等感官性状,增进食欲;对机体无毒无害,不应有微生物污染和腐败变质,无农药和有害化学物质的污染,加入的食品添加剂应符合卫生标准。膳食制度合理,一日三餐定时定量,且热能分配比例适宜。

3. 《中国居民膳食指南》 是我国营养学会根据营养学原则,结合国情,用简明扼要的语言提出的一个通俗易懂的合理膳食的指导性意见。根据人群营养的新问题和新趋势,食物消费和疾病谱的变化与发展等,每隔几年修订一次。自1989年首次推出后,1997年进行了修订并通过了《中国居民膳食指南》和《特定人群膳食指南》,2008年1月再次进行修订,推出了适用于6岁以上人群的新《中国居民膳食指南》。具体内容如下。

食物多样,谷类为主,粗细搭配;多吃蔬菜水果和薯类;每天吃奶类、大豆或其制品;常吃适量的鱼、禽、蛋和瘦肉;减少烹调油用量,吃清淡少盐膳食;食不过量,天天运动,保持健康体重;三餐分配要合理,零食要适当;每天足量饮水,合理选择饮料;如饮酒应限量;吃新鲜卫生的食物。

4. 平衡膳食宝塔 是根据《中国居民膳食指南》结合中国居民膳食结构特点设计的。它把平衡膳食的原则转化成各类食物的重量,并以直观的宝塔形式表现出来,便于群众理解和在日常生活中实行。宝塔共分五层,包含我们每天应吃的主要食物种类及其用量。各层位置和面积不同,这在一定程度上反映出各类食物在膳食中的地位和应占的比重。它所建议的食物量与大多数人的实际膳食还有一定距离,应把它视为改善中国居民膳食营养状况的奋斗目标。如图5-3所示。

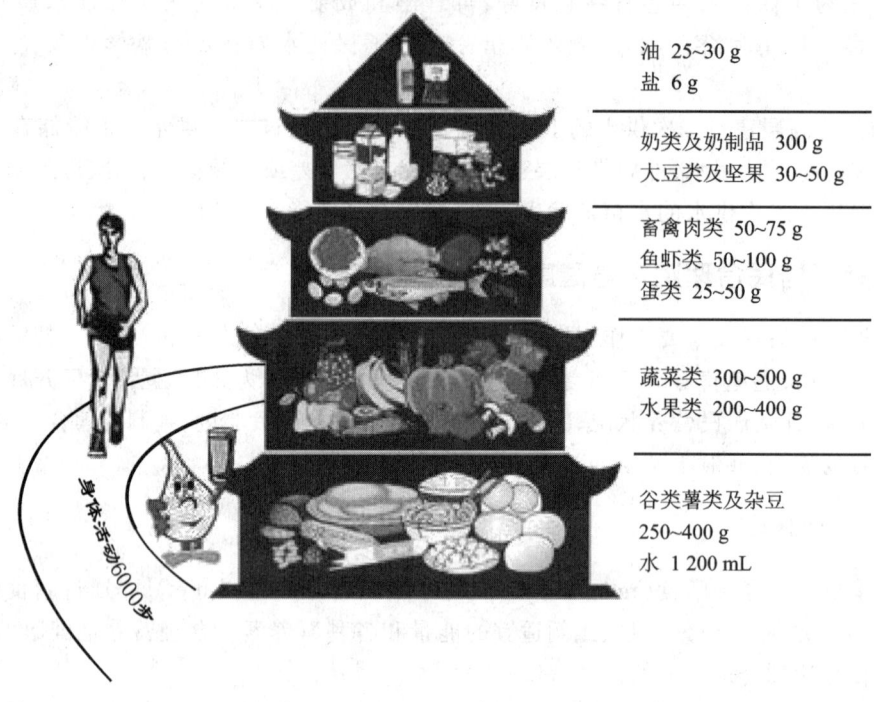

图 5-3 中国居民平衡膳食宝塔

(二) 社区居民常见食物中毒

食物在生产、储存、运输和制作过程中受到环境中有害化学物质和病原微生物的污染,就会给人们的健康造成影响,其中食物中毒是最常见的危害。

1. 细菌性食物中毒

(1) 沙门菌属食物中毒　最常见,由沙门菌引起。细菌为革兰阴性杆菌,不耐热,55℃ 1 h、60℃ 15~30 min 或 100℃ 立即死亡。在水、肉类和乳类食品中可生存数周至数月,在 20~37℃ 温度下迅速繁殖。引起中毒的主要食品为肉类、蛋类、奶类和豆类食品,水产品和其他食品引起的中毒也有报道。该菌中毒的潜伏期为 6~12 h,长则 2~3 天。主要表现为恶心呕吐,腹痛和腹泻,黄绿水样便,有时带黏液和脓血。体温高达 38~40℃,重者出现寒战、惊厥和昏迷等。病程 3~7 天,一般预后良好。

(2) 致病性大肠杆菌食物中毒　细菌在室温下可存活数周,在土壤和水中可存活数月。加热 60℃ 15~20 min 可杀死大多数菌株。各类食品均可受其污染,多由于加热不彻底或生熟交叉污染而引起中毒。这类中毒多发生在卫生情况较差的食堂和家庭。潜伏期 4~48 h,表现为食欲减退,腹痛和腹泻,里急后重,水样便伴脓血,体温升高。病程多为 7~10 天,一般预后良好。

(3) 副溶血弧菌食物中毒　由副溶血弧菌(又称嗜盐菌)引起。细菌为革兰阴性,无盐条件下不能生长,不耐热,80℃ 1 min 即可灭活;20% 醋酸或 50% 的食醋 1~3 min 可将其杀死。在淡水中生存期短,海水中可生存 47 天以上。引起中毒的食品多为鱼、虾、蟹、贝类等海产品和咸菜,尤以生食海产品多见。近海的海产品带菌率为45.6%~48.7%,以7—9月份带菌率最高。潜伏期2~40 h,多为14~20 h。发病初期为腹部不适,上腹部疼痛或胃痉挛,恶心呕吐、发热、腹泻。发病5~6 h后腹痛加剧,以脐部阵发性绞痛为主要特点。大便多为水样、洗肉水样、黏液或脓血便。病程3~4天,预后良好。

(4) 葡萄球菌食物中毒　主要由金黄色葡萄球菌引起。该菌为革兰阳性,耐热性不强,在28~38℃、pH 6~7、水分较高、富含蛋白质和淀粉的环境中生长良好,并产生大量肠毒素。葡萄球菌肠毒素为一种耐热性单纯蛋白,加热100℃、120 min才能将其破坏,故一般烹调方法仍能引起食物中毒。潜伏期1~6 h,多为2~4 h。主要症状为恶心呕吐、腹痛腹泻、水样便,病程1~2天。

(5) 肉毒梭菌食物中毒　由肉毒梭状芽胞杆菌引起,该菌为革兰阳性厌氧芽胞杆菌。广泛存在于土壤、淤泥、尘土和动物粪便中。在厌氧环境下25~30℃生长良好并产生肉毒毒素。该毒素不耐热,加热80℃ 30 min、100℃ 10~20 min即可破坏。本菌的芽胞耐热性强,加热100℃ 6 h才能将其杀死。国内引起中毒的食品主要为家庭自制发酵品,如臭豆腐、豆酱、豆豉、面酱等。其他如罐装食品、腊肉、酱菜和凉拌菜等引起的中毒也有报道。潜伏期多为12~36 h,可长达8~10天。早期表现为头痛、头晕、乏力、走路不稳、视物模糊、眼睑下垂、瞳孔散大、对光反射迟钝。逐渐发展为语言不清、吞咽困难、声音嘶哑等。严重时出现呼吸困难,呼吸衰竭而死亡。病死率较高,治疗积极可逐渐恢复,一般无后遗症。

2. 有毒动植物食物中毒　较常见的为河豚和毒蕈中毒。

河豚分布在我国沿海和长江下游一带,以肉味鲜美而闻名。河豚的卵、卵巢、肝、肠、血液和皮肤均含有不同量的河豚毒素。该毒素为剧毒的嗜神经毒,对小鼠腹腔注射的最小致死量为8~20 μg/kg。该毒素对热稳定,一般烹调方法不能破坏。其潜伏期为0.5~1 h,发病急速剧烈。早期出现感觉障碍,如手指、唇、舌刺痛,并出现恶心、呕吐、腹痛、腹泻;继而出现口唇、肢端麻痹,上、下肢肌肉麻痹,全身麻痹和瘫痪;然后语言不清,呼吸困难,体温、血压下降,最后死于呼吸肌麻痹。

毒蕈成分复杂,中毒程度与毒蕈种类、进食量、加工方法及个体差异有关,临床表现可有四种类型:胃肠炎型,神经精神型,溶血型,肝肾损伤型。

3. 化学性食物中毒　引起化学性食物中毒较常见的毒物有农药、砷化物、多氯联苯、亚硝酸盐等。

五、社区居民职业与健康

(一) 概述

在生产过程、劳动过程和生产环境中存在或产生的可直接危害社区劳动者健康的因素称为职业性有害因素(occupational hazards)。生产过程中的危害因素按其性质可分为三类。

1. 化学因素

(1) 生产性毒物　① 金属及类金属。② 有机溶剂。③ 刺激性气体和窒息性气体。④ 苯的氨基和硝基化合物。⑤ 高分子化合物生产过程中产生的毒物。⑥ 农药等。

(2) 生产性粉尘　① 无机粉尘。② 有机粉尘。③ 混合性粉尘。

2. 物理因素

(1) 异常气象条件　高气温或低气温、高气湿、高气流、强热辐射等。

(2) 异常气压　高气压、低气压。前者可导致潜涵病,后者可引起高山病或航空病。

(3) 噪声、振动　前者可引起职业性听力下降或耳聋,后者引起振动病。

(4) 非电离辐射　紫外线、红外线、可见光、激光等。

(5) 电离辐射　X线、β线、γ粒子等。

3. 生物因素

(1) 细菌　屠宰、畜牧、皮毛行业可接触到炭疽杆菌、布氏杆菌等。

(2) 病毒　森林作业,可接触森林脑炎病毒。

(3) 真菌　在粮食的收获、加工、储藏过程中,可接触霉菌。

此外,职业性有害因素还包括劳动过程中和生产环境中存在的有害因素。

(二)职业病概念

当职业有害因素作用于人体的强度与时间超过机体的代偿功能,造成机体功能性或器质性改变,并出现相应的临床征象,影响劳动能力者称职业病(occupational disease)。

在立法范围内,职业病有一定的范畴,具有立法意义的职业病称法定职业病。1987年11月,卫生部、劳动人事部、财政部、全国总工会联合颁发了修订和增补的规定,将职业病的名单扩大为9类104种。规定对适用对象、职业病定义、诊断办法、待遇、劳动人事问题都有详细说明。凡属规定职业病患者,在治疗和修养期间及在确定为伤残或治疗无效死亡时,均应按劳动保险条例的有关规定给予劳保待遇。

根据《中华人民共和国职业病防治法》(2011年12月修正并实施)的规定,国家卫生计生委、安全监管总局、人力资源社会保障部和全国总工会联合组织对职业病的分类和目录进行了调整,按照《职业病分类和目录》(国卫疾控发〔2013〕48号),将法定职业病分为10类132种。

(三)职业病特点

1. 病因明确,控制致病因素或作用条件可减少或消除职业病。
2. 疾病和病因常有明确的剂量(接触水平)-反应关系。
3. 在接触同样有害因素的人群中,常有一定的发病率,很少出现个别患者的现象。
4. 如能早诊断并及时治疗,一般预后较好。
5. 多数职业病目前尚无特效治疗方法。

(四)噪声

凡是使人不喜欢或不需要的声音统称为噪声(noise),是社区生产环境中常见的职业危害因素。

1. 噪声对机体的影响

(1) 听觉系统　可造成暂时性听阈位移和永久性听阈位移,表现为听觉疲劳、不同程度听力损伤和噪声聋。噪声所致的听力损伤和噪声聋均属法定职业病,目前尚无有效的治疗方法。

(2) 听觉外系统不良影响　神经系统主要症状有头痛、头晕、耳鸣、心悸、睡眠障碍等神经衰弱综合征。调查发现,接触高强度噪声的工人有时表现为情绪不稳、易怒、易疲劳等。噪声使自主神经调节功能发生变化,导致心率加快或减慢,血压不稳,心电图呈缺血性改变。有报道,长期接触噪声导致心血管疾病患病率高,还可导致胃肠功能紊乱、胃液分泌减少、胃肠蠕动减慢、消化功能减弱、食欲减退、消瘦。另有报道,长期接触噪声导致消化道溃疡患病率高。其他系统的表现有交感活动增强,肾上腺皮质激素分泌增加,女性性功能与生殖功能发生变化,月经周期紊乱、流产率高,胚胎发育受影响,全身免疫功能降低等。强烈、突然的噪声可引起惊恐反射,长期接触此类噪声可以影响工作效率,使人产生厌烦、烦躁不安等心理异常表现。

2. 防止噪声危害的措施　控制和消除噪声源,控制噪声的传播,加强个人防护,加强行政监督管理。

（五）高温

高温作业是指生产和工作地点具有生产性热源,其气温等于或高于本地区夏季室外通风计算温度2℃的作业。

1. 高温作业类型

（1）高温、强热辐射作业　又称干热作业,高温和强热辐射同时存在。如炼钢、铸造,玻璃、砖瓦、锅炉间等。这类作业夏季车间气温可高达40~50℃。

（2）高温、高湿作业　又称湿热作业,高温和高湿同时存在。纺织、缫丝、造纸、通风不良的矿井。这类作业夏季气温高达35℃以上,相对湿度达85%~90%。

（3）夏季露天作业　如农田、建筑、搬运等。

2. 对机体的影响　高温作业下,机体出现一系列生理功能的改变。首先,是体温调节的改变,高温作业过程中,人体从高温环境获得的对流(气温)和辐射(热辐射)热量、劳动代谢的产热量、高热环境促使代谢亢进而增加的产热量这三者的总和大于散热时,热平衡破坏,机体出现蓄热,在此种情况下各系统的应激反应加强,使机体在工作中仍能维持深度体温在38℃以下或稳定在38℃,此时若能及时改善气象条件、减轻劳动强度,会有效地减少机体热负荷。否则,易导致机体蓄热过度,体温调节障碍引发热射病。其次,是水盐代谢的改变,排汗使机体水分、无机盐、水溶性维生素丢失。如水盐大量丢失得不到及时补充,会引起机体水盐代谢障碍,进而引起酸碱平衡、渗透压失调。同时对心血管系统也产生影响,排汗使血容量减少,血液浓缩。高温使皮肤血管扩张,末梢循环量增加,内脏相对缺血,心脏负担加重,心率加快,每搏量减少,久之引起心脏生理性肥大。皮肤血管扩张,外周阻力下降,血压降低。高温、重体力劳动,热应激和体力劳动等引起心血管活动增强又可使血压升高。因机体血液重新分配,消化道缺血,胃肠活动受抑制,消化液分泌减少,胃液酸度下降,造成消化不良,胃肠疾病增多。中枢神经系统抑制,注意力、肌肉工作能力、准确性、协调性、反应速度降低,易发生工伤。排汗使尿液浓缩,有时引起肾功能不全。

但人在热环境下工作一段时间之后可以对这种不良气象条件产生适应能力。表现为劳动代谢率下降,机体产热减少,出汗能力增加,蒸发散热增加,使体温调节紧张得到缓解。体内醛固酮分泌增加,使肾小管和汗腺对钠和氯的重吸收增强。心血管系统紧张性下降,心率减慢,每搏输出量增加,血压稳定。热适应表现了人的耐受性,但这种耐受并不是无限的,超出范围会引起正常生理功能紊乱,甚至发生中暑。

3. 防暑降温措施　技术措施有:改变工艺流程、改善环境设计。保健措施有:提供适宜饮料、合理营养、适当防护。调整工作时间,充分休息。并且应对高温作业工人严格体检,患有心血管病、高血压、溃疡、结核、肝肾疾病、甲状腺功能亢进症及体弱者等不宜从事高温作业。

(六) 铅(部分内容涉及非职业因素影响)

近年来,全国各地普遍开展了儿童铅中毒的流行病学调查,据报道,北京、上海、宁波、扬州血铅 ≥100 μg/L 的儿童分别占 68.7%、37.8%、41.7%、55.6%。环境铅污染逐渐成为突出的问题,严重影响着儿童的生长发育。

1. 铅接触途径　职业性接触有冶炼、颜料、塑料、蓄电池、印刷等行业。污染性接触有汽车尾气、油漆、颜料等。生活性接触有塑料、油漆、染发剂、皮蛋等。还有少量的药物性接触和母源性接触。

2. 铅对机体的影响　急性中毒少见,工业接触以慢性中毒、亚临床中毒多见。

铅中毒主要影响神经系统、消化系统、血液系统。表现为头昏、头痛、乏力、肌肉关节酸痛、睡眠障碍、记忆力减退等神经衰弱症候。随着病情进展,出现周围神经病变,有感觉型、运动型和混合型。表现为肢端麻木,呈手套、袜套样感觉障碍,肌无力、握力下降、垂腕。重症者可出现中毒性脑病、癫痫样发作等。口腔有金属味、食欲不振、恶心、腹胀、腹泻或便秘,腹隐痛。急、重症者可出现腹部剧痛,少数可见齿龈铅线。卟啉代谢异常,外周点彩红细胞、网织红细胞、嗜碱性粒细胞增多,轻度低色素性正常细胞性贫血。

3. 诊断　铅中毒的诊断依据包括接触史、临床表现、体内和环境实验室测定等资料。

4. 预防控制　控制铅的接触水平,工业上尽量应用铅的替代品、改革生产工艺、加强预防保健和健康教育。生活上教育居民注意个人卫生、饮食卫生,注意家庭装修材料的选择,教育儿童正确使用铅笔,游戏后、饭前洗手。同时应加强铅中毒筛检。

(七) 职业环境污染的防控对策

治理工业"三废",工厂合理布局、改革工艺、综合利用、化害为利。预防农药污染。预防生活性污染,如垃圾的无害化、垃圾分类管理、限制塑料等白色垃圾的污染。制定完善的环境保护法律、法规,建立健全保障体系。

同时,政府应加快环境保护立法步伐,加大环境保护执法力度,增加环境保护投入,实施绿色计划,建设一批较大规模的环境保护工程项目。

六、社区居民行为与健康

近年来,行为流行病学受到越来越多的关注,专家呼吁,进行有目的的健康教育,指导人们纠正不良的行为,建立良好的行为生活方式,担负起自身健康的责任。

(一) 吸烟

我国是烟草生产和消费大国,现有吸烟者约 3.2 亿,有学者预测,2025 年后,中国每年将有 200 万人死于吸烟相关疾病。

纸烟烟雾含有 3 800 多种已知的化学物质,主要有害成分包括尼古丁、焦油、潜在致癌物、

CO 和烟尘,它们具有多种生物学作用。吸烟对健康的危害可表现为以下方面。

1. 对吸烟者的危害　癌症,吸烟增加人群患多种恶性肿瘤的危险性,特别是肺癌,其他相关的癌症还有喉癌、咽癌、口腔癌、食管癌、膀胱癌、肾癌、胃癌、肠癌、胰腺癌、宫颈癌等。

此外,吸烟还与慢性支气管炎、肺气肿、支气管扩张、冠心病、外周血管病等心血管疾病,胃和十二指肠溃疡、骨质疏松等疾病的发生、死亡有关。

2. 对被动吸烟者的危害　母亲吸烟其胎儿体重低于平均值。流产、早产及胎儿、新生儿死亡率增加。父母吸烟与其 2 岁以下婴幼儿呼吸道疾病有密切关系。父母吸烟影响婴幼儿生长发育,增加婴儿猝死、发生中耳炎的危险。1981 年有研究首次报告了被动吸烟与肺癌的关系,日本、美国的前瞻性研究及病例对照研究均显示,被动吸烟者较一般人群更易患肺癌。

因此,应加强政府对禁烟的干预,颁布相应的法律法规,加强宣传。对不吸烟者应增强其抵制吸烟诱惑的能力,对吸烟者应加强公众意识教育,引导其自动戒烟。

（二）酗酒

长期、过量地饮酒称为酗酒。人们在工作、家庭或其他社会生活中遇到挫折或不快,容易出现过量饮酒、借酒消愁的行为。饮酒还与社会风俗习惯有关。酗酒对身心健康和社会的危害日趋突出。与酗酒有关的健康问题主要有以下几个方面。

1. 酒精依赖综合征　是一种特殊的心理、生物学状态。是饮酒后得到精神上特殊的快感,生活中出现持续的或周期性的非饮不可的渴望。此外,减少饮酒量或不饮酒可出现躯体和精神的戒断症状,轻者感觉不适,重者威胁生命。

2. 神经功能障碍及损伤　酒精可直接或间接损害神经系统,引起暂时性或永久性工作能力下降,意外伤害危险性增加,导致脑卒中等疾病发病率增高。

3. 阻塞性睡眠窒息　酒精可选择性抑制舌肌功能和呼吸刺激的兴奋性,使呼吸道气流阻塞,即使睡前少量饮酒也可以引发或加重阻塞性睡眠窒息。

4. 酒精性肝病　酒精可直接损伤肝组织。过量饮酒可引起急、慢性酒精性肝炎,酒精性脂肪肝,酒精性肝纤维化症及酒精性肝硬化等。

此外,缺血性心脏病,口腔、咽、喉、食管、直肠等部位的癌症,先天性畸形也与饮酒有关。

（三）久坐生活方式

随着科学技术的进步,无论是工作还是家务劳动,体力负担越来越轻;加之人们生活节奏加速,休闲被电视、电玩替代。久坐生活方式日趋普遍,带来的是心血管疾病、骨骼关节病、代谢性疾病、免疫功能减退、消化系统疾病等。

近几年,体育锻炼与健康的关系受到普遍的重视。体育发展滞后加速了我国居民健康的不良态势。世界卫生组织有关专家结合当今人类的健康特征与疾病危害趋势明确指出,久坐不动是导致疾病、残疾与死亡的主要原因,是当今最不合理生活方式之一。

社区护士应在工作中根据不同的对象,开具不同的运动处方,以增强体质,提高健康水平,减少疾病的发生,延长寿命。

(四) 睡眠不足

在激烈竞争的环境下,都市人睡眠透支的现象极其普遍,从小学生到上班族都常常感到困倦和体力不支。规律的、充足的睡眠对健康极为重要。为了预防睡眠障碍、提高睡眠质量,应尽量做到:卧室环境保持舒适,温度、湿度适中;床铺软硬适宜,枕头高矮适宜;睡前不宜吃得过饱;睡前不宜饮茶、咖啡等刺激性饮料;睡前梳头,加速血液循环;睡前不宜看书;养成良好的睡眠姿势。

综合以上所述,基本的行为生活方式主要如下。

1. 每天正常三餐饮食而不吃零食。
2. 每天吃早餐。
3. 每周 2~3 次的适量运动。
4. 适当的睡眠(每晚 7~8 h)。
5. 不吸烟。
6. 保持适当的体重。
7. 不饮酒或少饮酒。

思 考 题

1. 结合临床实际,理解三级预防的定义、内容。
2. 什么是病因?为什么说轮状模式是现今解释病因比较理想的模式?
3. 社区环境污染有哪些来源?对健康有哪些危害?
4. 大气中的主要污染物对健康有何危害?
5. 室内空气污染对健康有哪些影响?
6. 各类水源卫生学特征有何差异?水体污染对健康有哪些危害?
7. 引起常见食物中毒的食品是什么?这些病原体在什么条件下可被杀灭?
8. 噪声、高温、铅作业等对机体有哪些影响?
9. 常见的不良生活行为应如何纠正?

(莫秀梅)

第六章 以社区为范围的健康照顾

学习目标

1. 了解流行病学的基本概念及在社区护理中的用途,社区诊断的步骤;熟悉确定优先卫生问题的原则。
2. 熟悉流行病学主要研究方法的特点和应用,社区干预试验的原则;掌握社区干预试验的设计方法。
3. 掌握社区诊断常用指标的计算和应用。

以社区为范围的健康照顾有两个突出特点,一是预防保健为主;二是强调群体健康。这就要求社区护士了解流行病学的基本知识及社区诊断、社区干预试验的有关方法,以便在社区护理实践中对社区人群的疾病和健康状况进行调查和研究,做出准确诊断,并制定出预防疾病及促进健康的策略和措施。

第一节 社区护理中的流行病学

一、流行病学的概念

流行病学(epidemiology)是研究人群中疾病、健康状况的分布规律及其影响因素,并制定相应疾病的预防、控制、行为干预等的策略和措施,以促进人群健康的一门学科。其研究对象可分为三个层次:人群的疾病、伤害、健康状态;其研究任务可分为三个阶段:揭示现象(分布规律)、找出原因(影响因素)、制定措施(策略和措施);其研究的三种方法有:观察法、实验法和数理分析方法。

二、流行病学在社区护理中的作用

流行病学可以广泛地应用于社区护理的各个方面,在社区护理实践中发挥着巨大作用。其作用主要如下。

1. 描述疾病、健康状况在社区人群中的分布规律,以探讨和阐明疾病的致病因子和机制。
2. 分析社区中影响健康的主要因素及特点,以确定社区健康照顾的重点。
3. 提出预防疾病、促进健康、降低或消除健康危险因素的社区护理措施。
4. 评价社区护理的工作效果和效益。

三、社区护理中常用的流行病学研究方法

在社区护理实践中,常用的流行病学研究方法,按是否有人为干预可分为调查性研究和实验性研究两大类。调查性研究过程没有人为干预因素,主要包括:现况调查研究、病例对照研究和队列研究,其中,现况调查研究属于描述性研究,病例对照研究和队列研究属于分析性研究。实验性研究过程中有人为干预因素,其主要类型有临床试验、现场干预试验及社区干预试验(注:通常以人为对象的实验称为试验),其中在社区护理实践中主要以社区干预试验最为常用。

一般来说,现况调查研究可以描述研究问题存在的现状,病例对照和队列研究可以寻找出引起问题的原因,实验性研究可以进一步验证问题和原因间的因果关系。这些研究方法的关系见图6-1。

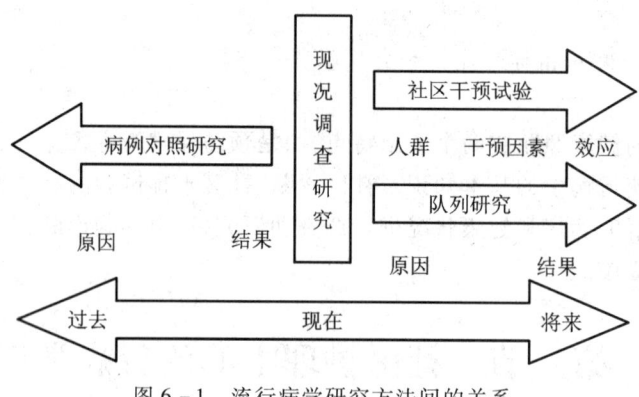

图6-1 流行病学研究方法间的关系

（一）现况调查研究

现况调查研究也称为横断面调查研究(cross-sectional study),是指调查研究某一特定时间断面上一定范围内人群的健康、疾病及其影响因素。在社区护理中,如了解某疾病的现患情况、居民健康分布、危险因素分布等。

现况调查主要调查方法有普查和抽样调查。

1. 普查(census) 是指在特定时间内,对一定范围人群中的每个成员均进行调查。普查能够发现全部病例,较全面地描述社区疾病和健康状况。从理论上来说,普查没有抽样误差,其调查结果和实际总体情况最为接近,但同时也存在工作量大、诊断不够准确、漏查等缺点。

社区人口和居住范围相对集中和固定,很适合对一些健康问题进行普查,普查的对象依据调查目的确定,可以是整个社区人群,也可以是社区某些年龄组或某些特定人群中的每个人。

进行社区普查时需要注意的事项:

(1) 明确普查对象 根据调查研究目的确定普查对象,普查对象的纳入标准必须一致、准确。如要调查研究社区育龄妇女的保健状况,其对象就必须是规定年龄段的女性,普查时可以根据户口簿来准确获得相关人员名单。

(2) 明确普查时点和期限 人群数量随着出生、死亡、迁移等是不断变化的,所以普查要

有严格的时限要求,才能保证资料的准确性和时效性。

(3) 周密设计和组织　普查前周密的设计和组织决定普查的成败和调查数据的准确性。设计要求:① 事先设计好普查资料,保证调查内容的规范和一致;② 安排好普查程序,以提高普查效率和减少漏查率,一般要求普查率要达到95%;③ 事先和社区相关部门沟通,争取政府、社会团体和社区居民的支持。

(4) 注意成本和效益　普查相对于抽样调查来说,涉及人群多,可能花费较多的人力、物力和财力,所以调查的项目一定要对社区卫生保健工作有指导意义和实际价值。对发病率低、无简单诊断筛检方法的疾病尽量不要做普查。

2. 抽样调查(sampling survey)　是从研究对象的总体中随机抽取部分有代表性的样本进行调查研究,最后根据样本研究信息来推断和说明总体情况的调查方法。与普查相比较,抽样调查涉及的人群少,因而可以节省人力、物力和财力,可以把调查工作做得更深入和细致。但抽样调查存在抽样误差,因而其对总体的推断的准确性比普查低。

抽样调查的原则:在社区护理工作中,如要分析社区居民健康水平和卫生需求,了解某些疾病的影响因素,收集社区诊断资料等都可以采用抽样调查方法。要使样本结果尽量和实际总体结果一致,降低抽样误差,抽样调查必须遵照以下原则。

(1) 保证总体中每个个体的同质性　如要抽样研究某社区中60岁以上老人的健康状况,则抽样的总体中每个个体的年龄必须在60岁以上。

(2) 必须随机化抽样,保证总体中每个个体都有等同的抽取机会　只有随机化抽样,才能保证抽样所得资料的公正性、代表性及对总体推断的准确性。如要研究在校大学生的身体发育状况,如果不遵循随机化原则抽样,而是指定某一体育学院的学生作为样本,则研究结果就可能大大偏高(因为体院招生时对学生的身体状况要求较其他院校高),就不能反映真实总体状况。

(3) 样本含量适当　样本中包含的个体数量称为样本含量。样本含量过大,会浪费人力、物力和财力,加大工作量;过小则导致抽样误差增大,影响研究的准确性。因此,样本含量必须适当。样本含量的大小主要取决于资料的标准差、容许误差、显著性水平、预期发生阳性率和阴性率等指标。其估计方法和公式也因具体资料的结构不同而不同。(样本含量的估计方法和公式,可参考统计学相关内容)

(4) 抽取的调查对象在总体中分布均匀　总体中若某种特征的个体分布不均匀,就容易造成较大的误差,尤其是整群抽样调查研究,更应注意其内部个体分布状况。如有调查者在某有利于结核病恢复的疗养胜地进行结核病患病率的调查,结果却发现该区域结核病患病率比其他地区要高很多,其实,真正的原因是各地的结核病患者前来此地疗养,造成总体中局部的结核病患者过于集中即分布不均匀引起的。

3. 现况调查的优缺点

(1) 优点

1) 能在短时间内获得所需结果。

2) 在描述疾病和暴露因素现状的同时,又能在一定程度对疾病与暴露的联系做分析。

3) 可同时调查多种疾病和暴露的因素。

4) 有利于某些疾病的早发现、早诊断和早治疗,也可为病因假设提供线索。

(2) 缺点

1) 不适用于罕见疾病和急性病的调查研究。

2) 受时间因素的影响较大。如长病程病例在缓解期就可能被错划为无病病例,从而降低患病率的统计。

3) 暴露与疾病发生的时间顺序难以确定,使病因学研究存在明显的局限性。

(二) 病例对照研究

病例对照研究(case-control study)也称回顾性研究,是指将人群分为具有某种健康状态的两个组(如有病和无病),然后追溯两组人群既往暴露于某些因素的情况并判断暴露因素与研究事件间关联强度的一种方法。在社区护理实践中,一般选用患某种病的人群为病例组,未患该病的人群为对照组。从时间顺序上来说,该研究属于由"果"及"因"的研究。其研究原理见图 6-2。

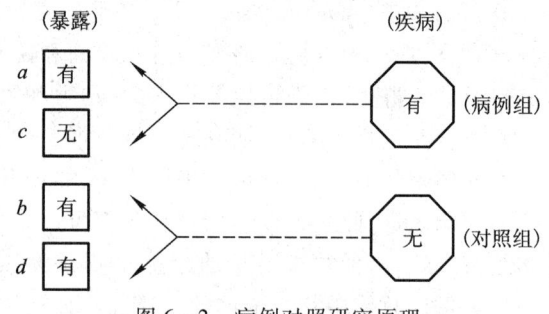

图 6-2 病例对照研究原理

暴露(exposure)是指曾经接触某种因素或具备某种特征。暴露因素也叫研究变量,暴露因素可以是危险因素,也可以是保护因子。例如:研究吸烟与肺癌的关系,吸烟就是危险性暴露因素;若研究合理营养与降低高血压的关系,则合理营养就属于保护性暴露因素。

1. 病例和对照的选择　选择病例和对照的基本原则是所选择病例足以代表总体中该病的患者,对照足以代表产生病例的总体。

(1) 病例选择原则

1) 诊断标准一致　一般采用统一的国际、国内诊断标准。

2) 有关特征的规定一致　如年龄、性别、新病例或现患病例。

3) 保证病例收集符合规定要求　如经过正式医院诊断和专家审核。

(2) 对照的选择原则

1) 要求对照组信息的获取方式及质量和病例组一致。

2) 符合均衡性原则,即除研究因素外,对照组和病例组的其他特征应该一致。

3) 对照组中研究对象如患疾病,必须保证和研究疾病在病因上没有关联。

2. 病例对照研究资料的分析方法　病例对照研究获得的资料最常见的形式为四格表资料,见表 6-1。

表 6-1　病例对照研究资料整理表

暴露或特征	组别		合计
	病例	对照	
有	a	b	$a+b$
无	c	d	$c+d$
合计	$a+c$	$b+d$	$a+b+c+d$

对上面格式资料的分析处理,可以通过统计学 χ^2 检验的方法检验病例组和对照组有暴露的比例是否有显著性差异。若差别有显著性意义,可以说明疾病与暴露因素有联系(但不一定是因果关系)。

此外,还可依据表中数据计算相对危险度 OR 以作为 RR 的估计值。

$$RR = \frac{暴露组发病率}{非暴露组发病率} \qquad (公式6-1)$$

RR 表示暴露组发病率(或死亡率)是非暴露组发病率(或死亡率)的多少倍。若 $RR \neq 1$,说明暴露因子与疾病有关联;如 $RR > 1$,表示有正关联;如 $RR < 1$,表示有负关联。假如 $RR = 3$,则说明暴露组的发病率是非暴露组的3倍,即危险度增加了200%;假如 $RR = 0.5$,则表示危险度降低了50%,暴露因子是一种保护性因子。

因病例对照研究一般无暴露和非暴露组的观察人数,故不能计算发病率,所以也不能直接计算相对危险度 RR,只能用比值比 OR 来代替相对危险度。

$$OR = \frac{ad}{bc} \qquad (公式6-2)$$

3. 病例对照研究的优缺点

(1) 优点

1) 无须众多的研究对象,特别适用于少见病的研究。

2) 研究时间短,容易获得结论,因而节省人力和财力。

3) 一次研究中可涉及多个因素,既可检验有明确假设的危险因素,也有利于广泛探索尚不清楚的其他众多因素。

(2) 缺点

1) 回忆偏倚较大 因为属于回顾性研究,获取暴露因素的信息主要通过回忆得到,难免有回忆偏差。

2) 难以避免选择偏倚 该研究常要求病例是某一时期的全部病例,对照必须是一般人口的无偏样本,这一要求在实际选择中很难达到。

3) 因为不能计算发病率,故不能直接计算和分析相对危险度。

4) 不能直接估计暴露因素与疾病之间的因果关系。

(三) 队列研究

队列研究(cohort study)也称前瞻性研究,是指将特定范围的人群按是否暴露于某因素分为暴露组和非暴露组,或按不同暴露水平分成若干队列,随访观察一定时间,比较两组或多组的发病率或死亡率,以检验暴露因素与发病有无联系的一种研究方法。从时间顺序上讲,该研究属于由"因"及"果"的研究。其研究原理见图6-3。

队列研究是从可疑病因的暴露开始,观

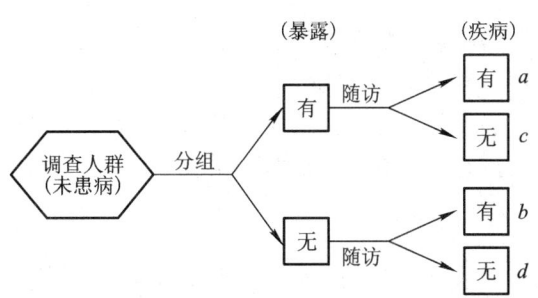

图6-3 队列研究原理

察将来的结果,并设有对照组。其研究的对象必须是未出现某研究结果的人群。

1. 队列研究对象的选择

(1) 暴露组的选择

1) 特殊暴露人群　选择某一危险因素暴露程度特别高的人群作为研究队列的对象,具有需要人数少,容易发现暴露与疾病间的可能联系的优点。

2) 某地区的全部人群　要选用某地区的全部人群作为研究队列的对象。一般条件为：① 研究因素和疾病是人群中常见的。② 研究一般人群而非特殊人群的发病情况。③ 研究环境与疾病的关系。

3) 选择暴露容易确定、随访容易实施、各方面相对稳定的人群。

(2) 对照组的选择　选择对照组的目的是为了和暴露组进行比较,其核心问题就是可比性。所以,对照组除研究的暴露因素外,其他各种非研究因素或特征都尽可能与暴露组相似或一致。

1) 内对照　在研究人群中将其中无暴露因素或暴露因素很弱的组作为对照组。如要研究人群中的血清胆固醇水平,最低水平组可列为对照,不需另外设立对照组或非暴露组。

2) 特设对照组　当以特殊暴露人群作为研究群组时,往往就需要选择一组人群作为特设对照组,以作为与暴露组比较的基准。特设对照组在年龄、性别等方面与暴露组要求相似或一致。例如,要研究某一小矿石开采厂粉尘防护措施与肺尘埃沉着病(尘肺)的关系,就可以选择附近一个正规的开采厂作为对照组。

3) 总人口对照　在以特殊暴露人群或职业人群作为暴露组,人群数量较少不易进行进一步分组计算各年龄、性别等的发病率或死亡率时,可采用该暴露人群所对应的总人口来作为对照组。

2. 队列研究资料的分析　队列研究资料分析主要是计算各组的发病率或死亡率,检验各组的发病率或死亡率差异是否有显著性意义,从而分析暴露因素与疾病间是否有联系。如有联系,则可进一步分析其关联的强度等。队列研究基本数据的四格表资料形式见表6-2。

表6-2　队列研究资料整理表

	病例	非病例	合计	发病率
暴露组	a	b	N_1	a/N_1
非暴露组	c	d	N_0	c/N_0
合计	M_1	M_0	T	

为了估计疾病或死亡与暴露的联系强度,可以计算相对危险度(RR)、特异危险度(AR)和人群特异危险度(PAR)。

(1) 相对危险度(RR)　相对危险度又称危险比或率比,是暴露组发病率(或死亡率)与非暴露组发病率(或死亡率)的比值。

$$RR = \frac{\frac{a}{N_1}}{\frac{c}{N_0}} \qquad (公式6-3)$$

(2) 特异危险度（AR） 特异危险度又称率差，是暴露组与非暴露组发病率（或死亡率）相差的绝对值，表示完全由某因素所致的危险度。

$$AR = \frac{a}{N_1} - \frac{c}{N_0}$$
（公式6-4）

(3) 人群特异危险度（PAR） 它表示在某一时期人群中发生或死于某种疾病的病例中，由于某种危险因素而造成的病例数所占的比例，用百分比来表示，是说明一种暴露因素的社会效应指标。

$$PAR = \frac{P_e(RR-1)}{P_e(RR-1)+1} \times 100\%$$
（公式6-5）

（P_e 指某因素在人群中的暴露率）

以上指标在实际应用中的重点各有不同，RR 与 AR 同为估计危险度的指标，密切相关，但它们表明的公共卫生意义却不同，RR 是对个体来讲，暴露比未暴露情况下增加患该病的危险有多少倍；AR 则是对于人群来讲，暴露比未暴露情况下增加超额疾病的数量，如果消除此暴露因素就可减少这个数量的疾病；AR 虽然针对人群，但没有考虑人群中暴露于危险因素的比例，PAR 则反映了危险因素对人群作用的大小。也可以说，RR 具有病因学意义，AR 和 PAR 则具有疾病预防和公共卫生学意义。

3. 队列研究的优缺点

(1) 优点

1) 相对于病例对照研究，队列研究可以直接计算两组的发病率或死亡率，可以直接计算 RR、AR 等指标，可以直接分析病因。

2) 检验病因假说的效力比病例对照研究强。

3) 研究调查效力高，可以同时研究调查多种疾病与一种暴露因素的关系。

(2) 缺点

1) 不适用于少见病病因的研究。

2) 投入的人力、物力、财力较大，花费时间长。

3) 每次只能研究一组暴露因素，不能用于多暴露因素与疾病关系的研究。

案例 6-1

关于吸烟与肺癌关系的流行病学研究

20世纪50年代，英国医生 A. B. Doll 和 R. Hill 通过对大量调查资料的观察和分析发现：1900—1950年肺癌死亡率急剧升高，同时也发现这一时期英国的纸烟消费量也同步急剧升高，于是便怀疑肺癌和吸烟有关，并初步假设吸烟是肺癌的主要致病因素。为了进一步证实这一假设，二人便开始用流行病学的病例对照研究和队列研究方法做全面长期的研究。

1. 病例对照研究　Doll 与 Hill 于 1948—1952 年开始进行病例对照研究。他们从伦敦 20 所医院及其他几个地区选取确诊的肺癌 1 465 例。每一病例按性别、年龄、种族、职业、社会阶层等条件匹配一个对照；对照系胃癌、肠癌及其他非癌症住院患者，也是 1 465 例。

由调查员根据调查表询问调查,经分析数据,得到的主要结果有:① 肺癌患者中不吸烟者的比例远小于对照组:男性占0.3%,女性占31.7%;而对照组中男性不吸烟者占4.2%,女性占53.3%,差别均很显著($p<0.01$)。② 肺癌患者在病前10年内大量吸烟(≥25支/d)者显著多于对照组($p<0.01$)。③ 随着每日吸烟量的增加,肺癌的预期死亡率(推算出的年死亡率)也升高,例如男性45~64岁组日吸烟25~49支者与不吸烟者死亡率之比为2.94∶0.14,即前者为后者的21倍。④ 肺癌患者与对照组比较,开始吸烟的年龄较早,持续的年数较多,而病例中已戒烟者的停吸年数也少于对照组中已戒烟者。

通过以上研究,初步确定吸烟与肺癌有密切关系,此后,Hill和Doll又开始用队列研究方法进一步深入研究。

2. 队列研究 1951年,Doll与Hill向英国注册的59 600名医生通信调查他们的吸烟史。要求他们将自己归入下列3类之一:① 现在是吸烟者;② 过去吸烟,但已戒掉;③ 从未习惯性吸烟(即从未"每天吸卷烟1支或与其等量的烟斗丝长达1年")。对现在吸烟者还询问其开始吸烟时的年龄、现在吸烟量及吸烟方式(指吸入深浅)。对已戒烟者也询问类似问题,但时间限定为刚戒烟前。答复满意者有40 710人。以后,在随访期间(男医生为20年,女医生为32年)又函调3次。随访期间多方搜集成员的死亡与迁移动态及死因,力求完整。根据死亡人数与随访人年数算出各年龄组、不吸烟者、已戒烟者及不同吸烟量者的全死因死亡率。计算得知肺癌死亡率:吸烟者为0.9%,不吸烟者为0.07%,相对危险度为12.86(0.9%/0.07%),可见吸烟者的肺癌死亡率为不吸烟者的12倍之多,每日吸烟35支或更多者,肺癌死亡率为3.15%,相对危险度为45(3.15%/0.07%),是不吸烟者的45倍。

通过以上研究,得出令人信服的结论:吸烟为肺癌的主要病因。他们的结论在以后也为其他许多研究(如实验研究等)所证实,如今成为许多国家提倡不吸烟和限制烟草销售的科学基础。

(四)实验性研究

实验性研究(experimental study)是指在非实验因素被严格控制的条件下,观察记录和分析研究对象对实验因素的反应并得出结论的一种研究方法。实验对象可以是动物,也可以是人,社区护理中的实验对象主要为人群。

实验性研究按研究对象的不同可分为两大类,即以个体为对象的临床试验和以人群为对象的社区试验。在社区护理的实践过程中,应用最多的是社区干预试验,详细内容见本章第三节。

第二节 社 区 诊 断

一、社区诊断的概念

社区诊断(community diagnosis) 是指通过一定的定性、定量研究方法和手段,收集社区有关的资料,通过科学的分析,摸清社区的基本状况和疾病的分布,了解社区的环境支持、卫生资源及居民的基本卫生需求等,确定社区主要健康问题和影响因素,以便进一步开展社区健康照顾和社区干预工作。

二、社区诊断的目的和意义

(一)社区诊断的目的

社区诊断的目的为:① 确定社区主要健康问题及其影响因素;② 了解社区居民的基本健康需求;③ 了解社区的卫生资源及其利用情况;④ 确定社区卫生服务要优先解决的健康问题,以及干预的重点人群和因素;⑤ 为社区卫生服务的效果评价提供基础数据。

(二)社区诊断的意义

社区诊断是现代医学发展的一个标志和体现。在生物医学模式下,人类注重临床诊断,主要以个体为对象,以疾病诊疗为目的。而在现代医学模式下,人类对疾病和健康的研究重点由个体转向群体,对健康影响因素的研究由单一的生物因素转向生物-心理-社会综合因素。而社区诊断也正是以社区人群及其生产、生活、社会环境等为对象,以社区人群健康促进为目的。

社区诊断是社区护理工作中的一个重要环节。社区护士进入社区按照护理程序开展工作,其中社区护理诊断是护理程序中一个重要内容,只有对社区情况做出准确诊断,才能进一步开展护理计划、护理实施和护理评价等工作。

三、社区诊断的内容

影响社区健康问题的因素往往涉及很多方面,社区护士深入社区,要对社区的情况做全面了解,同时对各方面情况做出准确判断。社区诊断要注意调查和了解以下内容。

(一)社区健康状态及问题

1. **社区人口学特征** 包括人口数量、年龄、性别等的状况和分布,人口消长趋势、平均寿命、外来及流动人口等。

2. **疾病情况** 如各种疾病的发病率、患病率、社区疾病谱的变化及影响因素等。

3. **死亡情况** 如死亡率、死因谱、婴儿死亡率、孕产妇死亡资料及背景因素等。

4. **健康行为或疾病的危险因子** 如吸烟、酗酒、不良的饮食结构和习惯、不洁的性行为、缺少运动以及高血压、高脂血症、无定期的健康检查等。

5. **健康信念和需求** 社区居民的健康信念、认识、态度、求医行为及健康需求等。

6. **卫生资源利用** 包括预防、保健、医疗服务的利用,门诊、转诊、住院、医保资源的利用,妇幼保健、计划生育技术及有关特殊人群保健服务的利用等。

(二)社区自然环境状态

1. **安全饮用水及卫生设施** 如饮用水水源、自来水普及、排水设备,卫生厕所、废弃物处理设施等。

2. **居住条件** 人均居住面积、空气质量、基本卫生措施等。

3. 环境污染 社区物质环境包括水、空气、土壤、食物的污染状况,社区内主要工矿企业污染状况,室内空气污染等。

(三) 人文社会环境状态

1. 教育水平 教育层次结构及分布、15岁以上成人识字率、适龄儿童入学率、教育信息化程度等。
2. 就业情况 就业率、失业或待业率、下岗职工再就业率等。
3. 经济情况 居民平均收入、收入来源及支出情况、社区财政收入等。
4. 家庭情况 家庭类型、结构和分布,离婚率,老年人赡养状况,儿童抚养状况,休闲环境状况等。

(四) 社区资源

1. 机构性资源 包括公、私立医疗机构,如诊所、卫生所、医院、疗养院、养老院、社区医疗保健机构等;地方行政单位、社会团体、教育机构、宗教和慈善团体等。
2. 人力资源 包括各类医务人员、教师、公务员、民间团体人员、志愿人员、宗教和慈善人士等。
3. 经济资源 包括社区整体经济结构、产业性质、主要支柱产业、公共设施、交通情况等。
4. 社区动员潜力 包括社区居民的健康意识及参与意识、社区行政机构的协调程度、社区各机构及领导对卫生事业的关心程度、社区人口素质和经济能力等。

四、社区诊断的工作步骤

社区诊断的工作步骤可以简单概括为五个方面:确定信息→收集信息→分析信息→确定重点→做出诊断,具体内容如下。

(一) 确定信息

社区诊断过程中需要什么信息,取决于具体工作的目的,一般情况下包括以下信息。

1. 人口信息 包括人口数量、性别、年龄构成、职业、民族、文化程度、重点人群及高危人群特征等。
2. 卫生信息 包括卫生机构、卫生服务人员、服务范围、服务对象及其健康状况、保健状况、卫生需求及医疗保险情况等。
3. 环境信息 包括社区自然环境信息,如地形、地貌、地理位置、自然资源;社会环境信息,如经济状况、风俗习惯、交通通信、社会团体和机构(如政府部门、民间组织、厂矿企业、学校)等。

(二) 收集信息

社区诊断建立在大量的信息资料的基础上,只有全面可靠的信息才能提供准确的诊断依据。信息收集的方法:① 利用现存信息。② 定性方法收集信息。③ 定量方法收集信息。

1. 收集现有的统计资料 政府相关部门的各类统计报表、经常性的工作记录、过往的调查报告、学术研究部门的专题调查研究数据、医院及卫生部门的病历资料、体检资料、监测资料和有关部门防治工作的报表等,都包含有大量可利用的信息。对这些信息进行质量评价,确认可靠、可用后,做进一步整理,便可获得社区诊断所需的部分信息。收集的现有资料属于"二手信息",在应用过程中,一定要注意过去资料的有关概念和指标的一致性、诊断标准的规范性、货币价格的可比性及特殊资料的保密性等问题。

2. 定性调查收集资料

(1) 访谈方法　调查人员直接面对面向访谈对象就有关问题或专题征求意见和调查。访谈的对象包括政府领导、社区领导、医务人员、有关专家及社区居民等。具体访谈对象的选择要根据访谈的议题中心来确定,如要了解某社区近年来卫生保健服务的发展规划和目标,就要选择主管本社区卫生事业的领导及长期在本社区从事卫生保健服务的专家、研究学者或关心本社区卫生事业发展的知名人士等。访谈前要制定详细的提纲,以便在访谈过程中有的放矢,了解到真正需要的信息。同时,访谈过程中还要掌握问答技巧,让受访者处于一种轻松愉快的气氛中,自觉自愿地提供更多、更可靠的信息。另外,还要做好及时客观的记录,避免信息记录偏差和添加个人主观意向,保证信息的客观性和可靠性。

(2) 专题小组讨论　根据调查目的确定讨论主题,在主持人的领导下围绕主题进行讨论,并现场记录结果。专题讨论与访谈相比最大区别是其对象为一组群体,群体人数一般以 8~10 人为宜。主要对象可以是本社区卫生工作人员、居民代表、行政管理人员等。讨论过程中主持人要能把握主题,运用主持技巧,引导大家各抒己见。同时,记录人员准确记录内容,必要和可能时也可运用现代录音、录像等辅助设备。

专题小组讨论可以通过各成员间的充分交流、相互启发、集思广益,进一步获得某一方面专题的丰富信息。

3. 定量调查收集资料　社区卫生调查过程中,往往需要获知人群发生某种事件的数量指标,如患病率、死亡率等,或者探讨各种因素与疾病、健康间的数量关系,这就需要定量调查收集信息资料。

定量收集信息的方法有:结构式访谈和自填法调查等。

(1) 结构式访谈　是指调查者按照事先设计的调查表格或问卷,对被调查者逐一进行询问以获得需要信息的过程。该收集信息的方式有以下特点:① 问答、解释灵活。② 调查对象文化要求不高。③ 问卷回收率高。④ 数据准确性高。⑤ 易控制访谈环境。⑥ 可列入较为复杂的问题。同时,该方法也存在人力、物力和财力消耗大,隐私保护性差,易出现诱导性偏差等缺点。在实际调查中应对调查人员进行相应培训,尽量克服偏差。

(2) 自填法调查　是调查对象按照调查者设计的问卷和填写要求,根据个人的实际情况或想法,对问卷中提出的问题逐一回答并填写在问卷上的一种调查和收集信息的方法。该方法和结构式访谈相比,节省人力、财力,不需要很多的调查人员,但要求问卷内容要简单易懂,不要列入复杂问题,同时要求调查对象有一定文化程度(有一般阅读、理解和书写能力)。

依据调查者是否在填表现场,自填法还可分为信函法和现场自填法。

结构式访谈和自填法调查,二者皆可称为问卷调查,其最大的特点,就是研究或调查者可以根据研究项目要求设计调查表或问卷,只要设计科学合理,就容易获得有信度和效度的定量化的信息数据。

(三) 分析信息

对收集到的信息资料,要进行科学的整理和分析,达到去伪存真、由表及里,从纷杂的数据中获得能反映问题本质的信息。由于收集信息的方法不同,获得信息资料的性质也可能不同,所以分析信息资料的方法也不同。

1. **统计学分析方法** 统计学是研究有变异性数据资料的科学,从社区群体中获得的资料就具有变异性,所以其相应信息资料就需要进行统计学分析。不同性质的信息资料有其适用的统计方法。

(1) 计量资料 按某种定量测量的方法测量观察单位所获得的数据资料就是计量资料。计量资料一般都有单位,如用血压计测量每个观察个体获得的血压值资料,就属于计量资料,其单位为 mmHg。计量资料的常用统计指标有平均数、标准差,常用的统计检验方法有 t 检验、方差分析和 u 检验(大样本资料)等。

(2) 计数资料 将观察值按某种属性或类别分组,分组后清点每组观察单位的个数所获得的资料就是计数资料。计数资料一般没有单位,往往可用多少个、多少人等来表示。如用某降压药物治疗 100 例高血压患者,其中 80 人有效果,20 人无效果,则所得的(有效人数)80 人和(无效人数)20 人就属于计数资料。计数资料常用的统计指标为相对数,具体有率、构成比、相对比等,常用的统计检验方法有 χ^2 检验和 u 检验(大样本资料)等。

(3) 等级资料 将观察单位按某种等级顺序分组,清点各组观察单位的个数所得到的资料称为等级资料。等级资料既有计量也具有计数资料的性质。例如,某疾病的治疗效果若分为痊愈、显效、无效和死亡四个等级,则每一等级组中的人数形成的资料就是等级资料。等级资料一般使用非参数统计方法。

此外,统计学上的频数表、统计表和统计图对于信息资料的整理也很有意义,可以简单、直观、明了地表现信息资料的特征。

2. **流行病学分析** 流行病学分析包括描述性分析和分析性分析,描述性分析可以反映出社区健康状况在人群、时间、空间上的分布规律;分析性分析可以进一步揭示出人群疾病和健康状况及其危险因素间的影响关系。

3. **其他方法** 对数据资料分析的方法多种多样,除以上两大学科的主要方法外,还可以用时间序列法、地图分析法、归纳综合法、索因分析法等。在具体的社区诊断过程中,可以多种方法综合应用,例如,要反映某一疾病流行病学上的地区分布特征,除了通过调查资料计算不同地区的发病率外,还可以应用统计地图的方法,按发病率的大小对应不同颜色在地图上标注出来,使其地区分布规律一目了然地反映出来。又如,要探索影响某一健康问题的原因,可以用鱼骨图进行索因分析。

鱼骨图:是一种定性分析方法,主要分析造成某一问题的可能原因中,哪些是主要原因,哪些是次要原因,或哪些是直接原因,哪些是间接原因。分析过程是:提出问题→寻找导致该问题的初步原因(大原因)→从大原因中再寻找中原因→从中原因再寻找小原因(图 6-4)。

(四) 确定重点和干预的优先顺序

社区中存在的健康问题往往有很多种,影响某一健康问题的因素也是多种多样的,由于社区资源的限制,很难同时解决所有健康问题和消除全部影响因素。所以,在社区诊断中就要从

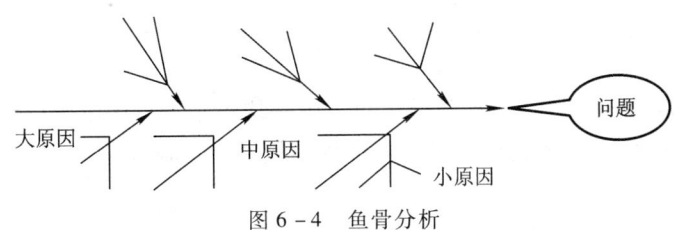

图 6-4 鱼骨分析

众多的问题或因素中找出影响和危害最大或最紧急的重点问题和因素,或把众多问题和因素按轻重缓急确定出优先顺序,以便有重点、有顺序地逐一解决。

1. 发现社区主要健康问题的参考依据

(1) 引起大量死亡的疾病或死因顺位的前几位。

(2) 直接影响或潜在影响寿命的主要原因和疾病。

(3) 社区中发病率、死亡率严重超过平均水平的疾病。

(4) 与高发疾病或死亡相关的主要危险因素。

2. 确定干预优先顺序的原则

(1) 问题的严重性　问题越严重越要优先解决。其严重性的判断可参考下列方面:① 影响人数多。② 死亡率高。③ 残障比例高。④ 经济损失大。

(2) 预防干预的效果　完全可以预防某疾病发生的干预措施应优先考虑。

(3) 社区的资源状况　解决社区主要健康问题应切实结合社区实际,尽量和社区的相关资源相一致。如社区的实际医疗资源(包括医务人员数量、结构、分布及医疗设施等)、社区的社会资源(包括人群的参与意识、职能部门的配合程度、政策支持及经济能力等)。在社区资源范围内能够实施的干预措施可优先考虑。

(4) 社区护士解决问题的能力　社区护士面对众多的社区健康问题,要充分发挥自身的专长和优势,尽量选择自己有能力解决的问题和容易实施的干预措施,这样也容易获得社区居民的信任。

(五) 做出诊断并给出报告

通过对大量信息资料的科学分析,对社区的健康状况做出明确诊断后,要写出诊断报告并及时反馈给上级或有关部门。

诊断报告应做到:① 问题尽可能写得具体;② 尽量让更多的人了解情况;③ 调查和分析有理有据,有说服力。

报告的内容包括:① 主要问题的严重程度和在社区的分布状况。② 受影响的人群及程度。③ 造成问题的原因或主要危险因素。④ 社区的卫生资源及利用情况。⑤ 社区居民的健康需求。⑥ 解决相应问题的可能性、需要的资源、实施的计划等。

五、社区诊断的常用测量指标

在社区调查过程中,可以直接获得或通过收集的资料计算出反映社区某一方面情况的相应指标,这些指标便可为社区诊断提供数量化的依据。

（一）出生生育指标

1. 出生率　也称粗出生率，表示某地区一年内平均每千人口的出生（活产）人数。可以粗略地反映某地人口的生育水平，受人口年龄、性别构成的影响较大。

$$出生率 = \frac{某年出生活产数}{同年平均（或年中）人口数} \times 1000‰ \qquad （公式6-6）$$

（按出生统计规定，胎儿脱离母体后，有心搏、呼吸、脐带波动或随意肌收缩4种生命现象之一者，判为活产）

同年平均人口数可用：① 该年6月30日24时（或7月1日0时）的调查人数；② 该年初人口数加年终人口数除以2。

2. 生育率　也称育龄妇女生育率，是衡量妇女生育水平的指标。与出生率相比，较少受人口性别、年龄构成的影响（育龄妇女指15~49岁妇女）。

$$育龄妇女生育率 = \frac{年内出生数}{平均育龄妇女数} \times 1000‰ \qquad （公式6-7）$$

（二）疾病指标

1. 发病率　表示一定时期内（一般为一年），某人群中发生某病的频率。发病率是一项重要的流行病学指标，常用来描述疾病的分布及评价卫生服务和预防效果。

$$发病率 = \frac{某年（期）内新发生病例数}{同年（期）平均人口数} \times K \qquad （公式6-8）$$

（K为比例基数，根据其指标发生频率的大小，可以用100%、1000‰或10 000/万等）

2. 患病率　是指在某时期内人群中某病例数的比例。患病率对反映病程长的慢性疾病的情况很有意义，但对急性疾病的应用意义不大。

$$患病率 = \frac{年内新旧病例数}{年平均人口数} \times K \qquad （公式6-9）$$

3. 罹患率　罹患率与发病率一样，也是测量新发病病例的指标，但它是衡量人群中在短时间内新发生病例数。一般以月、周、日为单位，也可以以一个流行期为单位，使用时应注明具体时间单位。常在探讨疾病暴发或流行因素时使用。

$$罹患率 = \frac{观察期新病例数}{同期暴露人口数} \times K \qquad （公式6-10）$$

（三）死亡统计指标

1. 死亡率　也称总死亡率或粗死亡率，是指一个地区平均每千人口中死亡人数。若按疾病种类、年龄、性别、种族等分类计算死亡率，则称为死亡专率。

$$死亡率 = \frac{某年死亡人口数}{同年平均人口数} \times 1000‰ \qquad （公式6-11）$$

2. 婴儿死亡率　每年每千名1岁内活产婴儿中的死亡数。婴儿死亡率是衡量妇幼保健、公共卫生状况和社会经济发展水平的一项重要的指标。

$$婴儿死亡率 = \frac{1\text{ 岁以下婴儿死亡数}}{\text{同年活产婴儿数}} \times 1\,000‰ \qquad (公式6-12)$$

3. 某病病死率　表示某病患者中因该病而死亡的频率。其反映疾病严重程度,受医疗水平的影响较大,故主要用于医院统计。

$$某病病死率 = \frac{\text{某时期因某病死亡人口数}}{\text{同期某病患者总数}} \times 100\% \qquad (公式6-13)$$

4. 死亡构成比　指因某病死亡人数占总死亡人数的百分比。

$$死亡构成比 = \frac{\text{某病死亡人数}}{\text{同期死亡总人数}} \times 100\% \qquad (公式6-14)$$

(四) 生命质量指标

1. 死亡平均年龄　死亡者年龄总和与死亡人数之比。

$$死亡平均年龄(岁) = \frac{\text{死亡者死亡时年龄之和}}{\text{死亡人数}} \qquad (公式6-15)$$

2. 长寿水平　指某地区一定时期内80岁以上人口占60岁以上人口的比例。

$$长寿水平 = \frac{\text{某地区一定时期内80岁以上人口数}}{\text{某地区一定时期内60岁以上人口数}} \times 100\% \qquad (公式6-16)$$

3. 期望寿命　指某个年龄组人口预期今后尚能存活的平均年数,是根据各年龄组死亡率用编制寿命表的方法计算出来的,而非死亡年龄的均数。

(五) 其他指标

除上面介绍的指标外,在社区诊断过程中还可能用到下列指标:

1. 卫生行为指标　如吸烟率、饮酒率、未婚少女妊娠率等。
2. 生活质量评价指标　如就业及失业率,居民收入水平,人均住房面积,生活满意度等。
3. 卫生资源状况指标　如社区人均卫生经费,每千人口医院床位数,每千人口医生、护士数等。
4. 经济发展指标　如社会生产总值,人均国民生产总值(GNP),15岁以上成人识字率,适龄儿童入学率等。
5. 卫生服务指标　如计划免疫覆盖率、安全用水百分率、孕产妇系统管理率、医疗保险覆盖率等。

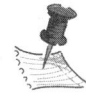

案例 6-2

王家村社区诊断

一、社区基本情况描述

王家村社区位于××市南郊,属于城中村性质,在城市发展过程中,村中原有土地被征用,各户获得一定补偿款,家家都盖起了楼房,不少人成为出租屋房主。社区共有居民7 892户,人口 26 323 人。社区的主要产业为房屋出租加个体经营。人均收入 1 800 元/月。社区由于地处城市,交通方便,各类生活设施齐全,居民整体生活水平相对较高。

二、社区人口及基本情况

2009 年 7 月份调查资料显示:社区人群中,男女性别比例为 52∶48,其中育龄妇女数 6 320 人。人口出生率 10.2%,死亡率 4.2%,人口自然增长率 6%。

1. 社区人口年龄结构情况(表 6-3)

表 6-3　社区人口年龄结构情况

年龄段/岁	0~6	7~14	15~34	35~59	60 以上
构成/%	4.0	8.5	29.9	40.0	17.6

2. 社区文化程度构成(表 6-4)

表 6-4　社区文化程度构成

文化程度	文盲	半文盲	小学	初中	高中(中专)	大专	本科及以上
构成/%	15.0	18.5	47.5	16.2	1.8	0.7	0.3

3. 社区人口职业构成(15 岁以上)见表 6-5。

表 6-5　社区人口职业构成

职业	干部	工人	学生	离退休	无业
构成/%	0.6	23.0	1.7	15.5	59.2

三、社区疾病和健康状况

1. 常见慢性病患病率及顺位(表 6-6)

表 6-6　常见慢性病患病率及顺位

疾病	高血压	糖尿病	脑血管疾病	冠心病	恶性肿瘤
患病率/%	38.5	12.65	7.8	3.25	2.91
顺位	1	3	4	8	9

2. 社区人群中健康危险因素(表 6-7)

表 6-7　社区人群中健康危险因素

不良行为	吸烟	饮酒	肥胖	超重	食盐超量
发生率/%	42	39	35	21	89

3. 15 岁以上人群参加锻炼率

小运动量(走路、慢跑、打太极拳等):21%。

中运动量(跳健美操、跳舞等):15%。

大运动量(使用器械、打球等):10%。

四、医疗资源等状况

社区有医务所,附近 1 500 m 内范围有 3 家市级医院。居民看病方便,自国家实行城镇居民基本医疗保险以来,参加基本医疗保险的居民比例达到 85%。

通过以上资料分析,可以看出:

1. 该社区的主要健康问题

(1) 慢性病患病率相对偏高,按排序依次为:高血压、糖尿病、脑血管疾病及冠心病。疾病防治的重点也应为这些与行为生活方式有关的疾病,尤其要重视高血压。

(2) 社区人口学特征以老龄化为主(60 岁以上人口比例达到 17.6%,离退休人员比例达到 15.5%),医疗卫生工作服务的主要对象是老年人口。

(3) 社区人群中的主要危险因素以不健康行为为主,具体有:缺乏锻炼、吸烟、饮酒、肥胖、食盐超量(口味重)等因素。

2. 需要首先解决的问题

(1) 高血压、糖尿病及其致病因素。

(2) 老年人健康问题。

第三节 社区干预试验方法

在社区护理的实践过程中,通过对社区大量调查信息的分析做出社区诊断后,便可以有针对性地实施干预性措施,即社区干预试验,为制定治疗、预防和保健措施提供进一步依据。社区干预试验可以借鉴和应用流行病学中实验研究的方法。

一、社区干预试验的概念

社区干预试验是指将社区研究人群随机分为试验组和对照组,试验组施加干预措施,对照组不施加干预措施,随访并比较两组人群的结果以评价干预措施的效果的一种实验性研究方式。研究人群可以是社区全体人群也可以是亚人群,亚人群可以是某单位、团体或具某一特征的人群,如某学校的班级、某工厂的车间、某城市的街道或某一年龄组、某一状态下的人群等。社区干预试验原理见图 6-5。

社区干预试验包括试验对象、干预措施和干预效果三大基本要素。例如,在某一社区将血清胆固醇水平高的人群随机分为两组,一组采用平衡营养方案,另一组不采用,经过一段时间后测量并分析两组人群的血清胆固醇水平变化结果。这里,血清胆固醇水平高的人群为研究对象,平衡营养方案为干预措施,血清胆固醇水平变化结果就是干预效果。

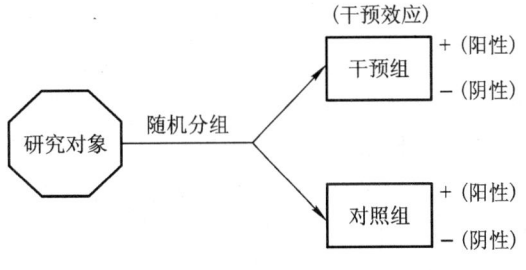

图 6-5 干预试验原理

二、社区干预试验的特点

1. 社区干预试验属于前瞻性研究,给予试验对象干预措施后须定期进行随访和追踪观察。
2. 人为施加一种或多种干预处理。
3. 研究对象是来自同一个总体的抽样人群,并在分组时遵循严格的随机分配原则。
4. 试验组和对照组是平行的,即在试验分组时两组在与结果有关的各方面是平行可比的,两组接受了不同的处理后出现的试验结果组间差别体现干预处理的效应。

三、社区干预试验的用途

1. 检验病因假设,用于社区流行病因素及病因研究。
2. 评价社区预防、防疫及保健措施的效果,如在社区对儿童进行疫苗接种效果的评价、对高血压患者经过健康教育后的效果评价等。
3. 评价某种药物、治疗方法或方案等的效果。

四、社区干预试验的原则

为了减少试验过程中的影响因素和偏倚,确保试验结果的真实、客观、可靠和准确,在进行社区干预试验中,应该遵循对照、随机、盲法和重复四大基本原则。

(一)设置对照

试验研究的最终目的是为了验证干预措施有无作用及作用的大小,这只有通过比较才能鉴别,为此,设立对照组是十分重要的。对照常有以下类型。

1. 标准疗法对照(有效对照)　是一种常用的对照方式,通常以规定的新治疗措施、标准疗法(或药物、手术等)作为对照。主要适用于已知有肯定疗效的治疗方法的疾病。
2. 安慰剂对照　为了消除受试者心理因素对试验结果的影响,在试验过程中,对于对照组的人群可以给予在外形、颜色、味道与试验药物或制剂极为相近的安慰剂。安慰剂通常用乳糖、淀粉、生理盐水等对人体无害的成分制成,不加任何有效成分。在所研究的疾病尚无有效的防治药物或使用安慰剂后对研究对象的病情无影响时才使用。
3. 自身对照　即试验前后以同一人群做对比。如评价某预防措施的效果,在试验前需要规定一个足够的观察期限,然后将预防措施实施前后人群的疾病和健康状况进行对比。
4. 交叉对照　即在试验过程中将研究对象随机分为两组,在第一阶段,一组人群给予干预措施,另一组人群作为对照组,第一阶段结束后,进入第二阶段,两组交换试验。这样,每个研究对象均兼作为试验组和对照组成员,但这种对照必须有一个前提,即第一阶段的干预一定不能对第二阶段的干预效应有影响。

此外,尚有历史对照、空白对照等非均衡对照,由于这些对照缺乏可比性,除某种特殊情况外,一般不宜采用。

(二)随机化分组

试验过程中,随机化分组极为重要,将研究对象随机分到试验组或对照组,可以平衡两组已知或未知的混杂因素,避免偏倚,进一步提高试验组和对照组的可比性。常用的随机化分组方法如下。

1. 简单随机分组(simple randomization) 其方法是将试验对象用某一随机化的方式交替分配到试验组或对照组。随机化方式可以用掷硬币(正反面分别指定不同组)、抽签、使用随机数字表,也可以采用现成的一些数据,如身份证号、病例卡号、工号、学号等(单双号对应指定组)。简单随机分组时,可能两组人数不完全相等,也可根据要求再进行随机调整。

2. 整群随机分组(cluster randomization) 其方法是以自然形成的且有可比性的同质群组(如家庭、班级、连队、车间、村庄或工作单位等)为分组单位随机把群组分到试验组和对照组。

3. 分层随机分组(stratified randomization) 其方法是将研究对象按照可能产生混杂因素的某一特征(如年龄、性别、种族、文化程度、居住条件及健康状况等)先进行分层,然后在每层再进行随机分组。

(三) 盲法试验

在社区干预试验过程中,偏倚可来自受试对象的心理因素,也可来自研究或观察人员的主观臆断,为了消除偏倚,有效的方法就是实施盲法(blindness),即受试对象或研究人员不知道受试对象分到哪一组或接受什么干预措施。盲法根据其程度可分为以下类型。

1. 单盲(single blind) 仅有研究者了解分组情况,受试对象不知道自己属于试验组还是对照组。其优点是研究者可以更好地观察和研究试验对象,也可以及时处理研究过程中的意外情况(如药物反应等),其缺点是研究者有可能添加主观臆断等个人因素。

2. 双盲(double blind) 研究者和研究对象都不知道每个对象的分组情况(但需要有第三者来负责安排和控制整个试验)。其优点是可以消除研究者和受试对象带来的偏倚,缺点是方法复杂,较难实施。

3. 三盲(triple blind) 受试对象、试验观察者及资料分析者均不知道分组情况和干预情况,其优点是消除了各方面的主观影响因素,研究结果可靠性更高,缺点是实施过程复杂、困难。

(四) 重复原则

试验过程可能出现一些偶然和巧合现象,但这不能作为科学的研究结果。科学的结果是应该经得起反复验证的。因此,试验中各试验组及对照组的例数要有一定的数量,试验效应在多数个体中出现的结果其实就是重复的结果。例数太少有可能把个别情况误认为普遍情况,把偶然性或巧合的现象当作必然的规律性现象,以致将试验结果错误地推广到群体。但例数太多或试验次数太多,又会增加严格控制试验条件的困难,同时造成浪费。因此,应该在保证试验结果具有一定可靠性的条件下,确定最少的样本例数。

五、社区干预试验的偏倚与控制

偏倚(bias)是一种系统误差,即调查或观察的结果偏离真实值。偏倚大小是影响试验准确性和可靠性的因素,在社区干预试验过程中,影响因素复杂多样,难以完全控制,偏倚是不可避免的,但应该尽量严格控制。

（一）设计偏倚

设计偏倚是指在调查或试验过程中由于设计不完善或计划不周所产生的偏倚。主要来源于以下几种情况。

1. 调查或试验目的不明确或目的过多。
2. 设计的某些项目不合理。如问卷调查时表述太抽象,自填法调查未考虑文盲因素等。
3. 调查类型不正确。
4. 研究对象缺乏代表性或调查中失访。

（二）观察偏倚

观察偏倚是指在试验实施过程中因测量、诊断、询问、记录或资料收集不当造成的偏倚。其主要来源于以下几种情况。

1. 研究过程中使用的测量仪器、工具不准确或测量诊断方法不当或不统一。
2. 调查过程中调查人员的方法、态度不恰当或误导调查对象等。
3. 调查对象不合作、敷衍、缺乏依从性等。
4. 研究者的心理期望和受试对象的"霍桑效应"引起的暗示和夸大作用。

（三）混杂偏倚

混杂偏倚是指在试验过程中除了被研究因素外,其他非研究因素在对照组和试验组中不均衡,干扰研究结果而引起的偏倚。

1. 试验组和对照组间存在缺乏可比性的非研究因素。如两组间的合并症、并发症、年龄、病情结构不一致等。
2. 数据分析处理时,没有采取控制混杂偏倚的统计分析方法。如配比、分层、标准化等。

控制偏倚的根本方法就是试验开始前合理设计干预试验,试验实施过程中遵循随机、对照、盲法及重复原则。试验结束后科学准确地分析和处理资料。

六、社区干预试验的设计

社区干预试验设计的目的:一是为了最大限度地控制非试验干扰因素,提高试验的准确性和可靠性;二是为了提高试验效率,使试验有目的、按步骤、有条不紊地实施。社区干预试验的设计包括专业设计和统计设计两部分。专业设计就是从专业角度考虑试验的具体目标,以及各种观察记录等。统计设计,则是从统计学角度估计样本含量大小,安排随机化分配的具体方法,设计对照组和统计分析方法等。具体的设计步骤如下。

（一）确定研究目的

设计前首先要明确通过干预要解决什么问题,是验证病因还是评价某项预防、治疗措施的效果,目的一定要具体、明确。目的明确了才能选择和设计恰当的设计方法和方案。

（二）选择研究对象

选择研究对象的主要原则有以下几点。

1. 选择对干预措施有效的人群。
2. 选择高易患人群或高危人群。
3. 选择干预对其无害的人群。
4. 选择依从性好并能将试验坚持到底的人群。
5. 选择人群的人口统计学特征必须与目标人群一致，有很好的代表性。

（三）选择试验现场

选择试验现场必须满足以下条件。

1. 试验现场人口相对稳定，流动性小，并要有足够的数量。
2. 试验研究的疾病有较高且稳定发病率的地区。
3. 评价疫苗的免疫学效果时，应选择近期内未发生该疾病流行的地区。
4. 该地区有较好的医疗卫生条件，医疗卫生保健网络健全，登记报告制度较完善，医疗机构及诊断水平较好等。
5. 当地领导重视，群众愿意接受，有较好的协作配合的条件和社会支持体系。

（四）估计样本含量

参考本章和统计学教科书相关内容。

（五）设计随机化分组方案

可根据试验目的选择简单随机分组、分层随机分组和整群随机分组等方法。

（六）选择对照类型

根据试验目的、研究人群特征等情况，选择适当的对照。

（七）实施盲法

根据研究实际选择是否需要实施盲法或选用盲法程度。

（八）确定观察期与观察终点

随访观察期应根据研究目的和观察终点来确定。如果评价疫苗效果应在流行季节前1~2个月开始，至少观察一个流行季节；研究慢性病时若以发病或死亡为观察终点，则观察期可能很长，甚至需要几十年时间，对此，可以及时收集和分析已有的资料，只要能说明问题，即可以终止观察。观察终点可根据研究目的来确定，可以发病、死亡、痊愈、伤残等为终点标志。

（九）资料分析

根据研究目的选择合适的分析指标和正确的分析处理方法。如检验病因假设，可选择发病率、死亡率及危险度等指标;评价疫苗防疫效果,可选用抗体阳转率、发病率、保护率等指标。另外,根据资料的类型选择正确的假设检验方法。如检验对照组和试验组两组有关指标的差别的显著性时,如果是计量资料的平均数指标,一般选用 t 检验或方差分析等;如果是计数资料率的指标,常选用 χ^2 检验。

(十) 写出试验报告

试验报告是整个试验过程和结果的最后总结,对社区预防保健工作具有借鉴和指导性意义。因此报告必须客观、实事求是,不能有任何主观臆断和弄虚作假行为。

七、社区干预试验的效果评价

社区干预试验效果可以通过相应的指标来评价,其指标必须与研究目的有联系,必须能够反映干预因素的作用,同时,还要求评价指标具有较高的精确度。常用效果评价指标如下。

$$治愈率 = \frac{治愈的病例数}{接受治疗的病例数} \times 100\% \qquad (公式6-17)$$

$$生存率 = \frac{n 年存活的病例数}{随访满 n 年的病例数} \times 100\%$$

$$保护率 = \frac{对照组发病率 - 试验组发病率}{对照组发病率} \times 100\% \qquad (公式6-18)$$

$$效果指数 = \frac{对照组发病率}{试验组发病率}$$

$$抗体阳转率 = \frac{抗体阳转人数}{接种人数} \times 100\% \qquad (公式6-19)$$

八、社区干预试验的优点和局限性

(一) 优点

1. 可以控制研究因素,使非研究因素尽量相似,均衡性强。
2. 可以对研究对象进行随机分组,并可以对其条件、暴露等进行标准化。
3. 可以对干预措施的利弊和效果进行全面评价。
4. 假设检验的验证能力强。
5. 可以获得一种干预措施与多种结局的关系。

(二) 局限性

1. 设计和实施较为复杂,相对费时和费力,有些方面在实际工作中难以实现。
2. 社区干预试验的对象是人,有时可能涉及伦理道德和有关社会问题。
3. 由于对研究对象的有关条件要求严格,因而被研究人员可能和实际目标人群有差异,这就可能影响结果对总体估计的准确性。
4. 研究人群依从性不足和部分人群失访,影响试验效应的评价。

（说明："流行病学"和"卫生统计学"是独立系统的学科，在社区卫生保健工作中有着广泛的应用，本章仅从社区护理应用的角度简单介绍了相关部分的基本内容，有关更全面、具体和深入的内容，同学们可参阅相关专业书籍以进一步了解）

思 考 题

1. 试通过流行病学的定义进一步阐述流行病学的研究对象、研究内容、研究方法及研究任务。
2. 流行病学的主要研究方法有什么特点？试通过"吸烟与肺癌关系"的研究案例进一步说明病例对照研究、队列研究的原理。
3. 社区诊断的步骤有哪些？试通过你所在社区的实际（或模拟一个社区状况）写出一个社区诊断报告。
4. 社区诊断的常用指标如何应用？应用中应注意哪些问题？
5. 社区干预试验的原则是什么？有什么意义？
6. 试以高血压为目标，模拟设计一个社区干预试验方案。

（赵樊成）

第七章 社区护理的基本形式

学习目标

1. 了解社区护理的基本形式与特点。
2. 熟悉社区护理与专科护理、医院护理的区别。
3. 掌握家庭护理内容和注意事项。
4. 掌握自我保健与护理原则。

根据社区卫生服务机构职能和社区护理的基本原则,社区护理的基本形式,可以采用两种分类方法:一是根据服务地点分为院内护理和院外护理;二是根据服务内容分为全人护理、家庭护理、自我护理等。本书采用前一种分类方法。

社区护理的基本原则充分体现生物-心理-社会医学模式转变,体现以健康为中心、人性化的服务理念。因此,要求社区护理形式个体化、多样化与灵活化。正如南丁格尔指出的,"人是各种各样的,由于社会地位、职业、民族、信仰、生活习惯、文化程度不同,所得的疾病与病情也不同,要使千差万别的人都能达到治疗或康复所需要的最佳身心状态,本身就是一项最精湛的艺术"。要达到"最精湛"的水平,就必须对社区护理常见形式有所了解与掌握,以适应护理人员从单纯的技术操作者、医生的助手向护理教育者、护理管理者、科研工作者、临床专业者、心理咨询者及社会协调者等多角色方向的转变,真正成为全科医生的伙伴、社区卫生服务团队中的重要成员。

第一节 社区护理形式与分类

社区护理可根据社区具体情况、人群需求、卫生资源等采取多种形式。按照社区护理工作场地不同,主要分为院内护理和院外护理两种形式。

一、院内护理形式

(一)门诊(ambulatory care)、留诊、急诊

这是以社区卫生服务机构的场地、设备、技术和人员为主而开展的诊疗护理工作。与各级医疗机构一样,体现医疗机构中最重要、最常规的诊疗护理形式,是社区护理的基本内容和工作基础。

(二)会诊(consultation)、双向转诊(bidirectional referrals)

超过社区卫生服务机构中执业范围或社区卫生服务机构无法处理的居民健康问题,特别是疾病的诊断与特殊治疗,如疑难重症患者需要CT检查或放射疗法等,需要请求医学专家会诊或在保证患者安全情况下转诊至上级医疗机构处理。转诊服务在社区卫生服务中常常为双向的,即可将患者转入上级医疗机构处理,需要并适合在社区卫生服务机构医护的患者又可转回至社区卫生服务机构,故名双向转诊。

1. 转诊机构　一级机构为社区医院,包括社区卫生服务中心(站);二级机构为大型综合医院和专科医院。

2. 双向转诊和会诊对象

(1) 一级机构转向二级机构　诊断不明确、治疗效果不佳、疑难重症、缺乏基本诊治设备的患者。

(2) 二级机构转向一级机构　诊断明确后可在社区治疗的患者、出院后需要在社区继续治疗和康复的患者、出院后需要继续随访的患者。转诊同时提供检查结果和特殊治疗结果。

会诊或双向转诊可保证社区居民得到公平的、经济的、综合的、方便的、有效的基本卫生服务,使医疗护理服务与公共卫生服务在社区得到融合,保证居民医疗安全和医疗效果,合理使用医疗资源,提高医疗效率,降低医疗成本,满足居民的卫生服务需要。

(三) 询诊(inquiry)

询诊是开通热线电话,提供健康教育、医疗保健咨询和就医指南(如联系住院、出诊及会诊、预约服务、医后随访、建立家庭病床等服务)。

二、院外护理形式

以人为本、以家庭为单位的健康照顾是社区护理的基本原则,也是最重要的护理形式和不同于医院护理的专业特征。熟悉和掌握家访、家庭护理、家庭病床以及自我护理是决定社区护理工作质量的关键。

1. 家访、家庭护理与家庭病床　详见本章第二节。

2. 自我护理　详见本章第三节。

3. 巡诊和出诊　巡诊和出诊是社区护理又一重要的、较常见的服务形式。

(1) 巡诊(patrol)　是以社区护士根据本社区居民卫生长期需求为导向,有计划、有目的地提供方便居民、优质价廉的服务项目。服务内容紧密结合个人、家庭、社区的主要卫生需求,是社区护士的常规性基础工作之一。包括:健康教育、合同者管理、慢性病与老年人群管理、儿童计划免疫、孕产妇系统管理、家庭病床与家庭康复指导、社区基线调查等。

(2) 出诊(visit)　是社区护士根据本社区个人、家庭的暂时需求,及时提供方便于民的服务项目。因此,社区卫生服务机构24 h应诊,保持与居民畅通联系是至关重要的。多数情况为社区急诊与急救。

三、其他

1. 长期照护(long-term care)　主要针对老年人、身患多种疾病需要长期医疗护理服务者。但是,多数老年人更多地需要长期居家照顾(home care)。多为采取院外家庭护理形式。

2. 临终关怀(hospice care)　又称安宁照顾和姑息医学(palliative medicine),还有称缓和医学照顾。既可采取院内护理,也可采取院外家庭护理形式。

第二节　家庭访视、家庭护理和家庭病床

一、家庭访视

(一) 家庭访视的定义及目的

家庭访视(home visit)简称家访,是为促进和维护个体与家庭的健康,在服务对象家里进行有目的的交往活动,是社区护理的重要服务形式之一。家访的目的是社区护士通过家访,了解社区居民的健康状况及家庭环境、家庭结构、家庭功能及家庭成员的健康状况,发现家庭的健康问题,充分运用家庭的内外资源,解决家庭的健康问题,预防疾病和促进健康。具体目的如下。

1. 协助家庭发现有碍健康的问题,并协助家庭予以解决。
2. 为居家患者、老年人或残疾者提供合适、有效的照顾。
3. 充分发挥家庭功能,帮助家庭成员形成有利于健康的人际关系。
4. 建立足够和有效的支持系统,鼓励家庭及成员利用资源促进健康。
5. 指导家庭及成员健康发展,根据家庭周期及疾病发生发展特点开展三级预防。
6. 促进家庭环境的健康。

(二) 家庭访视的种类

1. 预防性家访　主要对妇女围生期及更年期保健和婴幼儿预防保健的访视。目的是预防保健和健康促进。
2. 评估性家访　通常是一次性的,常用于有家庭危机或心理问题的患者,以及老年、体弱或残疾人的家庭环境考察。目的是对照顾对象进行家庭评估。
3. 连续照顾性家访　主要用于患有慢性病或需要康复护理的患者,以及临终的患者。目的是为患者提供连续性的照顾。
4. 急诊性家访　对患者出现紧急情况或临时问题时进行的家访。

(三) 家庭访视的程序

家庭访视的程序可分为访视前的准备、实际访视、访视后工作三个步骤。

1. 访视前的准备

(1) 确定访视对象,熟悉家庭一般情况及家访目的。

(2) 通过电话与家庭联系,核实访视时间、确切地址、路线,并简要了解服务对象的状态。

(3) 根据家访目的,确定家访计划后,护士须详细阅读服务对象的健康档案。

(4) 根据访视目的,准备家访出诊箱。常用物品有:体温计、血压计、听诊器、手电筒、量尺、剪刀、止血钳、乙醇、棉球、纱布、消毒手套、塑料围裙、口罩、工作服、地图、家庭护理手册、注射器、针头、常用药物等。

(5) 在工作单位留下家访的住户名称及访视时间安排。

(6) 访视顺序应依据病情轻重、疾病有无传染性及人数,合理排序。

2. 实际访视 访视阶段的主要活动一般包括以下几个方面。

(1) 运用交流技巧与家庭成员谈论有关家访的目的。

(2) 按护理程序进行访视,先做家庭成员个别评估、家庭的评估,然后制定护理计划,实施护理措施,如健康教育、护理操作等。操作应注意避免污染,合理应用箱内物品,也可借助家里的某些物品,保证操作的顺利进行。

(3) 整理用物,洗手。

(4) 简要记录访视情况。

(5) 根据访视对象健康问题的轻重缓急,预约下次访视时间。

3. 访视后工作

(1) 根据家访中收集的有关信息,如有新问题,可更改护理计划。

(2) 与其他相关的医务人员交流服务对象的情况,如个案讨论、汇报等。

(3) 如果现有的资源不能满足服务对象的需求,而问题又不是在社区护士的职责和能力范围内,则为服务对象做转诊安排。

(4) 访视后应做总体评价,健康问题是否解决、慢性病是否得到有效控制。评价结果可作为案例讨论和改进家访计划的参考依据。访视记录中的内容,可作为科研和教学的资料。

(四) 家庭访视的艺术

1. 家访成功的关键在于与辖区居民建立良好的人际关系,具备确定问题、分析问题、处理和解决问题的能力。

2. 家访必须在很有必要时才进行,要有明确的目的,能产生一定的效果和效益,而不是随便串门。一方面,社区护士应合理利用自己的时间,安排过多的、不必要的家访会使自己处于忙乱之中;另一方面,要考虑辖区居民的需求,只有当他们特别需要社区护士来时,家访才会受欢迎。

3. 家访要有周全的计划,这样可以节省时间,有利于社区护士在最短的时间内达到自己的目的。

4. 家访要选择合适的时间。早上不能太早,晚上不能太迟,不要在吃饭的时间去家访。

5. 进入家庭要开门见山,说明来意、目的和家访需要多长时间,请求家庭给予配合。避免闲聊过多,或者分散家庭成员的注意力。

6. 严格控制家访的时间,一般在 30 min 至 1 h,否则会影响家庭的正常活动,令人厌倦。

7. 家访时要注意观察每个家庭成员的反应,以便发现存在的问题。不能表现出对某一家庭成员特别亲热,以免被误会。如果需要与某个家庭成员单独交谈,可预约其到社区医疗机构进行。

8. 家访结束前,要做一个简短的总结,告诉该家庭本次家访的结果,有必要时预约下一次家访的时间。家访结束后,要尽快离开,避免闲谈或长时间逗留。

9. 如果是出于调查研究的目的而进行家访,应注意宣传、教育,并尽量与医疗服务相结合。

10. 家访时不要接受家庭馈赠的物品,更不要与家庭结成超乎寻常的关系,如称兄道弟或称呼阿哥、阿妹等。

（五）社区护士家访中的安全管理

尽管在家访过程中危害护士的个人安全问题并不多见，但安全问题是所有家访护士必须考虑的。

1. 清楚自我保护职责　护士在家访时可能会遇上一些有敌意、发怒、情绪反复无常的服务对象，而且对周围的陌生环境不能控制，所以应采用以下的安全措施：① 在家访前尽可能与家庭取得电话联系，询问好地址、方向及如何到达。② 穿着得体或按单位规定穿制服，穿舒适的鞋子，必要时能够跑动。不要佩戴贵重的首饰。③ 随身携带身份证、工作证、零钱以及通信工具。④ 家访前与机构其他人员一道准备好行程计划，包括家访时间和走访家庭的姓名、地址、电话及交通工具等。⑤ 护士对家访有斟酌的自由，如果觉得不安全可以不去。⑥ 在特殊情况和特殊环境下，家访前护士有权要求陪同人员同行。例如，访视家庭是一个独居异性、精神病患者，地处小胡同、地下室、空旷的建筑或偏远的地方等。⑦ 如果护士在服务对象的家中看到一些不安全因素，如打架、酗酒、武器、毒品等，可立即离开。⑧ 出诊箱应放在护士的视野内，不用时及时盖上，以免儿童或宠物好奇玩弄。⑨ 只在计划好的工作时间内进行访视，如有例外，应得到机构的同意。

2. 注意路途安全　社区护士在家访时应严格遵守交通安全规则，认真做好自我防护措施。

3. 应付危险情况的原则　家访中，存在或潜在的危险都可能发生。当护士遇上家庭打架或有人手持武器等不安全情况时，应遵循以下两个原则。

（1）保护自己的安全　护士在家访遇到上述情况时，如果感到害怕、紧张，不能完成任务，发挥应有的功能，可以离开这个家庭。同时，护士可向走访家庭要求更换家访时间，并向单位通报此事。

（2）保护家庭成员的安全　如果护士认为走访家庭中，有人可能有大的危险或正在受伤，必须立即报警。如果已有人受伤，护士须立即通知急救中心。

二、家庭护理

（一）家庭护理程序

在社区护理中，家庭是重要的护理单位，家庭护理（family health nursing）可以向家庭传递有关健康的知识、技能，满足家庭及其成员健康的需要，维持家庭的正常结构和功能状态，使家庭及其成员达到最佳的健康水平。家庭护理的重点是家庭中的每一位成员及整个家庭。因此，家庭护理程序（nursing care process）有 5 个阶段：① 首先应收集家庭的资料进行评估；② 根据评估的结果，找出家庭及个人的健康问题；③ 提出护理诊断；④ 制定护理计划，设立家庭护理目标；⑤ 采取相应的护理措施并进行评价等。家庭护理程序中的各项内容将记录社区护士在家庭实施护理活动的全过程。为确保医疗安全和护理质量，尽量以表格的形式完成。宗旨是建立家庭护理文件（具有法律依据），使独立工作的社区护士能够明确自己的责任和义务，使家庭护理程序有章可循、有据可查，确保医疗安全和护理质量。

1. 护理评估(nursing evaluation)　家庭护理评估的目的是收集资料,使社区护士和家庭能共同意识到家庭的需求,从而制定家庭护理计划,使家庭成员达到最佳的健康状态。全面的家庭护理评估内容包括个体需求和家庭评估两方面。

(1) 个体需求的评估　患病的家庭成员是主要的护理对象。患者可以是有已知的健康问题,如刚出院的手术患者;或者是需要连续监测的慢性病患者;或者是有潜在健康问题,如妊娠妇女需要有关妊娠期的营养知识等。充分收集护理对象现存的或潜在的健康问题,个体需求评估的内容随个体年龄和健康状态不同而有所不同,主要包括:全面的生理健康评估,精神、心理状态评估及特殊健康问题的评估。

(2) 家庭评估　详见第四章。

2. 制定护理计划(nursing plan)

(1) 确定护理目标　社区护士通过对患者进行以家庭为单位的人性化的、科学的家庭护理,达到治疗和控制疾病,预防合并症,提高生活质量及促进身心康复,减少住院率,降低医疗费用的目的。家庭护理目标设置如下:① 根据患者的病情需要及个体需求,提供全面、连续的家庭护理服务。② 尽量发挥患者的主观能动性和自理能力,鼓励患者以积极的态度对待疾病。③ 通过系统的健康教育、训练、指导,促使患者和其家属积极参与治疗与护理活动,提高患者生活质量,尽可能使其回归社会。④ 充分利用家庭与社区资源,并与全科医生或其他社会团体保持联系。

(2) 制定护理计划　按照相互性、独特性、团队合作性原则。社区护士在制定护理计划的过程中,要充分尊重护理对象的自主权、知情同意权和选择照顾者的权利。因此,制定护理计划应注意:① 相互性,制定家庭护理计划前首先考虑患者及其家属的知情程度和可参与性。② 独特性,尽管许多家庭有相似的问题,但需要的护理干预却不尽相同。因此,应根据家庭的功能、结构、文化背景与价值观、医疗资源利用等情况,以及个体的需求特点,制定恰当的护理计划。③ 团队合作是社区护士在家庭正常开展工作的保障。护理计划的制订应与社区相关工作人员相互沟通,合理利用有限的资源。

护理计划的记录:家庭护理计划见表7-1、图7-1。

表7-1　社区卫生服务中心(站)家庭护理计划

家庭档案号	患者姓名	全科医生	社区护士
开始日期			
护理诊断			
预期目标			
停止日期			
效果评价			
			签名

3. 护理措施(nursing measure)

(1) 常用家庭护理措施　① 帮助家庭和患者面对疾病或功能丧失：在家庭成员患病、机体功能丧失以及面对各种压力事件时，为其提供感情的支持和合理的应对方法指导。② 教育和指导家庭经受发展中的改变：当家庭遇到成长发展方面的重要问题时，社区护士作为教育者，为家庭提供有关正常成长、发展和适应的知识信息，帮助家庭处理现存健康问题，预防潜在的健康问题。③ 发掘并合理利用家庭资源：有些家庭缺乏必要的家庭资源，社区护士的重要职责之一就是帮助家庭发现和获

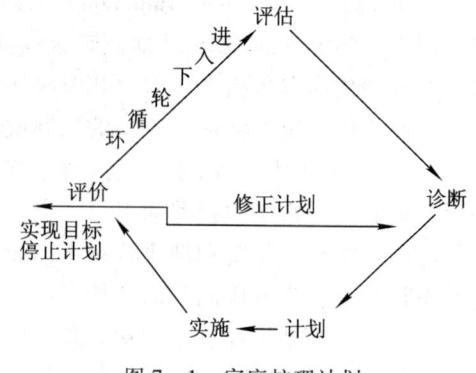

图 7-1　家庭护理计划

得资源。这些资源可以是内部的或外部的，可以是有形的或无形的，如食品、人力、情感支持、宗教信仰等。④ 帮助家庭改善环境，促进健康：社区护士通过监督、检测和改变环境中的有害因素来帮助家庭保持健康。⑤ 提供医疗护理措施：根据患者病情提供所需的医疗护理措施。并将病情变化、治疗护理的过程全部记录在护理病历中。另外，对患者及家庭成员的教育或指导，护理计划中的部分内容，如饮食护理、清洁护理、体温的测量等，可由家庭成员或患者本人来执行，社区护士按照护嘱进行笔录。

(2) 危机家庭的护理干预措施　帮助家庭应对危机是社区护士的重要职责之一。护士可以通过有效的护理干预来帮助危机家庭，具体干预的方式如下：① 首先帮助家庭认识其应对压力的资源及力量。② 为家庭提供合理化的建议或必要的信息。③ 帮助家庭认识和描述压力源的性质。④ 帮助家庭了解事件对家庭的影响，以及家庭成员对自己应对能力的判断。⑤ 帮助家庭将应对压力源的任务分解成可操作的几个步骤。⑥ 帮助家庭探索现有的和其他可能的应对措施。⑦ 强调家庭内部资源，包括个人和家庭力量的发现和使用。⑧ 动员社会支持，如经济支持、卫生保健、家庭访视、食品支持等。⑨ 当家庭通过调整适应新的状态时，鼓励他们对压力事件进行重新评价。

(3) 其他问题家庭的护理干预措施　在各种问题家庭的护理中，应采用恰当的策略来帮助家庭解决问题。干预措施实施中应注意以下几点：① 社区护士要有耐心，不要急于立即解决所有问题。② 护理措施中要充分显示社区护士对家庭的关爱和尊重。③ 提供连续性的护理。④ 帮助家庭发现自己的力量，并针对家庭的部分问题进行阶段性工作。⑤ 帮助该家庭用他们选择的方法积极地应对压力源。⑥ 组织有形的和无形的社会支持系统，如物质和精神上的支持，帮助家庭解决问题。⑦ 增强家庭能力和发展个体自尊是最终的目标。

4. 护理评价(nursing assessment)

(1) 评价内容　家庭护理的目标是否达到，患者及家属的满意度等。

(2) 评价方法　有两种方法，即过程评价和终末评价。

1) 过程评价　是指评价发生在护士与家庭交往过程中。用于当护理问题出现时指导有关目标、护理活动和重点需求的修改，如对患者遵医嘱的评价、对护嘱(基础护理)执行情况的评价等，可以帮助护士和家庭更有效地调整护理措施。

2）终末评价 发生在护理活动中,护士与家庭关系终末阶段,用于总结与家庭交往的效果,是护理活动效果的反馈,如患者及家属对本次护理的满意度评价。评价虽然是护理程序的最后一个步骤,但在许多情形下,又是新的开端,可帮助护士调整护理计划,提高护理质量。

(二)家庭护理的内容

1. 观察病情变化,根据病情观测生命体征并记录。
2. 保持各种管道畅通,做好记录。
3. 熟悉患者的病情、治疗及护理措施。
4. 做好家庭基础护理,要求做到"六洁""五防""三无""一管理"。"六洁",指的是口腔、面部及头发、手足、皮肤、会阴、床单清洁;"五防",指的是防压疮、防直立性低血压、防呼吸系统感染、防尿路感染、防交叉感染;"三无",指的是无坠床、无烫伤、无粪便污染;"一管理",是膳食管理。
5. 家庭要备一些常用的急救药品及设备,用物要定时更换消毒,并严格执行无菌技术操作。
6. 记录各项护理内容,以备查询。

(三)家庭护理等级

为提高家庭护理中的护理质量和治愈率,突出工作重点,需制定护理等级。家庭护理等级与医院内护理等级是有区别的,家庭护理不仅根据患者的病情,同时也要依照患者的需求。等级护理是贯穿家庭护理全过程中的评价和管理依据,并以此作为患者或家属对护士服务及收费的评估指标,使家庭护理中的各项护理操作有章可循、有据可查。家庭护理等级见表7-2。

表7-2 家庭护理等级

家庭护理等级	一级家庭护理	二级家庭护理	三级家庭护理
患者自理情况	不能自理或部分自理	部分自理	自理
次数	每周3~5次或每日1次	每周1~2次或隔日1次	每周1次
时间	每次3h内	每次2h内	每次1h内
内容	1. 进行全面的身心健康整体评估 2. 安全管理 3. 保证"六洁""五防""三无""一管理"的实施 4. 检查患者的遵医行为 5. 健康教育	1. 测量生命体征并记录 2. 指导和教会患者及家属做好各项基础护理操作 3. 检查患者的遵医行为	1. 测量生命体征并记录 2. 检查患者的遵医行为 3. 健康教育

(四)家庭护理协议书

1. 目的 由于患者的病情及工作环境较为复杂,为了避免医疗纠纷及其他难以预见的问题,社区护士在从事家庭护理时,签订协议书是护士自我保护的手段之一。

2. 作用 社区护士与患者或家属签订的协议,主要作用是明确护患双方应承担的责任和义务,协议书可作为互相监督和法律依据。

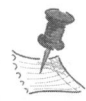 **案例 7-1**

社区卫生服务中心(站)_____家庭输液治疗协议书

医学权威指出:任何药物都有不良反应。为了避免各种药物对身体的损害,我们治疗疾病给药的原则是:能口服用药者不必采用肌内注射,能肌内注射者不必采用静脉输液(打点滴)。当必须采用静脉输液时,由于存在输液反应等危险的可能,原则上应在医院内或社区卫生服务站内进行,以确保安全。如患者坚决要求在家庭内进行静脉输液,为确保双方权益,特订此协议书。望双方密切合作,以保证用药安全和治疗成功。

1. 护士应履行以下职责
(1)严格执行无菌操作及查对制度。
(2)保证按时对预约患者的治疗。
(3)输液穿刺完毕后观察15 min以上,无异常后方可离去。
(4)冬季避免使用低温液体。
(5)不在患者家庭内使用需做过敏试验类药物治疗,不执行非处方医嘱。
(6)耐心向有关人员交代输液注意事项,使其做到:听清、记住,并能照做。

2. 患者及家属应认识到输液可能出现的问题包括药物反应,如药物过敏(含迟缓反应)、药物的不良反应(出血、药物对血管的刺激造成的无菌性感染等),严重时可能危及生命。

3. 患者及家属应配合护士做好以下事项
(1)按预约治疗时间提前做好各项准备工作。
(2)严禁自行改变输液滴数(滴速),防止因输液过快引起急性左心衰竭。
(3)如出现心慌、胸闷、寒战等过敏反应或皮下组织水肿,立即停止输液并与护士联系。
(4)认真倾听护士对输液注意事项的讲解,对不清楚之处应及时提出询问直至理解,并能按照要求做。
(5)输液完毕,采用无菌敷料(棉球等)沿穿刺点上方约1 cm于穿刺点(针眼)顺时针压迫止血5~10 min,避免污染穿刺点。

患者签名: 家属签名:
全科医生签名: 社区护士签名:
                         社区卫生服务中心(站)(盖公章)
                         日期: 年 月 日

(本协议书一式两份,分别保存于社区医疗机构与患者处)

三、家庭病床

(一) 概念

家庭病床(home sickbed)是医疗机构为了最大限度地满足社会医疗需求,选择适宜在家庭环境中进行检查、治疗和护理的某些患者,在其家庭内建立的病床。我国的家庭病床是20世纪50年代中期,为了解决群众看病难、住院难的矛盾,部分城市开始出现到患者家去治病的形式,受到广大群众和社会各界的普遍欢迎。家庭病床是顺应历史发展出现的一种新的医疗护理形式,拓宽了医院社会保健功能的新途径,能最大限度地满足社会医疗护理需求。随着人口老龄化社会的到来,许多慢性疾病引起生活功能障碍需要在家庭治疗和护理的人数越来越多。社区护士在从事家庭病床工作中,担负着预防、护理、康复及健康教育的重任。

(二) 意义和社会学评价

1. 意义 家庭病床作为医院床位的补充,不仅能缓解医院床位紧张,而且医疗费用比住院治疗低,可解决一些患者住院难的问题,还可避免医院内的交叉感染,利于医疗保险与预防保健相结合。患者在家中既能得到必要的医疗护理,又有适宜的饮食、生活服务和休养环境,符合医学模式的转变,有利于心理、社会治疗的实施和患者的康复。

2. 社会评价 家庭病床有利于患者及时得到医疗保健,减少陪护带来的经济损失和精神压力;保证患者吃到可口的饭菜,心情舒畅;随时得到亲人的安慰,减少后顾之忧;患者被重视,有自主感;在熟悉环境里治疗,无孤独感;能随时和亲人交流,享受天伦之乐。

(三) 特点

1. 容纳了相当多不能长期住院治疗的残疾人、慢性病患者和老年人。
2. 有利于家属与患者的感情交流,照顾周到,患者能安心休养。
3. 避免医院内交叉感染。
4. 易于调理饮食,促进康复。
5. 减轻了患者的经济负担和人力负担。

(四) 作用

1. 桥梁作用 在社区卫生服务中,家庭病床是医院和患者联系的桥梁和纽带,这是家庭病床的服务性质决定的。家庭病床的医务人员每天深入居民家庭,这种经常性、正规性、紧密性的联系,形成了一个固定、有效的服务网络,医护人员除了医治疾病外,还要负责医患双方的联络,在社区卫生服务中承担桥梁和纽带的使命。

2. 辐射作用 在社区卫生服务中,健康保健是医护工作的重要目标之一,贯彻社区卫生服务工作"预防为导向"的方针,对医疗和健康保健知识要广泛宣传,开展上门服务。如一位患者周围陪伴有几位亲戚朋友,在登门送医送药的同时,要抓住时机,宣传卫生知识,普及健康常识,有的放矢,可发挥社区卫生服务的辐射作用。

3. 反馈作用 医护人员经常深入到社区居民家庭中,直接接触服务对象,可有效地反馈卫生需求信息,倾听群众的呼声和建议,把群众的要求和期望反馈给医院领导,及时改进社区卫生服务质量,拓展社区卫生服务项目,提高服务质量,最大限度地满足社区卫生服务的需求,具有十分重要的作用。

4. 联动作用　联动和沟通作用主要体现在两个方面:一是社区卫生服务的医疗机构和社区其他组织的联动,如社区内有重大医疗隐患、突发医疗事件、传染病和流行病等疫情,医疗机构应主动与当地政府和社区组织联系,共同采取行动,确保社区医疗系统和服务程序正常运转;二是医疗机构内部科室的联动,如发生险情或需要社区急救等,医护人员要及时上报,请求医疗机构内部科室的联动,必要时可请医疗机构领导决定调动急诊或有关科室力量,做好社区医疗和急救护理工作。

(五) 分类

1. 残疾者家庭病床　以功能锻炼为主。在社区医护人员指导下,由家属协助或残疾人自己进行长期、合理的功能锻炼,以达到最大限度的功能恢复。

2. 慢性疾病家庭病床　以治疗为主。社区医护人员定期巡视,制定治疗康复方案,并可根据病情变化及时调整,由家属配合医护人员执行,使患者早日康复。

3. 老年人家庭病床　以预防保健为主。社区康复系统要进行宣传教育,如举办老年活动中心、气功辅导站和集体保健操活动点,多为促进老年人积极主动地进行锻炼身体创造条件,以达到强身健体、延年益寿的目的。

(六) 服务对象

家庭病床服务适应社会的医疗护理需求,本着方便患者、就近就医的原则,根据社区医疗机构的设备条件和技术水平确定收治范围,家庭病床服务的对象主要有以下几类。

1. 病情适合在家庭医疗的老年病、常见病、多发病及慢性病患者。
2. 老、弱、病、残等到医院就诊困难的患者。
3. 经医院住院治疗,在恢复期仍需治疗、康复的患者。
4. 晚期肿瘤需要支持治疗和减轻痛苦的患者。
5. 其他适合于家庭病床治疗的部分妇科病、传染病、职业病、精神疾病患者。

(七) 家庭病床的任务与内容

1. 任务　家庭病床工作要适应社会的医疗需求,根据实际情况,积极治疗患者;在开展家庭病床的服务中与社区卫生服务的六大功能相结合,有计划地开展人群防治工作;做好对建床患者的医疗服务,不断提高医疗护理质量,改善服务态度,创造和改善医疗条件,加强管理,以期达到最佳诊疗效果;扩大预防,开展健康体检、疾病普查、防治疾病;开展家庭内的康复医疗;宣传、普及防治疾病及家庭医学保健知识。

2. 内容　建立家庭病床病历,制定具体治疗、护理方案;定期访视,送医送药,提供各种必要的检查、治疗;及时向全科医生报告病情变化;指导患者建立合理的生活、营养、运动等计划,以利促进患者机体的康复;做好心理护理,帮助患者克服由于疾病的痛苦所造成的心理障碍,并积极争取家属的配合和支持;解决患者现存或潜在的护理问题,做好效果评价的记录;开展健康教育,进行卫生防病保健知识宣传。

家庭病床对于特殊人群(如老年人、儿童、妇女、残疾人等)和特殊疾病(如老年病、慢性病、精神病等)患者的治疗和康复,具有方便、经济、有效等特点。一些简便易行、费用可负担的项目,家庭病床都可以开展,详见表7-3。

表7-3 家庭中常开展的医疗护理项目

分类	举例
药物治疗	口服、肌内注射、静脉注射等
饮食疗法	糖尿病、肝病、肾病等的营养治疗
心理咨询治疗	特殊人群和某些疾病的心理咨询和心理治疗
中医治疗	针灸、按摩、拔火罐等
家庭护理	精神病患者、残疾人等的护理
物理疗法	热疗、磁疗等
运动疗法	指导开展适于患者的各种体育锻炼
临床检查	如脑电图、理化检验
自我治疗	指导患者自我护理、自我监督

(八)管理制度

1. 建床制度

(1)凡列为家庭病床的患者,在征得本人和家属同意,经门诊或社区卫生服务站的全科医生诊治后,认为需连续出诊两次以上并需继续治疗的,可通知家庭病床科(或社区卫生服务站),由主管医生做出决定,开具家庭病床通知单,办理建床手续。

(2)由具体经办人填写家庭病床登记册(登记项目包括社区医疗机构名称、总编号、科室、床号、姓名、性别、年龄、地址、工作单位、联系人、建床诊断和日期、转归、主管医生和护士的姓名等),并填好家庭病床一览表卡片、索引卡和通知所属科的家庭病床经管医生或全科医生。

(3)同一患者在同一时期内需由两个科以上诊治时,则以主要疾病科作为建床科,另一科作为配合诊疗,不同时建床。

(4)过去建立过家庭病床而再次建床时,作为再建床,可再统计一次建床数,但总编号为原有号码,不另编号。

2. 撤床制度

(1)经治疗后,患者病情痊愈、好转、稳定或治疗告一段落,不需要继续观察时,由经管医生决定,上级医生同意后,可予以撤床,开具撤床证,到指定部门办理撤床手续。

(2)撤床时,经管医生及护士应向患者及其家属交代撤床后注意事项,做撤床小结,并填好索引卡。

(3)病情不宜撤床,患者或其家属要求撤床,如劝解无效,可办理自动撤床手续,并将自动撤床情况记录于撤床小结中。

3. 查床制度

（1）经管医生在接到建床通知后，应尽快查看患者，在24 h内完成建床病史，并及时做出处理措施。

（2）根据患者的病情决定查床次数，一般每周1～2次，病情多变或重病者应增加查床次数，疑难或危重患者要及时向上级医生汇报。

（3）二级查床在有条件的单位可分科查床，即由各科的主治医生或高年资医生负责，不具备分科二级查床的则由家庭病床科（组）长或社区卫生服务站负责。新建床在三日内完成，要审查经管医生的诊断和治疗计划，指导并修改病历，对原有病床每周查床不得少于一次，要了解其病情和治疗效果，及时修正和补充诊疗措施，做好质量把关和带教工作。

（4）查床时应仔细询问病情，进行必要的检查与治疗，注意患者的心理、饮食、卫生、环境条件等，并向家属说明注意事项和护理要点。对危重患者做好转院的准备。

（5）做好病情记录、治疗记录和护理记录。

4. 护理工作制度

（1）社区护士应热情主动为患者服务，认真执行医嘱，按时上门进行各项治疗和护理工作。

（2）社区护士上门服务，应取得患者及家属的配合，并指导患者及家属做好力所能及的日常生活护理。

（3）按照护理操作常规进行各项护理。执行医嘱和进行各种治疗时，应仔细核对，以免发生差错，要严格执行无菌操作，并向患者及其家属交代注意事项和出现问题的处理方法，以防发生意外，必要时要增加上门巡视次数。

（4）上门进行家庭治疗和护理时，应仔细观察患者病情和心理变化，发现问题应及时通知主管医生进行处理，并配合家属做好患者的心理护理。

5. 病历书写和保管制度

（1）家庭病床患者应建立正式病史资料，内容包括病历、体格检查，有关化验、诊断、治疗记录单等，并签署姓名。主管医生或家庭医生根据病情制订诊疗计划，并掌握治疗主动权。

（2）主管医生在建床后24 h内完成病历，一律用黑色签字笔或钢笔书写。

（3）病程记录因病种而不同，一般慢性病每周不少于2次，病情变化随时记录，建床满1个月应写病程小结。

（4）会诊、转诊、病例讨论、上级医生的诊疗意见均应及时记录，不得遗漏。各项检查单据应妥善保管。

（5）家庭病床护理记录，需注意以下事项：① 护士应了解疾病的原因、临床表现和治疗原则，按护理程序制订科学的护理计划并认真实施。② 详细收集有关疾病的各种资料，如既往史、现病史、家族史以及生活方式或生活习惯等。同时，将服务对象的症状、体征、治疗康复过程等详尽地向医生和其他医务工作者介绍，以利于诊断、治疗和康复。③ 根据护理目标评价结果，及时调整护理计划或更改护理措施。④ 做好各种护理记录，并归入病历之中。

（6）如患者死亡，在24 h内写好死亡记录，并上报。

（7）家庭病床病历应保持完整、清洁、整齐。

(8)诊疗期间的病历应集中于科(或社区卫生服务站)内、分科分户保管,查床后及时集中,不要由个人保管,以免损坏或遗失。

(9)患者撤床或死亡后,应按规定整理,完整回收,归入居民健康档案管理之中。

6. 双向转诊制度

(1)社区卫生服务中心(站)应与上级医院有关部门、科室订立双向转诊协定。

(2)家庭病床的患者在病情变化需转院时,由主管医生开具双向转诊单,并与上级医院有关科室联系,经同意后由接受单位(部门)签转诊手续。

(3)由家庭病床转入医院的患者,应优先办理入院。

(4)家庭病床的患者经住院诊治后,若病情有好转,可转入家庭病床继续诊治。

7. 消毒隔离和疫情报告制度 家庭病床工作中应严格执行消毒隔离制度,所用器械均应按消毒隔离原则处理,对传染病要及时登记做好疫情报告,并采取适当措施。

第三节 自我护理

随着社会的进步,人们对健康的追求越来越强烈,健康成为人类的第一需要。为了满足人们的需求,自我护理和自我保健成为护理学发展中的重要内容。在美国护理活动发展成为一个专业的进程中,自我护理的应用保健需求的必然趋势。

自理是一种有一定形式的、连续的、有意识的行为。自理活动是在人类为了自己的生存,健康及舒适,所进行的自我实践活动中逐步学习到的,因而受文化、信仰、家庭、社会及风俗习惯的影响,每个人的年龄、发展状态和健康状况也能影响自理活动的能力。

美国护理学专家奥瑞姆(Orem)的自我照顾理论认为,护理是克服或预防自理缺陷发展的活动。在个体自理能力缺陷时,社会给予他们帮助,因此,自我照顾和帮助他人都是有价值的社会活动。护理是基于这两种价值观的一种特殊形式的服务。因此,护理人员应掌握对机体进行调整的技术及社会、人际间交往的技巧。

自理缺陷表现有两种,一种是生理的自理缺陷,一种是自我护理心理缺陷。有的患者在自理中的心理问题比较突出,疾病的挫折使他们承受了巨大的心理打击,使未丧失的自理能力表现为不能自理,于是他们寻求一种替代的方式来弥补这种能力的缺陷。这种过分的依赖,会给患者带来不利的影响。另外,还有的患者患病后害怕孤独而不愿进行自理活动,总想让别人陪伴,久之将丧失自理能力。这些都是表现为心理上的障碍而导致自理缺陷。护士要针对其心理问题,进行正确引导,首先使患者正确认知自我护理与保健的意义,合理评估自己的能力,改变被动地位,充分发挥主观能动性,树立信心,积极参加自我护理与保健工作,护士给予有关的自理知识的教育。

一、自我护理的概念

自我护理来源于美国护理理论家多罗西亚·奥瑞姆(Dorothea E Orem)的自理模式。自我护理是个体在稳定或变化后的环境中为维持生命、增进健康与幸福、确保自身功能健全和发展而进行的自我照顾活动,是可以通过学习而获得的连续的有意识的行为,受文化、信仰、家庭、社会和风俗习惯,以及年龄和健康状况的影响。正常成年人都能主动地进行自我护理,如娱乐、饮食、日常生活活动的自理,而婴儿、儿童、老年人、患者、残疾人等,他们的自理能力不足,只能完成部分自理活动,甚至全部由他人帮助。奥瑞姆强调护理工作的目的是最大限度地满足患者的自理需求,帮助患者恢复自理能力。

二、自我护理的意义

自我护理活动是人类维持生命健康的重要组成部分。通过自我护理发挥人的主观能动性,改变影响健康的各种因素,尤其是当今危害健康的首敌——不良的生活方式和行为,这种由个人造成的危害因素,更是只有靠自我保健、自我护理才能根本消除。自我护理强调把健康的钥匙交到人们自己的手中,使个人成为改变自己健康状况的动力,从而使人们的健康潜能得到充分的发掘,使人们更易适应现代社会的工作和生活节奏。随着经济、社会和科学技术的发展,人类的平均寿命逐渐延长。曾在世界上长期占据主要位置的传染病、寄生虫病等已逐步减少,取而代之的是心血管病、脑血管病、恶性肿瘤等疾病。这些疾病的特点是病程长,并且这些疾病的治疗单纯靠药物等医疗手段难以奏效,而通过调动患者主观能动性,开展自我护理,使慢性病患者在适应现状、延缓病情进展等方面逐渐显示出它的重要作用。慢性疾病患者在家庭中学会自己管理疾病,调整生活方式,适应已被疾病改变了的自我,学会自我护理,提高生活质量。总之,自我护理在预防疾病、促进健康恢复和健康维护等方面具有重要意义。

三、自我护理的内容

(一) 提高自我保健意识

自我保健是人们解决健康问题的途径之一。它包括健康维护和健康促进、自我预防、自我诊治以及自我保健。

1. 主动寻求自我保健信息 通过电视、广播、宣传手册、书籍和社区内的宣传栏、培训班等,掌握常见病和多发病的好发原因、特点、诊治及预防措施。增加自我保健的信息储备,提高保健意识。

2. 采取健康维护和健康促进的良好行为 不同年龄阶段、不同性别,都有不同的健康需求。为保持人们的生理、心理、精神方面的健康,人们应具有良好的健康行为。

(1) 劳逸结合,保证充足的睡眠和休息,积极参加娱乐活动和体育锻炼。

(2) 合理调整饮食结构和饮食习惯,食物的热量充足、营养丰富且易消化吸收。

(3) 提倡文明、卫生的生活方式,养成良好的生活习惯,不吸烟、少饮酒。

(4) 发挥心理活动的积极因素,保持乐观的情绪,增强机体抵抗疾病的能力。

3. 自我预防疾病 在疾病预防过程中,应坚持贯彻三级预防的观念。

一级预防:针对病因预防疾病。如积极接种各种疫苗、菌苗。

二级预防:早发现、早诊断、早治疗。如应定期体检、癌肿普查等。

三级预防:积极治疗疾病,预防并发症。

(二) 日常生活的自我照顾

日常生活中的自我照顾活动是指人们为了维持生存及适应生存环境而每天必须反复进行

的、最基本的、最具有共性的活动。出现自理缺陷时,日常生活活动能力将受到一定影响。通过护理人员的指导或协助,最大限度地依靠自己的力量来完成日常生活中的自我照顾,逐步提高自我照顾的能力。通过自我照顾完成日常生活活动,可以提高自理缺陷患者战胜疾病的信心,提高生活质量,使其更快更好地恢复健康。

(三)症状的自我观察及处理

自我观察症状是早期发现疾病的一个重要环节。如咳嗽、咳痰增多,痰色变黄、痰中带血;女性乳腺增生或出现肿块,阴道分泌物的变化;大便性状改变或便中带血;尿流不畅、尿液颜色改变,如血尿;不明原因的体重下降、食欲减退或体重下降、食欲增强等改变都是靠自己发现的,只有做到及早发现、早就医,才能赢得治疗机会,取得良好的治疗效果。

(四)自我护理技术的应用

在自我护理教育中,应该使人们掌握常用的、简便易行的护理技术。如体温、脉搏的正确测量方法及观察,学会应用冷、热疗法;30岁以上的女性学会自我检查乳房的方法;高血压患者学会血压的测量;糖尿病患者掌握血糖、尿糖的测定方法;直肠造瘘的患者,掌握更换肛袋和局部皮肤护理的方法等,均是护理操作技术在自我护理中的应用。

(五)自我心理调节

心身和谐是健康的基础,应学会自我调节心理状态和行为来维护健康。

1. 自我约束　减少引起不良心理刺激的各种因素。如预先知道所遇的事情易引起情绪冲动,应约束自己,尽量回避该事情。
2. 自我暗示　采用各种方式开导自己,控制情绪冲动,获得用理智战胜不良心理的效果。
3. 自我调节和控制　在生活中做到过喜要收敛、过怒要疏导、忧愁宜自解、思虑要分散、悲伤宜转化、恐惧当求助,以期达到心理平衡。

四、自我护理的方法

(一)饮食的自我护理

合理的饮食可维持生命活动,提高机体的抵抗力和免疫力,预防疾病,促进健康。人们根据自己的营养状态和身体状况学会合理的调整饮食。《中国居民膳食指南》提出:食物多样谷物为主,多吃蔬菜水果相辅,奶类豆类每天都有,常吃适量鱼禽蛋肉,经常运动、进食适度,清淡少盐、少吃肥肉,如要饮酒切勿过度,饮食卫生防病益寿。要保持身体健康,需要把握好的一个关键因素,就是掌握好摄入与消耗的平衡。提倡科学饮食"八字方针"——调整(调整进食顺序)、维持(维持高纤维素摄入、食物多样化)、控制(控制肉类、油脂、盐的摄入量)、增加(增加水果、奶、谷物及薯类食物)。

(二)情绪的自我护理

学会掌握自我控制和调节情绪方法,对维护身心健康至关重要。

1. 理解情绪对健康的影响。
2. 保持积极乐观的情绪,增强抵抗疾病的能力,促进疾病的痊愈。
3. 解除各种消极情绪,控制和调节消极情绪反应。产生消极情绪时,应主动与亲朋好友或医护人员交流,说出内心的感受和顾虑,寻求帮助,消除不良情绪。

(三) 疾病症状的自我护理

1. **疼痛的自我护理** 疼痛是患者最痛苦的感受,是最常见的不适表现。疼痛是一种生理和心理的综合现象,可激发个体采取措施避开或去除造成疼痛的因素。引起疼痛的原因很多,如温度、化学刺激、物理性损伤、机体组织的病理性改变以及心理因素等都是导致疼痛的常见原因。疼痛可有全身性与局限性、急性疼痛与慢性疼痛之分。即使是相同程度的疼痛,往往也因个人对疼痛的耐受力不同而出现不同的反应。急性疼痛还可伴有心率、血压和呼吸等改变,应采取积极的就医行为。同时,患者对疼痛也应采取一系列的自我护理措施,以减轻或缓解疼痛。疼痛常用的自我护理措施如下。

(1) 自我评估引起疼痛的程度、性质、部位和引起疼痛的原因及影响的因素。

(2) 去除引起疼痛的原因。如避免过劳、受凉、情绪紧张等因素。

(3) 对不同部位的疼痛可采取改变姿势或体位来缓解疼痛。如肢体损伤后肿胀疼痛时,可将疼痛的肢体抬高,促进血液循环以减轻疼痛。

(4) 根据疼痛的部位、性质及疾病的情况选择冷、热疗法,减轻疼痛。如急性软组织损伤的早期采取冷疗法,风湿性疼痛、痉挛性疼痛均可采取热疗法。

(5) 慢性疼痛者,还可应用自我心理调节的方法减轻或缓解疼痛。如保持稳定的情绪、精神放松、转移注意力(如看书报、看电视、听音乐等方法)。

(6) 根据医嘱,合理、准确应用止痛剂。

(7) 对不明原因的急性疼痛,应及早就医,不可自行应用止痛剂,以免掩盖病情,延误诊断和治疗。

2. **睡眠障碍(失眠)的自我护理** 休息和睡眠是人的基本需要,睡眠是最自然的休息方式。失眠是最常见的睡眠障碍,常表现为入睡困难、易醒、早醒等。引起失眠的原因很多,心理因素是最主要的原因,如紧张、焦虑、恐惧等,睡眠环境不舒适,使用兴奋剂、饮酒、喝咖啡、饮浓茶等,躯体疾病,过度疲劳,睡眠周期的紊乱等也可致失眠。失眠常用的自我护理措施如下。

(1) 创造安静舒适的睡眠环境。

(2) 睡前禁喝咖啡、饮浓茶、饮酒,避免进食过饱,可饮一杯热牛奶,进行热水浴或用温水泡脚,以助睡眠。

(3) 饮食中增加富含 L-色氨酸的食物,如肉类、乳制品、豆类。

(4) 调节心理状态,解除焦虑紧张情绪,消除不良的自我暗示。

(5) 入睡十分困难时,可适当应用镇静催眠药,如地西泮、氯氮䓬等。药物不可长期大量应用,避免产生药物依赖。

3. **发热的自我调节** 各种原因使体温调节中枢功能紊乱,使人体体温升高超过正常范围,称发热。引起发热的常见原因有感染性发热和非感染性发热。发热的常用自我护理措施如下。

(1) 自我评估发热的原因、程度。

(2) 解除紧张情绪,增加休息时间。

(3) 保持衣着及盖被的清洁、干燥,防止受凉。寒战时,应及时保暖。

(4) 多饮水,少食多餐,进食高热量、高蛋白、高维生素、易消化的流质或半流质食物。

(5) 保持口腔卫生和皮肤的清洁、干燥。

(6) 选用物理方法或药物降温。物理降温可在头部、腋下与腹股沟等大血管处放置冰袋,也可用温水或乙醇擦浴。如物理降温无效,可遵医嘱服用退热药。

(7) 密切观察体温变化和伴随症状,及时就诊。

4. 腹泻的自我护理 腹泻是排便次数增加、粪质稀薄、容量及水分增加并含有异常成分(如未消化的食物、黏液、脓血及脱落的肠黏膜等)。腹泻时常伴有发热、腹痛及里急后重等症状。引起腹泻的常见原因有消化系统疾病、全身性感染、神经功能紊乱、急性中毒、变态反应等。腹泻常用的自我护理措施如下。

(1) 了解引起腹泻的原因,排便次数、性质及伴随症状。

(2) 腹泻频繁、全身症状明显时应卧床休息。

(3) 多饮水,进食易消化、无刺激的少渣饮食,腹泻严重者应禁食。

(4) 注意腹部保暖,以减少肠蠕动,缓解腹痛。

(5) 保持肛周皮肤清洁。便后可用温水或1:5 000高锰酸钾溶液坐浴。

(6) 避免情绪紧张、烦躁,以防肠蠕动增加,肠液分泌增强。

(7) 针对病因采用肠道抗菌药物治疗。

5. 便秘的自我护理 便秘是指排便次数减少,每2~3天排便一次或更长时间排便一次,无规律,便质干硬,常伴有排便困难感,是消化系统的常见症状之一。人们应了解便秘可引起许多疾病,应养成良好的排便习惯。常见病因有功能性便秘和器质性便秘。如进食量少或食物缺乏纤维素,对结肠运动的刺激减少引起的便秘;排便习惯受干扰引起的便秘;年老体弱,长期卧床,引起迟缓性便秘;结肠或直肠的器质性病变引起的便秘;应用某些药物引起的便秘,如吗啡类、抗胆碱类使肠肌松弛,或滥用泻药造成依赖等。便秘常用的自我护理措施如下。

(1) 调节饮食 增加食物中纤维素的含量,多食粗粮、蔬菜和水果,适量增加植物油的摄入。

(2) 保证充足的水分 每天保证饮水2 000 mL,可喝些淡盐水或蜂蜜水,也可每天早晨空腹喝一杯温开水,可软化粪便,刺激排便反应。

(3) 进行适当的运动 每天进行一定量的运动。长期卧床者,可在床上进行一定范围的活动,如收腹抬腿、提肛运动,做腹部按摩等。

(4) 养成定期排便的习惯 日常生活有规律,定时进餐、定时排便,避免抑制便意。

(5) 热水坐浴 采用热水坐浴可有效地促进肠蠕动。

(6) 按医嘱应用泻药或灌肠 当严重便秘其他措施无效时,可用甘油栓、开塞露或临时应用缓泻剂,必要时灌肠排便。

(四) 康复调整

康复调整是指患者在疾病过程或恢复过程中,克服各种消极的心理因素,发挥其积极因素,调动自身的主观能动性及机体的代偿功能,在社区医护人员的指导和帮助下,使丧失的功能获得恢复和改善,心理创伤获得愈合,社会适应能力获得恢复(详见康复护理教材)。

(五)适应与应对

适应是生物体调整自己去适应环境的能力,或促使生物体适应生存的一种过程。人类的适应有4个方面:生理、心理、社会文化与技术(详见心理护理教材)。

(六)会晤与健康教育

详见第八章。

思 考 题

1. 社区护理常见形式有哪些?各自特征是什么?
2. 简述家庭访视的作用与注意事项。
3. 简述家庭护理与管理的原则。
4. 简述自我保健与护理在社区护理中的作用。

(何 坪 蔡 莉)

第八章　健康教育与健康促进

学习目标

1. 了解医学模式的概念及医学模式的发展过程。
2. 了解健康的概念,健康的相对观、连续观和发展观。
3. 了解健康概念发展对社区护理的要求。
4. 熟悉健康教育和健康促进的概念及其联系。
5. 掌握健康教育的基本步骤。
6. 掌握健康教育的常见理论及其特点。
7. 掌握健康教育的实施应注意哪些环节。

健康长寿自古以来是人类所梦想和追求的。进入21世纪,人类对健康的认识比以往任何时候都更全面,也比以往任何时候都更加关注自身的健康。医疗卫生服务也开始从对患者单纯的治疗、护理,逐渐转变为对社区人群提供"防、治、保、康"一体化的综合性卫生服务,人类的健康和生活也因此变得更加美好。在这一崇高目标的追求中,健康教育(health education)与健康促进(health promotion)扮演着十分重要的角色。

护理学自其诞生以来,走过了从单纯"护病"到全面"护人"的历史阶段。以患者为中心的整体护理使健康教育成为护理学的重要组成部分,没有健康教育的护理,不能称为整体护理。今后,护士尤其是社区护士,掌握开展健康教育的基本理论和方法,要犹如掌握注射、穿刺、换药等基本护理操作技术一样娴熟和得心应手。

健康教育在我国具有悠久的历史。我国古代的政治家和医学家,不仅非常重视疾病的预防和养生保健,而且还提出许多有关健康教育的思想和论述,撰写了一些养生保健和医药科普著作,对保护古代劳动人民的健康发挥了重要作用。20世纪20年代后,健康教育理论得到迅速发展。1934年陈志潜编译的《健康教育原理》一书,是我国最早的健康教育专著。1997年1月,《中共中央、国务院关于卫生改革与发展的决定》(以下简称《决定》),提出:"健康教育是全民素质教育的重要内容,要十分重视健康教育。"全国爱卫会、原卫生部根据《决定》精神,制定了《中国健康教育2000年工作目标和2010年远景规划》。展望未来,我国健康教育事业将随着国民经济和社会发展的进步而加快发展的步伐。

健康教育不是一般的卫生知识宣传,它的着眼点是改变行为,关注如何使人们建立与形成有益于健康的行为和生活方式,达到促进健康、延长寿命、提高生命质量的最终目的。所以,健康教育是一种有计划、有目的、有评价的教育活动。但健康教育也有其局限性,健康教育针对的是社区主要健康问题,对象一般是特定人群,通常由卫生部门来组织策划,不能形成可持续的健康氛围。健康促进的涵盖面则更广泛,它包含健康教育,同时又提出综合性措施(如政策、法规、经济、组织改变),动员社会各种资源,共同营造可持续发展的、各阶层积极参与的、健康的生存环境。离开了健康教育,健康促进是单薄无力的;而仅靠健康教育,健康状况不可能持续地、良性地发展。

第一节 健康的概念

一、医学模式

医学模式(medical model)是人们观察和处理医学问题的思想与方法,是对健康和疾病的总体看法和基本观点,其核心就是医学观。

医学模式伴随着人类社会的发展而发展,是人类在与疾病做斗争的过程中通过不断地实践而充实、深化和完善起来的。在不同的历史阶段和医学科学水平下,人们对健康和疾病问题的认识存在差异,医学模式决定了人类对健康和疾病问题的态度以及随之采取的处理方式。例如,在人类社会的早期,人们普遍认为健康与疾病是受神灵支配的,求神、占卜、驱魔作为处理健康与疾病问题的手段在当时十分盛行,而且被认为是神圣而有效的。

医学模式对于社区护理工作者来说非常重要。一方面,作为一名社区人群健康的守护神,如果不理解医学模式的概念,就不可能正确地指导社区人群的健康,也不可能解决社区人群的疾病问题;另一方面,从社区人群的角度说,虽然人类社会的发展已进入21世纪,但仍有许多人对医学模式的认识还停留在生物医学模式,甚至是神灵主义医学模式。不改变这些人的健康观,即使有再多的卫生资源也是浪费,因为他们不相信,因而也不会去利用这些卫生资源,而改变这些人的健康观念是社区护理工作者义不容辞的职责。对于社区护理工作者而言,其服务的对象不仅是患者,而是社区内的所有人群,其服务的范围也不仅是医疗护理,而是全方位的服务,掌握医学模式的概念及其演变的历史,能更好地理解生物医学与社区医学的关系,个体医学与群体医学的关系,临床医学与预防医学的关系,医学进步与医学发展的关系,从而更好地为社区人群的健康服务。

医学模式的演变是一个连续的过程,但为了叙述的方便,通常划分为以下五个阶段。

(一)神灵主义医学模式

神灵主义医学模式(spiritualism medical model):在原始社会,由于受当时生产力水平及科学文化水平的限制,人类对自然界的很多现象无法理解。例如,为什么会有电闪雷鸣,为什么会刮风下雨,等等。由于对各种自然现象的困惑和恐惧,产生了原始宗教,人类根据想象创造出了神灵和鬼怪,以此来解脱困惑。同样,原始医学将生、老、病、死等现象也归因于神灵,认为生命和健康是神灵所赐,疾病和灾祸是神灵的惩罚,死亡是灵魂离开肉体,等等。在这样一种思想指导下,人们对健康和疾病问题的解决方法主要是依赖各种宗教活动,如祭奠死者、祈祷神灵、驱魔占卜等。这种医学模式的本质是唯心的,是对自然力的屈服,除了对人有心理上的暗示和宽慰作用外,没有其他有效的干预措施。

(二)自然哲学医学模式

随着生产力的提高以及人类对自然界认识的深化,人类逐渐产生了自我意识,对神灵的迷信渐渐弱化,开始相信是环境而不是神灵影响着人类的健康。

这一时期比较有代表性的人物是古希腊的希波克拉底(Hippocrates),他在《人和自然》(About the Nature of Man)一书中强调物质因素:水、火、土、气和人体的健康相对应。这种思想在当时是划时代的,因为它代表了朴素唯物主义的思想。

这一时期另一个有代表性的例子是中国古代的中医学,中医学的基本观点是唯物的,认为人的健康是与外界环境相互关联的。《灵枢·岁露》中曾指出,"人与天地相参也,与日月相应也",这里的"天地"与"日月"泛指外界的环境。但受当时生产力水平的限制,古人不可能像现代人一样去理解人与环境的相互关系,只能在经验的基础上进行总结,所以是一种朴素的唯物主义。

自然哲学医学模式(nature philosophical medical model)虽然有其局限性,但毕竟是建立在几千年经验的积累之上的,有着深远的哲学意义和丰富的智慧结晶。正如有的学者所说:"中医是古人智慧的结晶,是大智慧。"一名好的中医师,根据对患者的"望、闻、问、切",通过中医学理论的分析(尽管这些理论是深奥难懂的),其诊断及疗效往往是正确的。因此,虽然现在倡导的是生物-心理-社会医学模式,但中医学中所包含的一些对健康和疾病的认识仍值得我们去研究和挖掘。

(三)机械论医学模式

16世纪欧洲的文艺复兴推动了自然科学的蓬勃发展,瓦特(Watt,1736—1819)发明的蒸汽机更是极大地解放了生产力。同时,医学科学也日新月异,哈维(William Harvey,1578—1657)发现了血液循环,魏尔啸(Rudolph C. Virchow,1821—1902)提出了细胞病理学说,解剖学得到系统的发展。在这样的背景下,出现了机械论医学模式思想,如笛卡儿(Descartes,1596—1650)的《动物是机器》,拉美特利(Lamettrie,1709—1751)的《人是机器》等著作。他们简单地把人当成是一架制作精美的机器,而疾病是机器出现故障或失灵造成的。这种思想在当时的确带动了医学科学的发展,涌现了许多新的学科,为以后的医学发展奠定了良好的基础,但其致命的缺陷是忽略了人的生物特性,所以机械论医学模式(mechanistic medical model)出现不到200年时间就消失了,可谓昙花一现。

(四)生物医学模式

生物医学模式(biomedical model)是伴随着第一次卫生革命而来的,所谓第一次卫生革命是指人类利用群体预防、环境治理等预防性措施消灭或基本控制了某些传染性疾病,使人的寿命大大地延长。在和传染病做斗争的过程中,人们发现,传染病的产生就是因为有致病性病原微生物的存在,如结核杆菌、霍乱弧菌、疟原虫、天花病毒等。没有病原微生物就不会产生传染性疾病,所以疾病的产生是由单一生物因素引起的,对策就是预防接种、杀虫灭菌和使用抗生素。

但进入20世纪40年代以来,由于传染病已得到有效扼制,慢性非传染性疾病,如肿瘤、心脑血管疾病、高血压、糖尿病成了威胁人类健康的杀手。这些疾病显然不是单纯由生物因素引起的，再加上人们发现许多传染病的产生也有更深层次的社会文化、生活习惯、医疗服务等非生物因素影响，所以医学模式再次发生变革，转为生物-心理-社会医学模式，这就是我们通常所说的第二次卫生革命。

（五）生物-心理-社会医学模式

生物-心理-社会医学模式（bio-psycho-social medical model）：现代医学模式的出现反映了人类对健康认识的深化，也是社会发展到一定阶段，人类疾病谱的新变化导致的必然结果。面对现实的疾病问题，人类不得不承认家庭、心理、社会等非生物因素在人类健康中的地位。传统的医疗及护理模式也面临极大的挑战，主要表现为四个扩大：从医院内扩大到医院外；从医疗扩大到预防；从生理服务扩大到心理服务；从技术服务扩大到社会服务，包括健康促进和健康教育。

医学模式的发展是动态的、永无止境的，随着医学科学的向前发展，随着人们对健康要求的不断提高，随着人类疾病谱的改变，现代医学模式必将被更新的医学模式所取代，这是不争的事实。

二、健康概念的演变

古人云："体壮曰健，心怡曰康。"人们对健康的认识，伴随着医学模式的发展而逐步深入。

（一）无病就是健康

这一概念将健康和疾病完全对立开来，把人的健康状况简单地分成两种，即健康和疾病。这种"两元论"的观点忽视了健康和疾病的连续性，不利于社区健康教育工作的开展。中医学理论认为："百病皆生于气。""虚邪贼风，避之有时，恬淡虚无，真气从之，精神内守，病安何来。"这些观点也说明了健康不仅仅是没病，而是更高的养生境界。

（二）结实的体格和完善的功能就是健康

和"无病就是健康"相比，这一健康概念更加具体化，也明确提出了生理功能正常是健康的一项必备的条件，但人除了生物属性之外，还具有社会属性。

（三）生理、心理、社会适应的完满状态才是健康

1948年，WHO在其宪章中写下了对健康的定义："健康不仅是没有疾病或不虚弱，而是身体、精神、社会生活中完好状态。"这个定义告诉我们，健康不只是无病，它包含了生物、精神、社会关系三个方面的综合含义，是将身体、精神、社会三者统一起来的新的健康观。

（四）健康应包括躯体健康、心理健康、社会适应良好和道德健康

这是WHO于1989年提出的健康新概念。由此概念可以得出，评价一个人的健康状况需从其以下几个方面，即生理健康，包括各器官组织结构是否完整，发育是否正常，功能是否良

好,生理生化指标是否正常;心理健康,包括人格发展是否健全,智力、情感、意志行为活动是否正常,人际关系是否良好,社会适应能力是否正常;社会健康,包括家庭教育、群体关系、社会环境、应变能力、处理角色和工作能力等是否正常。诸多方面加以考虑,才能客观全面地得出科学结论。

三、健康的相对观、连续观和发展观

(一)健康与疾病是相对的

根据目前对健康的最新理解,健康应包括生理、心理、社会适应和道德方面达到完满的状态。生理上的完满状态,我们可以用临床上的许多检测指标加以量化和判断;心理上的完满状态相对难以检测,但我们还是可以通过一些心理测试量表加以判断。然而,要判断一个人的社会适应乃至道德方面达到完满,在不同的社会,不同的文化背景下是很难做到的,有时甚至是截然相反。例如,同性恋在西方社会被普遍接受,在美国的许多州,同性恋婚姻是合法的,同性恋者不会被认为是不健康的,但在我国和信奉伊斯兰教的国家,同性恋被认为是不道德和不健康的。同样,人工流产在我国被普遍接受,但在许多西方国家被认为是不道德的。

所以,健康和疾病是相对的,没有绝对的健康。当然,健康的相对性并不指健康是无法判定的,我们还是可以通过一些标准对健康进行界定。不同的国家对健康有不同的理解,其标准也不尽相同,但大体是相通的。我国老一辈医学家傅连暲认为,健康的标准有四条:身体健康、体质坚强、精力充沛、情绪乐观。世界卫生组织1948年对健康的定义提出了更全面的10条:精力充沛、处事乐观、睡眠良好、保持标准体重、适应能力强、能抵抗一般性疾病、眼睛明亮、牙齿完坚、头发有光泽、肌肉皮肤弹性好。

(二)健康和疾病是连续的

人们常常用"病来如山倒,病去如抽丝"这句谚语来形容疾病产生的突然性和严重性,这说明许多人都认为疾病是突然发生的。但事实上,大多数疾病,尤其是慢性非传染性疾病的发生和发展都是一个渐变的过程。美国的一项研究表明:在18岁年轻人的动脉血管壁上,已经可以观察到粥样硬化的早期痕迹。疾病的发生是物质蓄积和功能蓄积达到一定程度,超出了人体的代偿能力而引起的。当机体处于最佳功能状态时,其内部可能已经出现了疾病发生的萌芽;反之,当机体处于崩溃边缘时,机体的某些部分还有可能是健康的。

健康和疾病的连续性也说明了社区预防的重要性,社区护理人员要更多地去关注健康而不是疾病,对社区中的健康人群,我们要通过健康促进,调动一切可以利用的社区资源,避免和消除有害的因素,保持和促进有利的因素,这样就能减少疾病的发生,提高社区人群的生活质量。

(三)健康的概念是不断发展的

事物总是在不断变化和发展的,目前的健康概念只是反映了在现有的卫生需求和现有的生产力、医学科学水平下,人们对健康问题的认识。随着医学模式的发展,健康概念必将进一步完善。随着分子生物学的飞速发展,人类对自身基因谱这部"天书"的最终解读,在不久的将来会对健康的概念注入新的内涵。每位社区护理工作者在实际工作中要时刻把握健康概念发展的新动向,与时俱进,才能更好地为社区人群的健康服务。

四、健康概念与社区护理

健康概念的准确理解对社区护理工作人员来说有着十分重要的意义,具体表现在以下几方面。

(一)从患者护理转变为人群护理

健康和疾病的相对观和连续观告诉我们,患者只是社区人群的一小部分,是"冰山"一角,更多的是在"海面以下"没有临床症状和体征的健康人和亚健康人。如果服务的对象只是局限于少部分患者,对绝大多数亚健康和健康人不开展有效的社区预防服务的话,新的患者会源源不断地产生,社区人群的健康就得不到保障。

因此,社区护理的观念要由对疾病的护理转为对人群的三级预防服务。即通过"一级预防"以防止发病;当病因产生后,即进行"二级预防",做到早发现、早诊断、早治疗、早护理;患病后开展"三级预防",做好疾病的治疗及护理、康复工作,防止病残。如图8-1所示。

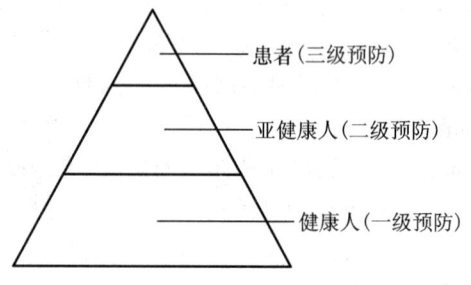

图8-1 社区人群三级预防

(二)由疾病护理转变为整体护理

传统的生物医学模式只关注人们的生理和病理变化,很少注意人们的心理和社会因素对健康的影响。现代医学模式要求社区护理应该是"防、治、保、康"一体化的服务,在进行疾病护理的同时,加强对人群的心理护理,了解患者的家庭背景,做好家庭生活咨询,积极开展社区卫生调查和健康教育,改变不良行为和生活方式,不断丰富护理服务的内容。

(三)由被动护理转变为主动护理

护理由传统的封闭式院内被动护理,逐步向到社区开展主动社会服务转变。要开展主动社区服务工作,就必须根据人群健康和疾病防治的需要,组织医护人员定期定点地进行巡回医疗,培训社区卫生人员,开展家庭医学服务,建立家庭病床。组织社区卫生服务还要深入社区调查人群的健康状况,建立居民健康档案,开展慢性病防治,组织人群自我保健活动。

第二节 健康教育与健康促进的概念

健康教育学是研究健康促进与健康教育的理论、方法和实践的科学。其知识体系和研究内容涉及医学、行为学、教育学、心理学、人类学、社会学、传播学、经济学、管理学、政策学等有关学科领域。健康教育与健康促进两者之间有着密切的联系,但其内涵及目的又有区别。

一、健康教育

健康教育(health education)是以传播、教育、干预为手段,通过有计划、有组织、有系统的信息传播和行为干预活动,促使人们掌握卫生保健知识,树立健康观念,自愿地采纳有利于健康的行为和生活方式,消除或减轻影响健康的危险因素,以达到预防疾病、促进健康和提高生活质量的目的。

健康教育的核心目标是促使个体或群体改变不健康的行为和生活方式,尤其是组织行为改变。当然,改变行为与生活方式是复杂而艰巨的过程。许多不良行为并不是由个人原因造成的,也不是有了个人的愿望就可以改变的,因为许多不良行为或生活方式受社会习俗、文化背景、经济条件、卫生服务等影响。还有的涉及生活状况,如居住条件、饮食习惯、工作条件、市场供应、社会规范、环境状况等。因此,要改变行为还必须增进有利健康的相关因素,如获得充足的资源、有效的社区领导和社会的支持以及自我帮助的技能等。此外,还要采取各种方法帮助群众了解其健康状况,并做出选择以改善健康,而不是强迫他们改变某种行为,所以健康教育必须是有计划、有组织、有系统的教育过程,才能达到预期目的。

迄今为止,仍有不少人把健康教育与卫生宣传等同起来,然而,健康教育不是卫生宣传活动。无疑,卫生知识的传播是十分必要的,但当个体和群体做出健康选择时,更需要得到有利于健康的政策的、物质的、社会的和经济环境的支持,自我保健技能的掌握以及一定卫生服务等,否则要改变行为是困难的。因此,卫生宣传单纯传播卫生知识,是健康教育的重要手段而不等于健康教育。健康教育的实质是一种干预(intervention),它提供人们改变行为所必需的知识、技能和服务并通过信息反馈和效果评价,以促使个体、群体和社会的行为改变。

二、健康促进

健康促进(health promotion)的概念比健康教育更为广义,早在20世纪20年代就已出现在公共卫生文献中,随着疾病谱的变化,不良的生活方式和生存环境的恶化已成为许多疾病的主要危险因素,健康促进因而越来越受到人们的重视,随之出现了关于健康促进的种种概念。

1920年,温斯勒(Winslow)提出:"健康促进就是组织社区开展个人卫生教育,完善社会机构以保证有利于维持并增进健康的生活水准。"

1979年,美国联邦办公署提出:"健康促进包括健康教育及任何能促使行为和环境转变为有利于健康的有关组织、政策及经济干预的统一体。"

1986年,美国健康促进杂志(AJPH)提出:"健康促进是一门帮助人们改变生活方式,以达到理想健康状况的科学和艺术。"

1986年,在加拿大渥太华召开的第一届国际健康促进大会发表的《渥太华宪章》中指出:"健康促进是促使人们提高、维护和改善他们自身健康的过程。"这一定义表达了健康促进的目的和哲理,也强调了范围和方法。

《渥太华宪章》还提出了健康促进的五点策略。

1. 制定能促进健康的公共政策　健康促进的含义已超越了保健范畴,它把健康问题提到了各个部门、各级领导的议事日程上,使他们了解他们的决策对健康后果的影响并承担健康的责任。健康促进的政策由多样而互补的各方面综合而成,它包括政策、法规、财政、税收和组织改变等。

2. 创造支持性环境　人类与其生存的环境是密不可分的,这是对健康采取社会-生态学方法的基础。健康促进在于创造一种安全、舒适、满意、愉悦的生活和工作条件。任何健康促进策略必须提出:保护自然,创造良好的环境以及保护自然资源。

3. 强化社区性行动　社区人群有权决定他们需要什么以及如何实现其目标,因此,在提高社区生活质量的过程中,社区人群占有极大的主动性。健康促进工作是通过具体和有效的社区行动,包括确定需优先解决的健康问题,做出决策,设计策略及执行,以达到促进健康的目标。在这一过程中核心问题是赋予社区当家做主、积极参与和主宰自己健康的权利。

4. 发展个人技能　健康促进通过提供信息、健康教育和提高生活技能以支持个人和社会的发展,这样做的目的是使群众能更有效地维护自身的健康和他们的生存环境,并做出有利于健康的选择。

5. 调整卫生服务方向　卫生部门的作用不仅仅是提供临床与治疗服务,而且必须坚持健康促进的方向。调整卫生服务方向也要求更重视卫生研究及专业教育与培训的转变,并立足于把一个完整的人的总需求作为服务对象。

综上所述,健康促进的概念要比健康教育更为完整,健康促进涵盖了健康教育和生态学因素(环境因素和行政手段),是健康教育发展的结果。可见,健康促进是以健康教育为先导,在健康教育理论基础上发展起来的。健康促进是新的公共卫生方法的精髓,是"人人享有卫生保健"全球战略的关键要素。两者的区别可用表8-1来说明。

表8-1　健康教育与健康促进的比较

	健康教育	健康促进
内涵本质	知识传播→形成信念→行为改变→健康	综合性措施→形成信念→行为改变→健康→可持续性健康
主要方法	知识传播结合行为干预,以教育为主	多因素全方位整合性,强调组织行为、社区行动和支持性环境的营造
特点	主要以卫生部门为主	全社会各个部门,人民群众共同参与
效果	难以持久	持久性

第三节　健康教育的方法

一、健康教育的目的与意义

健康教育在过去一直被称为"卫生宣传"或"卫生宣教",其主要目的是通过各种形式的宣传教育,普及卫生保健知识,提高人群卫生保健知识水平,从而预防疾病发生,保护群众的身体健康。

卫生保健知识对人群健康的影响是巨大的,许多疾病的产生在很大程度上是因为人们不了解疾病的危险因素。如果人们不知道哪些因素对他们的健康有利,哪些因素对他们的健康有害,也就不可能会采取措施去培养良好的行为方式或者去消除一些有害的行为方式。所以,卫生保健知识的传播是健康教育的首要任务之一。然而,目前我们在这一点上还做得很不够,虽然医学科学的飞速发展使我们积累了丰富的卫生保健知识,但这些知识往往只被少数专业人士所拥有,广大的人民群众并不了解。所以,我们目前所急需的并不是卫生保健知识,而是如何将这些知识和技能传授给社区人群。

但是,在卫生宣传的过程中,人们发现,卫生保健知识的宣传在实际中并没有取得理想的效果,越来越多的人在通过各种渠道获取了卫生保健知识后,是否会采取相应的措施去改变不良的行为方式,还要取决于社区的经济状况、文化教育、风俗习惯等社会环境因素。例如,吸烟者大多知道"吸烟有害健康"这一卫生保健知识,每包香烟上也都印有"吸烟有害健康"的警示,但吸烟率仍居高不下,这表明仅靠卫生保健知识的传播是不够的。健康教育要有更丰富的内涵,既要了解卫生保健知识,又要树立良好的健康观,还要自觉地改变不良行为,形成良好的卫生习惯。也就是健康教育要有"知(识)-信(念)-行(为)"的模式,其最终目标是通过各种综合性的社会卫生措施,影响个体和群体行为,促使大众形成良好健康观念和健康习惯,从而提高整个社区人群的整体生活质量。

健康教育在社区卫生服务中的意义是巨大的,体现在以下几个方面。

(一)健康教育是实现"人人享有卫生保健"的重要措施

"人人享有卫生保健"是全球的战略目标,也是我国卫生事业发展的方向。只有做好健康教育,才能使人民群众认识到健康的重要性,才能动员全社会人人参与,主动与不良卫生习惯作斗争,从而减少各种疾病的发生率,提高人群的整体健康水平。

(二)健康教育能有效节约有限的卫生资源,有着巨大的经济效益

健康教育属于一级预防,健康教育改变了人们的不良卫生习惯,使疾病的发病率、死亡率显著降低,节约了治疗这些疾病所花费的巨额资金。例如,20世纪70年代,美国在慢性病防治中应用了健康教育手段,到80年代中期,91%的人知道高血压可导致冠心病,有77%的人知道高血压可导致脑卒中,有74%的人主动测量血压,并养成了良好的饮食习惯,结果1978年以来美国心脏病死亡率下降10%,脑卒中死亡率下降25%,由此节约了大量的医疗费用。

（三）满足人们不断增长的卫生服务需求

随着社会经济的发展和人民物质生活水平的提高，人们对医疗卫生服务的需求也日益提高。健康需求从单一的生理疾病治疗，发展到预防疾病，甚至进一步要求心理和精神方面的健康以及如何提高生命质量。健康教育的开展正好迎合了人们对卫生服务的需求，有利于促进卫生事业的发展。

（四）健康教育是社会可持续发展的基本保证

人口素质的好坏，关系到国家和民族的兴衰，是社会可持续发展的重要基础，健康教育改善了人群的健康观念，使人口素质得到迅速提高，促进了社会的发展。

二、健康教育的原则

1. 科学性　将卫生保健知识传播给人民大众是健康教育的基本目的之一，科学的卫生保健知识有助于人们建立良好的卫生习惯，树立正确的健康观，从而提高社区人群的健康素质。相反，如果健康教育的内容是不可靠的，甚至有时是为了所谓的"标新立异"，宣传一些弄虚作假或封建迷信的东西，就会误导群众，影响科学的威望。

2. 针对性　不同的社区，由于地理条件、饮食习惯、风土人情、经济条件等方面的诸多差异，居民的健康状况及影响因素是各不相同的，健康教育的内容及方式方法也是千差万别的。健康教育要在调查的基础上，根据现有条件及干预的效益，找出社区中的主要健康问题，分析产生这些问题的原因，提出针对性的措施。

3. 灵活性　健康教育的对象是社区中的全体成员，这些人的文化程度、能力等差别很大，这就需要根据不同的层次，采取灵活多样的教育手段和方法。例如，对儿童的教育要生动活泼，趣味性强；对文化层次较高的人群，信息量要大，内容要深入浅出。

4. 群众性　健康教育一定要动员全社会积极参与，群众始终是健康教育的主体，如果离开了群众的配合，内容再丰富，手段再灵活也起不到作用。因此，在健康教育之前，我们要做好宣传发动工作，尽量多覆盖教育对象，必要时与社区居委会密切合作，把社区动员的前期工作交给社区居委会去做。

三、健康教育的常见理论

（一）"知-信-行"理论模式

"知-信-行"（knowledge-attitude-belief-practice，KABP 或 KAP）是知识、态度、信念和行为的简称。该模式认为：卫生保健的信息和知识建立在正确信念与态度以及相关行为的基础上，而信念和态度则是行为改变的动力。只有了解健康的相关知识，建立积极的信念与态度，才有可能主动采取有益于健康的行为。"知-信-行"理论模式如图 8-2 所示。

行为改变是目标，为了达到行为改变的目的，必须有知识作为基础，还要有正确的信念和积极的态度作为动力。

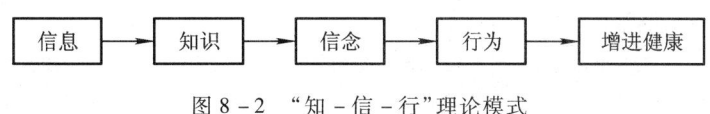

图 8-2 "知-信-行"理论模式

(二) 干预过程的原则框架理论

原则框架指的是社区健康促进活动开展的基本操作程序,这是一个理论化的框架,各种干预活动和监测评估是一个不断交叉、循环、修正的过程。因此,在实际操作过程中,框架并不可能如此清晰,但框架中的每一步技术要点都是不能遗漏的。原则框架的执行过程见图 8-3。基本的操作顺序是:调查社区人群存在的主要健康问题(需求评估)→获取管理层(各个层次)的有效支持→加强已经进行过的相关工作→寻找并培养以后能进行健康促进工作的关键人员(有关管理层及社区主管医生)→建立健康促进工作组→确定哪些是需要优先解决的问题→确定在一定时期内解决这些问题要达到的目标→开展这些工作需要哪些部门和人员的参与和配合→与管理层合作共同实施并进行有效的干预和监督→对整个过程的回顾和评价→总结、修正、提高、进一步开展。

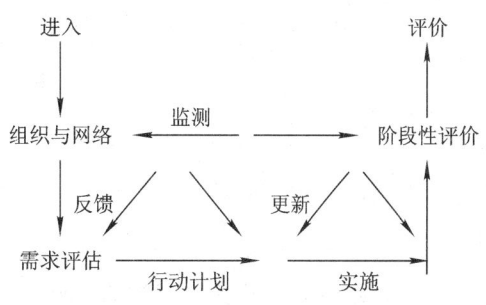

图 8-3 原则框架的执行过程

(三) 群体健康行为的 Green 理论模式

美国学者劳伦斯·格林(Lawrence. Green)1980 年提出了 PRECEDE - PROCEED 模式,又称 Green 理论模式。该模式有两个特点:一是从最终的结果追溯到最初的起因,也就是说,在提出如何开展计划之前,先问"为什么"要制订计划;二是在设计干预计划前必须进行社区诊断,找出产生结果的主要影响因素。其中,PRECEDE 阶段考虑了影响健康的多重因素,着重社区诊断,确定优先干预目标和评价标准;而 PROCEED 阶段则考虑在计划执行与评价过程中运用政策、法规和组织的手段。

Green 理论模式可由两个阶段组成。

1. PRECEDE 阶段　PRECEDE(predisposing, reinforcing and enabling constructs in educational/environmental diagnosis and evaluation)阶段指在教育/环境诊断和评价中应用倾向因素、促成因素及强化因素。

2. PROCEED 阶段　PROCEED(policy, regulatory and organizational constructs in educational and environmental development)阶段指在执行教育和环境干预中运用政策、法规和组织的手段。

根据 Green 理论模式的思维方法,一般可将健康促进计划设计分成以下 9 个基本步骤,如图 8-4 所示。

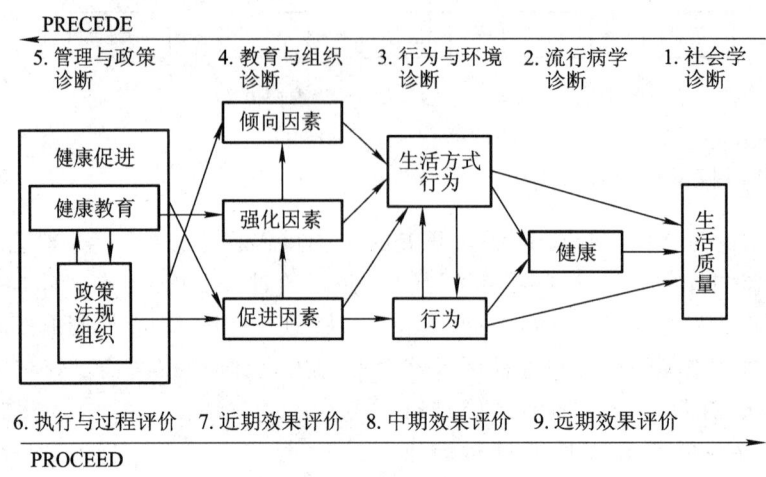

图 8 – 4　PRECEDE – PROCEED 模式

（四）社会生态理论

社会生态理论（social ecological theory）是研究人与各种社会环境要素关系的理论。在研究健康和健康行为时社会生态学的观点是要求从人与环境交互作用的视角去认识这些现象。健康行为受到人与环境复杂系统内各个要素的影响,这其中包括以下几方面。

1. 内在因素　个体的知识、态度、行为、自我概念、技巧等。
2. 人际关系　社会网络和支持系统,家庭成员中、朋友和同事等。
3. 团体的因素　正式和非正式社会团体。
4. 社区因素　所在社区的环境和相关工作状况。
5. 公共政策　各种相关的法律和政策。

社会生态学方法将行为干预的重点置于环境和健康行为因素的关系方面,这种关系是互动的（图 8 – 5）。

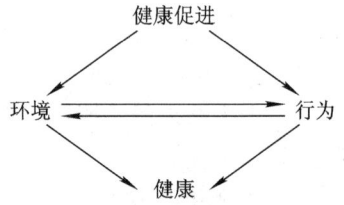

图 8 – 5　社会生态学理论框架

（五）个体健康行为的行为分阶段改变理论

行为分阶段改变理论模型（the Trans Theoretical Model and Stages of Change, TTM）是由 Prochaska 在 20 世纪 80 年代初提出的。行为变化阶段、行为改变过程和模型的假设是 TTM 的核心部分,决策均衡和自我效能是 TTM 的强化部分。TTM 认为行为变化阶段是一个渐近的和连续的过程,是由 5 个不同的阶段构成的过程,主要如下。

1. 无意图阶段（pre-contemplation）　在这一阶段,通常指人们在未来 6 个月没有改变行为的意向。
2. 意图阶段（contemplation）　在这一阶段,通常指人们打算改变行为,但却在 6 个月内无任何行动和准备行动的迹象。
3. 准备阶段（preparation）　在这一阶段,通常指人们倾向于在 1 个月内采取行动,并在过去 1 年中已逐渐付诸一些行动步骤。

4. 行动阶段(action)　在这一阶段,通常指人们在过去 6 个月内已做出了行动改变。

5. 维持阶段(maintenance)　在这一阶段,人们保持已改变了的行为状态。

四、健康教育的方法步骤

案例 8-1

患者,男,50 岁,已婚,某机关干部。因患有心肌梗死入院,目前已 6 天,病情稳定。该患者有原发性高血压病史 5 年,体型肥胖,实验室检查三酰甘油和胆固醇高于正常。患者平素喜食肥肉;有 30 年吸烟史,每日吸烟 1~2 包;不爱运动;性格外向,易激动;总有时间紧迫感,发病前曾连续加夜班 1 周。患者不知道自己为什么会患有心肌梗死,迫切希望护理人员提供有关疾病防治的知识。

讨论:

1. 评估该患者的教育需求,并做出患者教育诊断。
2. 有针对性地制定患者教育计划。

社区中开展健康教育的步骤通常由设计、实施和评价三部分组成,三者相互制约、密不可分。规划设计是通过社区调查,了解社区人群主要健康问题及其影响因素,提出解决问题的目标以及为实现这些目标所采取的一系列具体方法、步骤和策略,为规划的实施奠定基础,同时又为科学的评价提供依据。实施是按照规划设计所规定的方法和步骤来组织具体活动,并在实施过程中修正和完善规划。评价是评估规划所规定的目标是否达到以及达到的程度。

(一)健康教育计划的设计

1. 社区需求的评估　在制订健康教育计划时,不是凭主观想象去决定要解决什么问题,而是要通过调查了解社区需要解决什么问题,哪些问题能得到解决并会产生效益,目前应优先解决的健康问题是什么,这一过程也被称为社区诊断。社区诊断的目的是进行需求评估,确定社区的主要卫生问题,然后对已确定的卫生问题进行分析,制定出符合成本效益的干预策略和服务措施。社区诊断采用的方法如下。

(1) 基线定量调查　运用调查问卷了解社区人群的健康状况及其影响因素。

(2) 定性调查　在干预社区采取焦点访谈、小组讨论等定性调查的方法进一步深入分析和了解社区人群的健康状况及其影响因素,相应社区的卫生政策、资源情况。在实际工作中,这两种方法通常结合使用,以便对社区的健康状况及其影响因素有一个全面的了解。

2. 确定优先项目　社区需求的项目往往是多方面、多层次的,要根据社区实际情况,选择适当的健康教育项目。确定优先项目在于真实地反映社区存在的群众最关心的健康问题,对最重要、最有效的、所用的人力和资金最少而能达到最高效益的项目要优先选择。

3. 分析与健康问题有关的行为因素

(1) 倾向因素(predisposing factor)　通常先于行为,是产生某种行为的动机或愿望,或是诱发产生某行为的因素,其中包括知识、态度、信念及价值观。

(2)促成因素(enabling factor)　是指促使行为动机或愿望得以实现的因素,即实现或达到某行为所必需的技术和资源,包括保健设施、医务人员、诊所及任何类似的资源;医疗费用、诊所距离、交通工具、个人保健技术;行政的重视与支持、法律、政策等。

(3)强化因素(reinforcing factor)　是存在于干预行为后加强(或减弱)某种行为的因素,如奖励或惩罚以使某种行为得以巩固或增强、淡化或消除。强化因素多指与个体行为有直接影响的人,如有关的保健者、教师、同伴、长辈、配偶、领导等。

4. 确定健康教育的目标　健康教育要有明确的目标,并且是可以测量的,在其实施过程中可及时评价。目标分为总目标和具体目标。

(1)总目标(goal)　是指在执行某项健康教育计划后预期应达到的影响和效果,通常是指远期的、较为笼统的效果。

(2)具体目标(objectives)　是为实现总目标所要达到的具体结果,要求是明确的、具体的、可测量的指标。规划的具体目标包含3个"W"和2个"H",即"Who——对谁？What——实现什么变化？When——在多长限期内实现这种变化？How much——变化程度多大？How to measure it——如何测量这种变化(指标或标准)"。除规划的具体目标外,还可有教育的具体目标和行为的具体目标。

(二)健康教育计划的实施

健康教育计划的实施是健康教育方法步骤的核心,大体包括3个方面。

1. 建立组织、健全网络　在不同的国家健康教育组织、网络结构不尽相同,但这些健康教育组织的建立对各国的健康教育工作的开展起到了巨大的推动作用。美国的健康教育机构主要有:① 总统健康教育委员会。② 卫生福利部保健信息与健康促进办公室。③ 疾病控制中心所属健康促进与健康教育中心。④ 各类医学、教育协会,企业、宗教界相关健康教育机构。我国的健康教育组织机构在20世纪80年代后发展迅速,但主要还是依靠三级医疗保健网络体系,城市为市、区、街道三级,农村为县、镇、村三级。表8-2是上海市各级健康教育机构及其职责。

表8-2　上海市各级健康教育机构及其职责

级别	机构名称	工作职责
市级	1. 上海市健康教育所 2. 上海市健康教育培训中心 3. 市疾病控制中心、市妇幼保健院 4. 市儿保所 5. 市牙病防治所 6. 市眼病防治所 7. 市结核病防治中心 8. 市精神卫生中心	1. 制订规划和工作计划 2. 提出立法建议 3. 实施业务指导 4. 实施师资培训 5. 负责健康教育资料制作 6. 开展大众传媒 7. 开展咨询工作 8. 开展试点工作 9. 开展科研工作 10. 对外交流

续表

级别	机构名称	工作职责
区、县级	1. 区县健康教育所 2. 区县健康教育培训中心 3. 区县疾病控制中心健康教育科 4. 区县健康教育所 5. 相关防治站所	1. 组织实施计划 2. 开展创健工作 3. 开展业务技术指导 4. 组织社区健康工作 5. 开展科研工作 6. 开展特定人员的健康教育 7. 组织开展卫生健康教育的社会活动
社区及其他部门	1. 街道、里委、乡镇相关健康教育部门 2. 医院、工厂、学校相关健康教育部门	1. 建立、健全组织网络 2. 制订计划任务 3. 开展适合的教育手段 4. 组织考核评估

健康教育是一项复杂的系统工程，仅靠卫生部门的力量是远远不够的。社区卫生服务人员在社区健康教育中要充当组织者和协调员的角色，在实施过程中要动员全社区参与，要善于开发和利用社区的各种卫生资源。社区健康教育要按照各自的特点建立不同形式的健康教育组织体系和组织网络，配备相应的兼、专职人员，形成一支比较完备的健康教育队伍。社区卫生服务人员要依靠自身的力量，努力争取当地政府及社会团体的帮助，提高群众参与社区卫生工作的积极性，动员社区资源，规划社区行动，进一步发展与改善社区经济、社会、文化状况。

2. 教育对象及教育方式的选择　健康教育的对象从广义上说是社区中的所有居民，但实际工作中几乎很少开展针对所有居民的健康教育，除非是针对像非典型性肺炎这类急性、强传染性的疾病。确定目标人群通常有两种方法：一是根据社区主要健康问题及其产生的原因来选择。如通过调查发现社区人群高血压问题十分严重，其原因是社区人群的食盐摄入量过高，我们可以开展健康教育，减少社区人群食盐的摄入量来控制高血压发病。二是选择社区的重点人群或特殊人群，根据这一人群可能发生的健康问题开展健康教育。前者是对已产生的问题开展教育，针对性强，但难度大；后者是根据人群开展教育，相对容易，但针对性较差。

社区卫生服务人员要根据不同的教育对象、教育内容和自身特点，积极采取多种健康教育形式，主要形式包括讲授法、谈话法、演示法、读书指导法、参观法、实验法、实习作业法、技术操作法、咨询法、小组法、座谈法、劝服法、传单法、展览法、标语法、墙报法、美术摄影法、广播录音法、幻灯投影法、影视法等。

表8-3是介绍一些社区特殊人群及其常见的健康教育内容及方法。

3. 人员培训　是建立与维持一支有能力、高效工作队伍的活动。健康教育内容多、时间长，要求实施者有较高的文化素质。以往，我国健康教育的实施者主要有两类：一类是各级医疗卫生机构中的健康教育工作人员，他们具有较高的医学基础知识和专业技能，培训后是社区健康教育工作的核心力量；另一类是社区群众中的积极分子，如各厂矿、企事业单位、机关团体

表8-3 特殊人群健康教育内容及方法

社区人群类型	健康教育主要内容	健康教育主要方式
工人	1. 树立正确的健康观 2. 职业安全教育 3. 职业病防控知识 4. 良好行为生活方式的培养（戒烟、控制饮酒、合理营养、体育锻炼等）	讲授法、读书指导法、参观法、技术操作法、咨询法、劝服法、传单法、展览法、标语法、墙报法、美术摄影法、广播录音法、幻灯投影法、影视法
农民	1. 树立正确的健康观 2. 良好行为生活方式的培养（戒烟、控制饮酒、合理营养、体育锻炼等） 3. 普及卫生科学知识 4. 培养良好卫生习惯	讲授法、读书指导法、咨询法、劝服法、传单法、标语法、墙报法、美术摄影法、广播录音法、幻灯投影法、影视法
妇女	1. 妇女四期保健知识（月经期、孕期、围产期、更年期） 2. 计划生育及科学育儿知识 3. 妇科疾病防控知识	讲授法、谈话法、读书指导法、咨询法、座谈法、劝服法、传单法、展览法、标语法、墙报法、广播录音法、幻灯投影法、影视法
儿童及青少年	1. 良好卫生习惯的培养 2. 意外伤害防控知识 3. 青春期教育 4. 心理卫生教育 5. 青少年常见疾病的防控	讲授法、读书指导法、实验法、实习作业法、技术操作法、咨询法、小组法、座谈法、传单法、展览法、墙报法、美术摄影法、广播录音法、幻灯投影法、影视法
老年人	1. 老年卫生保健 2. 老年常见病的防控 3. 老年心理卫生教育 4. 老年人的死亡教育 5. 老年人意外伤害的防控	讲授法、咨询法、座谈法、劝服法、传单法、展览法、标语法、墙报法、美术摄影法、广播录音法、幻灯投影法、影视法

中的工会组长，学校中的专职卫生干事等，他们是实施健康教育的中坚力量。

在国外，健康教育实施者有许多是志愿者，健康教育志愿者是那些具有志愿精神、不为报酬而主动参与社区健康教育活动、主动承担社会责任的人。健康促进志愿者致力于建立互助友爱的人际关系和良好的社会公德，提供各种健康知识和技能服务，推动社区人群整体健康素质。培训健康教育志愿者不仅能有效缓解健康教育人员不足的压力，大量的志愿者本身又能提高社区人员的整体素质，可谓是事半功倍。近年来，在我国的上海、北京、天津等社区活跃着广大健康教育志愿者的身影，这是群众社区意识和健康意识增强、文明素质与公民素质提高的结果。所以，志愿者队伍将是今后社区健康教育的一支强大的后备队，是培训工作的重点对象。

培训工作首先要明确培训内容，包括健康教育的基本理论、方法、技能、言谈技巧、相关的卫生保健知识等方面。其次，要有适当的培训方法，如可举办培训班、经验交流会、学习讨论会、组织观摩会等。最后,要有严格的评价,如评估教学进度是否按计划进行、教材教学设施是否适用、学员上课的出勤率、培训进行过程中学员的各种意见、培训后学员的知识技能掌握情况、学员能否将所学到的知识和技能运用于实际工作中并产生明显的效果等。

（三）健康教育的评价

健康教育评价是指采用科学、可行的方法,通过收集详细而真实的信息,对健康教育活动过程中的计划、措施、方法和效果进行系统的评价,并与标准进行比较,从而描述和解释活动的计划、执行和成效,为改善健康教育活动的决策提供依据。健康教育评价是开展健康教育工作的重要内容,也是监测健康教育工作效果的基本手段。

健康教育的评价是对项目实施方案及过程的全面审核,评价是一种比较、总结,同时也是一种反馈,评价要尽可能具体,把评价结果通过反馈进行控制,不断地修订和完善原先的目标,从而提高社区健康教育的实际效果。健康教育的评价体系一般分为形成评价、过程评价、效果评价和结局评价四个部分,其评价体系如图8-6所示。

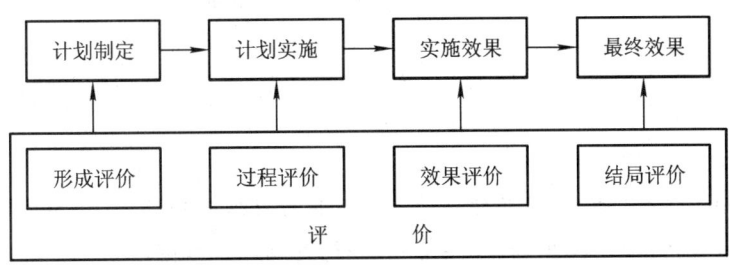

图8-6 健康教育评价体系

1. 形成评价(formative evaluation) 也叫需求评价,是在计划初期或执行前对计划内容所做的评价。例如,在健康教育前,通过收集信息,了解目标人群的基本需求及特征。从某种程度上说,社区诊断也是形成评价的一部分。形成评价的资料收集方法主要有:① 查阅文献和相关文件,包括当地有关的政策、法规、文件,健康教育资料的发放,可以利用的卫生资源等;② 个人访谈:与关键人物一对一访谈,可以了解某些问题深层次的信息;③ 小组访谈:也叫焦点组访谈,通过召集一组相关人员,在主持人的引导下对某些问题进行深入讨论的一种定性研究方法;④ 问卷调查:通过问卷收集目标人群相关信息,经过统计学分析得出结论的一种定量研究方法。

2. 过程评价(process evaluation) 是计划实施过程中对计划各项工作的进展情况进行评估,了解并保证计划的各项活动能按计划的程序进行。在干预实施过程中应用过程评价,目的是监测实施过程中的各个环节,发现干预方案执行中的困难和不足,及时调整干预方案不合理的部分,以保证干预方案的不断完善和落实。计划过程从以下3个方面进行评价:① 计划的科学性:方案的选择,方法、进度、效率等;② 准备工作:对象范围、本底调查、资料收集、人员培训等;③ 投入:人力、物力、财力、时间等。

3. 效果评价(effectiveness evaluation) 是评估健康教育活动导致的研究对象健康相关行为及其影响因素的变化,评价的焦点是对干预人群知识、态度、行为的直接影响。效果评价分为近期效果评价和中期效果评价,前者侧重于知识、态度、信念等的转变程度,发生转变者的比例等,后者主要指行为的转变程度。评价的内容有:① 个体方面,知识、信念、态度、行为的改进程度;② 社会支持、卫生立法、行政参与的改进程度等。如卫生知识正确率、卫生行为肯定率、卫生保健活动参与率、健康习惯养成率等。

4. 结局评价(outcome evaluation) 又称远期效果评价,主要评价健康干预导致的研究对象健康状况乃至生活质量的变化情况,评价计划最终目标实现与否。包括:① 生理指标,如身高、体重、血压、血糖等;② 心理指标,如焦虑、抑郁等功能评定;③ 疾病与死亡指标,如发病率、患病率、死亡率等;④ 生命质量,如生活质量量表(SF-36)等。

案例 8-2

由××省老龄科学研究中心提供资金,××大学公共卫生学院作为研究的主要承担单位,开展了"××省健康老龄化对策与实践研究",以期通过该课题实现"健康老龄化"的总体目标,即通过健康老龄化示范基地的建立、评估、改进和推广,使××省甚至全国范围内的老年群体中健康老年人的比例上升,病残和生活不能自理的老年人比例下降,老年人健康预期寿命延长,从而缓解人口老龄化对社会经济发展的不利影响和制约,并走向相互协调的良性循环。

课题分为以下5个阶段任务。

1. 准备阶段 设计调查表、开展预调查以及目标社区的动员、宣传和协调。
2. 调研阶段 开展现场调查,收集基线资料,建立老年人群队列。
3. 数据分析阶段 对现场收集到的所有数据进行整理分析,建立健康档案,并找出影响老年人健康的主要因素。
4. 干预阶段 对老年人进行全方位的干预,随访1年,并提出基于健康老龄化的社区老年卫生保健服务包。
5. 总结评估阶段 对社区老年卫生保健服务包进行评价并推广,综合各项研究成果,提出相应的能促进老年人健康的政策建议。

课题组以干预过程的"知-信-行"理论模式、原则框架理论、群体健康行为的Green理论模式、社会生态理论和个体健康行为的行为分阶段改变理论等为理论依据,针对老年人群特点,提出了以责任医生为主体的"个性化健康处方"的干预模式。在我国,城乡老年人群中大规模的探索并实施"个性化健康处方"干预尚属首次,课题组根据对每个老年人调查所获取的基本情况,详细记录了干预对象的主要健康问题和健康干预的内容、进展、效果及反馈意见。以责任医生为主体的个性化健康处方干预的最大的优点在于:① 干预目标明确,内容具体;② 执行情况有记录,有反馈;③ 责任医生与老年人互动式干预;④ 健康干预与医疗服务相结合;⑤ 建立了老年人的健康干预档案。在干预实践过程中,这种模式成效显著,得到了社区责任医生和老年人的肯定,课题组的这一研究成果为今后城乡老年人群的健康干预提供了一种借鉴模式。

我国农村老年人口数量庞大,经济文化落后,健康状况令人担忧,改进和提高农村地区老年人群的健康状况和生命质量是目前健康老龄化工作的一大难题。研究发现,通过近1年的干预,农村老年人在新鲜蔬菜和水果摄入、食盐摄入、腌或熏制食品摄入等饮食习惯,吸烟、饮酒、喝茶、体育锻炼等行为生活方式以及定期监测血压、遵医嘱服药等方面比对照组有显著性的改善。尤其是在健康生命质量这一结局指标上显示出农村干预组在干预前后比对照组有明显提高。表明健康干预对文化程度低、经济相对落后的农村地区老年人成效尤其明显。

课题组通过对比城乡健康老龄化干预结果,以翔实的调查分析数据得出,目前健康老年化干预的当务之急是文化程度低、经济相对落后的农村地区。这一结论为××省今后健康老年化干预的重点对象提供了理论依据。

思 考 题

1. 人类对健康概念理解的转变,对社区护理工作人员有什么样的启示?
2. 谈谈你对健康教育及健康促进的理解。
3. 请根据健康教育的基本步骤和方法设计一个健康教育方案。
4. 健康教育的常见理论有哪些?请谈谈它们各有哪些特点。

(周 标)

第九章 社区常见健康问题护理

学习目标

1. 熟悉社区常见健康问题的流行病学特点和临床表现。
2. 掌握社区常见健康问题的护理措施和预防。

社区常见健康问题包括疼痛、便秘、失眠、抑郁、肥胖、创伤和压疮。

第一节 疼 痛

疼痛(pain)是临床常见症状。疼痛通常是由于机体受到伤害性刺激所引起的痛觉反应,是一种令人不快的感觉和情绪上的感受,伴有实质上的或潜在的组织损伤。

根据疼痛发生的原始部位及传导途径,可将疼痛分为 6 类(表 9-1)。

表 9-1 疼痛的分类及评价

分类	评 价
内脏痛	因内脏器官受到机械性牵拉、扩张或痉挛、炎症、化学性刺激等引起。内脏痛的发生缓慢而持久,可为钝痛、烧灼痛或绞痛,定位常不明确
牵涉痛	即内脏器官引起的疼痛同时在体表某部位亦发生痛感或痛觉过敏。牵涉痛与病变的内脏有一定的解剖相关性。牵涉痛的发生是由于原发病灶痛觉冲动,经传入神经使同一脊髓段感觉神经兴奋,导致由其所支配的皮肤区域出现疼痛或痛觉过敏
躯体痛	肌肉、肌腱、筋膜和关节等深部组织引起的疼痛,其中以骨膜分布最密,痛觉最敏感。各种机械性和化学性刺激均可引起躯体痛
皮肤痛	疼痛来自体表,多因皮肤黏膜受损引起。其特点是"双重痛觉",即刺激后立即出现的尖锐刺痛(快痛),定位明确,去除刺激后很快消失,之后出现烧灼样痛(慢痛),定位不明确
假性痛	在病变已经去除后,仍感到相应部位疼痛,可能与病变部位去除前的疼痛刺激在大脑皮质形成兴奋灶的后遗影响有关
神经痛	为神经受损所致,可表现为剧烈灼痛或酸痛

流行病学研究表明:有慢性疼痛病史者占人口的 25%~30%,而老年慢性疼痛患者占老年人口的 50%~75%。其中半数以上患者部分或全部丧失生活和工作能力可达数周、数月、数年,或者永久性伤残,给患者本人、家庭、社会造成了极大的负担。

一、胸痛

胸痛(chest pain)是临床上常见的症状,主要由胸部疾病所致。胸痛的程度因个体痛阈的差异而不同,也与疾病病情轻重程度不完全一致。

(一)病因与发生机制

引起胸痛的病因主要为胸部疾病(表9-2)。各种化学、物理因素均可刺激胸部的感觉神经纤维产生痛觉冲动,并传至大脑皮质的痛觉中枢引起胸痛。

表9-2 胸痛的病因

解剖学部位	病因
心脏	冠状动脉性疾病、主动脉瓣病、肺动脉高压、心包炎、特发性肥厚性主动脉瓣下狭窄、二尖瓣脱垂
血管	主动脉破裂
肺部	肺栓塞、肺炎、胸膜炎、自发性气胸、胸膜肿瘤、支气管炎、支气管肺瘤
纵隔	纵隔炎、纵隔气肿、纵隔肿瘤
肌肉与骨骼	肋软骨炎、肌肉痉挛、肋骨或椎骨骨折、骨癌
神经性	带状疱疹、颈神经根炎
胃肠性	食管痉挛、食管炎、消化性溃疡、胰腺炎、胆囊炎
情感性	焦虑、抑郁

(二)临床表现

1. **发病年龄** 青壮年胸痛多考虑结核性胸膜炎、自发性气胸、心肌炎、心肌病、风湿性心瓣膜病,40岁以上者则需注意心绞痛、心肌梗死和支气管肺癌。
2. **胸痛部位** 大部分疾病引起的胸痛通常有一定部位及特点(表9-3)。

表9-3 引起胸痛的疾病及疼痛的特点

疾病	特点
胸壁疾病	疼痛常固定在病变部位,且局部有压痛,胸壁皮肤的炎性病变,局部可有红、肿、热、痛
带状疱疹	可见成簇的水疱沿一侧肋间神经分布伴剧痛,且疱疹不超过体表中线
肋软骨炎	疼痛常在第1~2肋软骨处见单个或多个隆起,局部有压痛。但无红肿表现
心绞痛及心肌梗死	疼痛多在胸骨后方和心前区或剑突下,可向左肩或左臂内侧放射,甚至达环指与小指,也可放射至左颈或面颊部,常被误认为牙痛
主动脉夹层	疼痛多位于胸背部,向下放射至下腹、腰部与两侧腹股沟和下肢

续表

疾病	特点
胸膜炎	疼痛多在胸侧部
食管及纵隔病变	疼痛多在胸骨后
肝胆疾病及膈下脓肿	疼痛多在右下胸,侵犯膈肌中心部时疼痛放射至右肩部
肺尖部肺癌	疼痛多以肩部、腋下为主,向上肢内侧放射

3. **胸痛性质** 胸痛的程度可呈剧烈、轻微和隐痛。胸痛的性质可有多种多样,如心绞痛与非心绞痛的鉴别见表9-4。胸膜疼痛因不同病因而呈现不同的临床特点(表9-5)。

表9-4 心绞痛与非心绞痛一般表现的鉴别

鉴别点	心绞痛	非心绞痛
部位	胸骨后、扩散	左乳房下、部位固定
放射痛	左臂、下颌、背	右臂
性质	钝痛、压榨性、钳夹样	尖锐、锥刺样、切割样
强度	中到重度	极度
持续时间	数分钟	数秒、数小时、数天
诱发因素	劳累、情绪激动、饱食、受寒	呼吸、体力运动
缓解因素	休息、含服硝酸甘油	无特定方法

表9-5 胸膜疼痛的病因及临床特点

病因	临床特点
病毒性胸膜炎	发热,有上呼吸道感染的特征,患者多不到40岁,无造成或诱发血栓栓塞性疾病的因素
急性肺炎	发热,咳嗽,咳痰,肺实变,胸部X射线可见渗出或浸润影
肺栓塞	有血栓栓塞性疾病致病因素、深静脉血栓形成的特征,偶有发热和咯血
免疫性胸膜炎	系统性红斑狼疮(SLE)与浆膜炎有关,心肌梗死后综合征(Dressler综合征)是一种免疫性胸膜炎、心包炎,可在心肌梗死后或心脏手术后2~4周内出现
自发性气胸	突然发生胸痛和呼吸困难,多发生于年轻人、创伤后或慢性阻塞性肺疾病(COPD)患者
胸廓损伤	肋骨或肋间肌受损,多与胸廓脆弱有关,可表现为胸壁压痛和淤血
神经痛	疼痛呈放射状分布、皮肤高敏,常见病因包括带状疱疹、压缩性骨折放射疼痛、糖尿病性神经痛等

4. **疼痛持续时间** 平滑肌痉挛或血管狭窄缺血所致的疼痛为阵发性,炎症、肿瘤、栓塞或梗死所致疼痛呈持续性。如心绞痛发作时间短暂(持续1~5 min),而心肌梗死疼痛持续时间很长(数小时或更长)且不易缓解。

5. **影响疼痛因素** 主要为疼痛发生的诱因,加重与缓解因素。例如心绞痛可在劳累或精神紧张时诱发,休息后或含服硝酸甘油或硝酸异山梨酯后1~2 min缓解,而对心肌梗死所致的疼痛则服药无效。食管疾病多在进食时发作或加剧,服用抗酸剂和促动力药可减轻或消失。胸膜炎及心包炎的胸痛可因咳嗽或用力呼吸而加剧。

(三)护理评估要点

1. **病史** 有无与胸痛相关的疾病史。
2. **疼痛部位** 疼痛部位常为病变所在部位,但应注意某些内脏疾病可伴有牵涉痛,甚至突出表现为牵涉部位疼痛,如心绞痛可单纯表现为左肩痛、左臂痛、上腹痛或牙痛等。
3. **疼痛性质、程度与持续时间** 疼痛的性质与病因及病变部位密切相关,急性心肌梗死为压榨性痛,持续时间长,不易缓解。
4. **诱发、加重或缓解因素** 咳嗽、深呼吸可致胸壁及胸膜病变所致胸痛加剧,心绞痛可因过度劳累、情绪激动等诱发,休息或含服硝酸甘油可缓解。
5. **伴随症状和体征** 如胸痛伴有咳嗽、咳痰和(或)发热,常见于气管、支气管和肺部疾病;胸痛伴呼吸困难,常提示病变累及范围较大,如大叶性肺炎、自发性气胸、渗出性胸膜炎和肺栓塞等;胸痛伴咯血,主要见于肺栓塞、支气管肺癌;胸痛伴面色苍白、大汗、血压下降或休克时,多见于心肌梗死、主动脉夹层、主动脉窦瘤破裂和大面积肺栓塞;胸痛伴吞咽困难,多提示食管疾病,如反流性食管炎等。

二、腹痛

腹痛(abdominal pain)是临床常见的症状,大多数由腹部疾病引起,但腹腔外疾病及全身性疾病也可引起。腹痛的性质和程度,既受病变性质和病变严重程度的影响,也受神经和心理因素影响。临床上一般将腹痛按起病缓急、病程长短分为急性腹痛和慢性腹痛。

(一)病因与发生机制

1. **病因** 腹痛的病因见表9-6和表9-7。

表9-6 急性腹痛的病因

病变	病因
腹腔器官急性炎症	急性胃炎、急性肠炎、急性胰腺炎、急性出血坏死性肠炎、急性胆囊炎、急性阑尾炎
空腔脏器阻塞或扩张	肠梗阻、肠套叠、胆道结石、胆道蛔虫症、尿路结石梗阻等
脏器扭转或破裂	肠扭转、肠绞窄、肠系膜或大网膜扭转、卵巢扭转、肝破裂、脾破裂、异位妊娠等
腹膜炎症	多由胃肠穿孔引起,少部分为自发性腹膜炎
腹腔内血管阻塞	缺血性肠病、腹主动脉瘤和门静脉血栓形成
腹壁疾病	腹壁挫伤、脓肿及腹壁皮肤带状疱疹
胸腔疾病所致牵涉痛	大叶性肺炎、肺梗死、心绞痛、心肌梗死、急性心包炎、胸膜炎、食管裂孔疝、胸椎结核
全身性疾病	腹型过敏性紫癜、糖尿病酮症酸中毒、尿毒症、铅中毒、血卟啉病等

表 9－7 慢性腹痛的病因

病变	病因
腹腔脏器的慢性炎症	反流性食管炎、慢性胃炎、十二指肠炎、慢性胆囊炎及胆道感染、慢性胰腺炎、结核性腹膜炎、溃疡性结肠炎、Crohn 病等
空腔脏器的张力变化	胃肠痉挛或胃、肠、胆道运动障碍等
胃、十二指肠病变	胃、十二指肠溃疡
腹腔脏器的扭转或梗阻	慢性胃、肠扭转，十二指肠壅滞症、慢性假性肠梗阻
脏器包膜的牵张	实质性器官因病变肿胀，导致包膜张力增加而发生的腹痛，如肝淤血、肝炎、肝脓肿、肝癌等
中毒与代谢障碍	铅中毒、尿毒症等
肿瘤压迫及浸润	以恶性肿瘤居多，可能与肿瘤不断生长，侵犯与压迫感觉神经有关
胃肠神经功能紊乱	如胃肠神经症

2. 发生机制 腹痛发生机制可分为3种，即内脏性腹痛、躯体性腹痛和牵涉痛，但临床上不少疾病引起腹痛涉及多种机制。

（1）内脏性腹痛 ① 疼痛部位不确切，接近腹中线；② 疼痛感觉模糊，多为痉挛、不适、钝痛、灼痛；③ 常伴恶心、呕吐、出汗等其他自主神经兴奋症状。

（2）躯体性腹痛 ① 定位准确，可在腹部一侧；② 程度剧烈而持续；③ 可有局部腹肌强直；④ 腹痛因咳嗽、体位变化而加重。

（3）牵涉痛 定位明确；疼痛剧烈；有压痛、肌紧张及感觉过敏等。

（二）临床表现

1. 腹痛部位、性质和程度 一般腹痛部位多为病变所在部位（表9-8），其性质、程度和临床意义见表9-9。

表 9－8 腹部疼痛的部位及常见疾病

疼痛部位	受累器官	常见疾病
胸骨下	食管	食管炎
肩	膈	膈下脓肿
腹部	胃、十二指肠、胆囊、肝、胆管、胰腺	胃溃疡、十二指肠溃疡、胆囊炎、肝炎
右肩胛	胆道	胆绞痛
背中部	主动脉、胰腺	主动脉破裂、胰腺炎
脐周	小肠	梗阻
下腹部	结肠	溃疡性结肠炎
骶骨	直肠	直肠炎、肛周脓肿

表 9-9 腹痛的程度和性质变化的临床意义

疼痛程度与性质	临床意义
中上腹部突发的剧烈刀割样、烧灼样疼痛	胃、十二指肠溃疡穿孔
中上腹部持续剧痛或阵发性加剧	急性胃炎、急性胰腺炎
阵发性剧烈绞痛,患者辗转不安	胆石症、泌尿系统结石
阵发性剑突下钻顶样疼痛	胆道蛔虫
持续性、广泛性剧痛伴腹肌紧张、板状强直	急性弥漫性腹膜炎
隐痛或钝痛	内脏性疼痛,由胃肠张力变化或轻度炎症引起
胀痛	实质性脏器的包膜牵张所致

2. 诱发因素　胆囊炎或胆石症发作前常有进食油腻食物史;急性胰腺炎发作前常有酗酒、暴饮暴食史;部分机械性肠梗阻多与腹部手术有关;腹部受暴力作用引起的剧痛伴有休克者,可能是肝、脾破裂。

3. 发作时间　餐后痛可能是由于胆胰疾病、胃肿瘤或消化不良所致;周期性、节律性上腹痛见于胃、十二指肠溃疡;子宫内膜异位症者腹痛与月经来潮有关;卵泡破裂者发作在月经间期。

4. 与体位的关系　某些体位可使腹痛加剧或减轻。例如胃黏膜脱垂患者左侧卧位疼痛可减轻。十二指肠壅滞症患者膝胸或俯卧位可使腹痛及呕吐等症状缓解。胰腺癌患者仰卧位时疼痛明显,而前倾位或俯卧位时减轻。反流性食管炎患者烧灼痛在躯体前屈时明显,直立位时减轻。改善腹痛的方法见表 9-10。

表 9-10 改善腹痛的方法

方法	病变组织或器官	常见疾病
嗳气	胃	慢性胃炎
进食	胃、十二指肠	消化性溃疡
呕吐	胃、十二指肠	幽门梗阻
前倾	腹膜后组织结构	胰腺癌、胰腺炎
屈膝	腹膜	腹膜炎
屈右大腿	右腰大肌	阑尾炎
屈左大腿	左腰大肌	憩室炎

(三) 护理评估

1. 有无相关病史　与腹痛相关的病史,如有消化性溃疡病史要考虑溃疡穿孔;育龄妇女有停经史要考虑宫外孕;有酗酒要考虑胰腺炎、急性胃炎;有心血管意外史要考虑血管栓塞。

2. 腹痛与年龄、性别、职业的关系　幼儿腹痛常见病因有先天畸形、肠套叠、蛔虫病等;青壮年腹痛以急性阑尾炎、胰腺炎、消化性溃疡等多见;中老年以胆囊炎、胆石症、恶性肿瘤、心血管疾病多见;育龄妇女要考虑卵巢囊肿扭转、异位妊娠等;有长期铅接触史要考虑铅中毒。

3. 腹痛起病情况　有无饮食、外科手术等诱因,急性起病者要特别注意各种急腹症的鉴别。缓慢发生者涉及功能性与器质性、良性与恶性疾病的区别,除注意病因、诱因外,应特别注意缓解因素。

4. 腹痛的部位　腹痛的部位多代表疾病部位,对牵涉痛的理解更有助于判断疾病的部位和性质。

5. 腹痛的性质和程度　腹痛的性质与病变性质密切相关。烧灼样痛多与化学刺激有关,如胃酸的刺激;绞痛多为空腔脏器痉挛、扩张或梗阻引起,临床常见者有肠绞痛、胆绞痛、肾绞痛,三者鉴别要点见表9-11。

表9-11　三种绞痛鉴别要点

疼痛类别	疼痛的部位	其他特点
肠绞痛	多位于脐周围、下腹部	常伴有恶心、呕吐、腹泻、便秘、肠鸣音亢进等
胆绞痛	位于右上腹部,放射至右背与右肩胛	常有黄疸、发热、肝可触及或Murphy征阳性
肾绞痛	位于腰部并向下放射,达于腹股沟、外生殖器及大腿内侧	常有尿频、尿急、尿液蛋白质、红细胞等增高

6. 腹痛的时间　特别是与进食、活动、体位的关系。

7. 腹痛的伴随症状　腹痛的伴随症状及临床意义见表9-12。

表9-12　腹痛的伴随症状及临床意义

伴随症状	临床意义
发热、寒战	有炎症存在,见于急性胆道感染、胆囊炎、肝脓肿、腹腔脓肿,也可见于腹腔外疾病
黄疸	可能与肝胆胰疾病有关,急性溶血性贫血也可出现
休克	合并贫血者可能是肝、脾或异位妊娠破裂;无贫血者则见于胃肠穿孔、绞窄性肠梗阻、肠扭转、急性出血坏死性胰腺炎。腹腔外疾病如心肌梗死、肺炎也可有腹痛与休克
呕吐	食管、胃肠病变,呕吐量大提示胃肠道梗阻
反酸、嗳气	胃、十二指肠溃疡或胃炎
腹泻	消化吸收功能障碍或肠道炎症、溃疡或肿瘤
血尿	可能为泌尿系统疾病(如泌尿系统结石)所致

三、头痛

头痛(headache)是指头颅内外各种性质的疼痛。可见于多种疾病,大多数无特异性,全身感染发热性疾病往往伴有头痛,精神紧张、过度疲劳也可有头痛。但反复发作或持续性的头痛,可能是某些器质性疾病的信号。

(一)病因与发生机制

1. 病因　头痛的病因有颅脑病变、颅外病变、全身性疾病、神经症等(表9-13)。

表 9-13 头痛的病因分类和临床意义

分类	病因	临床意义
颅脑病变	感染	如脑膜炎、脑膜脑炎、脑炎、脑脓肿等
	血管病史	如蛛网膜下腔出血、脑出血、脑血栓形成,脑栓塞、高血压脑病、脑供血不足、脑血管畸形等
	占位性病变	如脑肿瘤、颅内转移瘤、颅内囊尾蚴病或棘球蚴病
	颅脑外伤	如脑震荡、脑挫裂伤、硬膜下血肿、颅内血肿、脑外伤后遗症
	其他	如偏头痛、丛集性头痛、头痛型癫痫、腰椎穿刺后及腰椎麻醉后头痛
颅外病变	颅骨疾病	如颅底凹入症、颅骨肿瘤
	颈部疾病	颈椎病及其他颈部疾病
	神经痛	如三叉神经、舌咽神经及枕神经
	其他	如眼、耳、鼻和齿等疾病所致的头痛
全身性疾病	急性感染	如流感、伤寒、肺炎等发热性疾病
	心血管疾病	如高血压病、心力衰竭
	中毒	如铅、乙醇、一氧化碳、有机磷、药物(如颠茄、水杨酸类)等中毒
	其他	尿毒症、低血糖、贫血、肺性脑病、系统性红斑狼疮、月经及绝经期、中暑等
神经症		如神经衰弱及癔症性头痛

2. 发生机制

(1) 各种病因引起的颅内外血管的收缩、扩张以及血管受牵引或伸展。

(2) 脑膜受刺激或牵拉。

(3) 具有痛觉的脑神经和颈神经被刺激、挤压或牵拉。

(4) 头、颈部肌肉的收缩。

(5) 面部器官和颈椎病变引起。

(6) 内分泌功能紊乱。

(7) 神经功能紊乱。

(二) 临床表现

1. 发病情况　急性起病并伴有发热者常为感染性疾病所致。急剧的头痛,持续不减,并有不同程度的意识障碍而无发热者,提示颅内血管性疾病。长期的反复发作性头痛或搏动性头痛,多为血管性头痛或神经症。慢性进行性头痛并有颅内压增高的症状应注意颅内占位性病变。

2. 头痛部位　偏头痛及丛集性头痛多在一侧。颅内病变的头痛常为深在性且较弥散,但疼痛多向病灶同侧放射。高血压引起的头痛多在额部或整个头部。全身性或颅内感染疾病的头痛,多为全头部痛。

3. 头痛的程度与性质　三叉神经痛、偏头痛及脑膜刺激的疼痛最为剧烈。脑肿瘤的头痛多为中度或轻度。高血压性、血管性及发热性疾病的头痛,往往带有搏动性。

(三) 护理评估要点

1. 有无与头痛有关的病史　如感染,高血压,动脉硬化,颅脑外伤,肿瘤,精神病,癫痫,眼、耳、鼻、齿等疾病。

2. 头痛的特点　起病时间、急缓、病程,疼痛部位、范围、性质、程率、频率(间歇性、持续性),激发或缓解因素。几种常见头痛的鉴别见表9-14。

表 9-14　常见头痛的鉴别

类型	流行病学	部位	症状和体征
偏头痛	家族史、成年、年轻女性	前额两侧	恶心、呕吐,可能有神经系统缺陷
丛集性头痛	男性青少年	眼眶、前额、单侧	单侧鼻充血、流泪
紧张型	女性	双侧,整个头部或枕骨	轻度头昏、视物模糊或耳鸣
高血压性	家族史	不定	高血压性视网膜病变,可有视盘水肿
颅内压升高	成人	不定	恶心、呕吐、视盘水肿
脑膜炎		双侧,常在枕骨部位	颈强直、发热
颞动脉炎		单侧,颞动脉上	颞动脉压痛、同侧眼视力丧失

3. 伴随症状　头痛的伴随症状及临床意义见表9-15。

表 9-15　头痛的伴随症状及临床意义

伴随症状	临床意义
剧烈呕吐	颅内压增高,头痛在呕吐后减轻者见于偏头痛
眩晕	小脑肿瘤,椎-基底动脉供血不足
发热	常见于感染性疾病,包括颅内或全身性感染
慢性头痛,伴精神症状	应注意颅内肿瘤
突然加剧并有意识障碍	提示可能发生脑疝
视力障碍	可见于青光眼或脑肿瘤
脑膜刺激征	提示有脑膜炎或蛛网膜下腔出血
癫痫发作	可见于脑血管畸形、脑内寄生虫病或脑肿瘤
神经功能紊乱症状	可能是神经功能性头痛

四、腰背痛

腰背痛(lumbodorsalgia)是最常见的临床症状之一。许多疾病可以引起腰背痛,其中局部病变占多数,可能与腰背长期负重,其结构易于损伤有关。邻近器官病变波及或放射性腰背痛也极为常见。

(一) 病因与发生机制

腰背痛的病因复杂多样。按病因可分为5大类(表9-16),按解剖部位可分为4大类(表9-17)。

表9-16 腰背痛的病因分类与评价

分类	病因	评价
外伤性	急性损伤	因各种直接或间接暴力、肌肉拉力所致的腰椎骨折、脱位或腰肌软组织损伤
	慢性损伤	工作时的不良体位、劳动姿势、搬运重物等引起的慢性累积性损伤,在遇到潮湿、寒冷等物理刺激后极易发生腰背痛
炎症性	感染性	可见于结核杆菌、化脓菌或伤寒菌对腰部及软组织的侵犯,形成感染性炎症
	无菌性炎症	寒冷、潮湿、变态反应和重手法推拿可引起骨及软组织炎症,导致骨膜、韧带、筋膜和肌纤维的渗出、肿胀、变性
退行性变		过度活动,经常处于负重状态则髓核易于脱出,前纵韧带、后纵韧带、小关节随椎体松动移位,引起韧带骨膜下出血,微血肿机化、骨化成骨刺。髓核突出和骨刺压迫或刺激神经引起疼痛
先天性		常见的有隐性脊柱裂、腰椎骶化或骶椎腰化、漂浮棘突、发育性椎管狭窄和椎体畸形等
肿瘤性		原发性或转移性肿瘤对胸腰椎及软组织的侵犯

表9-17 引起腰背痛的相关部位病变

部位	病变
脊椎	如脊椎骨折、椎间盘突出、增生性脊柱炎、感染性脊柱炎、脊椎肿瘤、先天性畸形等
脊柱旁软组织	如腰肌劳损、腰肌纤维组织炎、风湿性多肌炎
脊神经根	如脊髓压迫症、急性脊髓炎、腰骶神经炎、颈椎炎
内脏	呼吸系统疾病,如肺、胸膜病变;泌尿系统疾病,如肾输尿管结石、炎症;盆腔、直肠、前列腺及子宫附件炎症,均可引起放射性腰背部疼痛

(二) 临床表现

1. **脊椎病变** 脊椎病变的临床表现见表9-18。

表 9-18 脊椎病变的临床表现

疾病	临床表现
脊椎骨折	有明显的外伤史,骨折部位有压痛和叩击痛,脊椎可能有后突或侧突畸形,并有活动障碍
椎间盘突出	腰痛和坐骨神经痛,有时疼痛剧烈,咳嗽、打喷嚏时疼痛加重,卧床休息时缓解。可有下肢麻木、冷感或间歇跛行
增生性脊柱炎	晨起时感腰痛、酸胀、僵直而活动不便,活动腰部后疼痛好转,但过多活动后腰痛加重。疼痛以傍晚时明显。平卧可缓解,疼痛不剧烈,敲打腰部有舒适感,腰椎无明显压痛
结核性脊椎炎	疼痛常为其首发症状。疼痛局限于病变部位,呈隐痛、钝痛或酸痛,夜间明显,活动后加剧,伴有低热、盗汗、乏力、食欲减退。晚期可有脊柱畸形、冷脓肿及脊髓压迫症状
化脓性脊柱炎	剧烈腰背痛,有明显压痛、叩痛,伴畏寒、高热等全身中毒症状
脊椎肿瘤	顽固性腰背痛,剧烈而持续,休息和药物均难缓解,并有放射性神经根痛

2. 脊柱旁软组织病变

(1) 腰肌劳损 常因腰扭伤治疗不彻底或累积性损伤所致,患者自觉腰骶酸痛、钝痛,休息时缓解,劳累后加重。特别是弯腰工作时疼痛明显,而伸腰或叩击腰部时可缓解疼痛。

(2) 腰肌纤维组织炎 常因寒冷、潮湿、慢性劳损所致腰背部筋膜及肌肉组织水肿,纤维变性。大多数患者感觉腰背部弥漫性疼痛,以腰椎两旁肌肉及髂嵴上方为主,晨起时加重,活动数分钟后好转,但活动过多疼痛又加重。轻叩腰部疼痛缓解。

3. 内脏疾病引起的腰背痛

(1) 呼吸系统疾病 胸膜炎、肺结核、肺癌等可引起后胸部和侧胸肩胛部疼痛,背痛的同时常伴有呼吸系统症状及体征。胸膜病变时常在深呼吸时加重,而脊柱本身无病变、无压痛,运动不受限。

(2) 消化系统疾病 胃、十二指肠溃疡后壁慢性穿孔时直接累及脊柱周围组织,引起腰背肌肉痉挛而出现疼痛。上腹部疼痛的同时,可出现下胸上腰椎区域疼痛。急性胰腺炎,常有左侧腰背部放射痛;25%的胰腺癌可出现腰背痛,取前倾坐位时疼痛缓解,仰卧位时加重。溃疡性结肠炎和克罗恩病在出现消化道功能紊乱的同时,常伴有下腰痛。

(3) 泌尿系统疾病 肾炎呈深部胀痛,位于腰肋三角区,并有轻微叩痛;肾盂肾炎时腰痛和叩痛较明显;肾脓肿多为单侧腰痛,常伴有局部肌紧张和压痛;肾结石多为绞痛,叩痛剧烈;肾肿瘤引起的腰痛多为钝痛或胀痛,有时呈绞痛。

(4) 盆腔器官疾病 男性前列腺炎和前列腺癌常引起下腰骶部疼痛,伴有尿频、尿急,排尿困难;女性慢性附件炎、宫颈炎、子宫脱垂和盆腔炎可引起腰骶部疼痛,且伴有下腹坠胀感和盆部压痛。

(三)护理评估要点

1. 病史或诱发因素　腰肌劳损多于劳累和活动过多时加重,休息时缓解;风湿性腰背痛常由天气变冷或环境潮湿阴冷所诱发;妇科疾病常在月经期因盆腔充血而使下腰部疼痛加重;腰椎间盘突出症在咳嗽、打喷嚏和用力大小便时疼痛加重等。

2. 起病时间　外伤感染患者可以准确指出疼痛时间,慢性积累性腰部损伤者,仅能述说大概时间。

3. 起病缓急　腰背部外伤、急性脏器病变起病急骤;腰椎结核、腰肌劳损等起病缓慢。

4. 疼痛部位　脊椎及其软组织病变引起的腰背痛,多在病变部位;颈、胸背部疼痛,应考虑是否因胸膜肺部病变所致;中腰背部疼痛,应考虑胃肠、胰腺及泌尿系统疾病;腰骶疼痛,则应注意前列腺炎,子宫、附件等病变。

5. 疼痛的性质　腰椎骨折和腰肌急性扭伤多为锐痛,化脓性炎症呈跳痛,腰肌陈旧性损伤为胀痛,肾结石则感腰部绞痛。

6. 疼痛的程度　急性外伤、炎症、尿路结石、脊椎肿瘤压迫神经根等的疼痛剧烈;慢性腰肌劳损、肌纤维组织炎和盆腔脏器炎症引起的疼痛,一般比较轻微。

五、疼痛的护理及预防

(一)护理措施

1. 非药物治疗　在诊断未明确之前,不能给予止痛药物,以免掩盖病情。可以采取下列措施减轻疼痛。

(1)心理护理　首先,要解除患者的焦虑。焦虑程度越重,疼痛程度也越重。护理人员应尽量陪伴并鼓励患者表达内心的感受。使用治疗性触摸或放松疗法可减轻患者的紧张度。其次,应鼓励患者参与护理计划,了解疼痛的原因,帮助患者学习预防及减轻疼痛的技巧,提高自我控制能力。再次,帮助患者转移注意力,参加娱乐活动,如交谈、听音乐、深呼吸等。此外,还应使患者了解,除诊断未明确前不能随便使用止痛药之外,其他疼痛均可以使用止痛药控制。

(2)舒适的护理　帮助患者处于舒适的体位,并经常更换体位,以减轻因体位不适所致的疼痛。教患者学习减轻疼痛的方法,如用枕头来支垫骨突出的部位、抬高患肢等。使用放松疗法、针灸、理疗、按摩等技术,使患者得到舒适感。

2. 药物治疗　诊断明确后,可以积极控制患者的疼痛,如在疼痛发作前遵医嘱给药。

(1)三阶梯用药方法　所谓三阶梯用药方法就是根据患者的疼痛程度和原因,分级选用相应的镇痛剂。即对轻度疼痛的患者,应主要选用解热镇痛剂类的止痛剂;对中度疼痛患者,应选用弱阿片类药物;对重度疼痛患者,应选用强阿片类药物。

第一阶梯药物为解热镇痛药,其代表药物为阿司匹林,替代药物有吲哚美辛、对乙酰氨基酚、布洛芬、双氯芬酸、萘普生等。此类药物还可依镇痛需要,作为第二、三阶梯药物的辅助用药。由于此类药物多有肠胃不良反应,且随剂量增加而毒性加重,所以当用药一段时间后疼痛仍持续存在时,应加用或改用第二阶梯药物。

第二阶梯药物为弱阿片类镇痛药,代表药物为可待因,替代药物有布桂嗪(强痛定)、羟考酮、曲马朵、右丙氧芬等,主要适用于第一阶梯用药后仍有疼痛的患者。可待因、右丙氧芬与解热镇痛抗炎药组成的复方制剂,如氨酚待因、安度芬、丙氧氨酚等可单独用于中度疼痛患者的止痛。

第三阶梯药物为强阿片类镇痛药,代表药物为吗啡,替代药物有氢吗啡酮、羟吗啡酮、羟甲左马喃、美沙酮、芬太尼贴剂和丁丙诺啡等。这类药物主要适用于重度疼痛和应用第二阶梯药物后疼痛仍持续存在的患者。

三阶梯用药是镇痛药临床应用中应遵循的重要原则,强调从非阿片类开始逐渐升级,不仅增加了用药的选择机会,还能最大限度地减少药物依赖的发生。

在三阶梯用药原则的基础上,还应注意按时用药和个体化用药。所谓按时用药即按药物的有效作用时间定时给药,在此基础上,有疼痛出现可临时追加,不能因疼痛暂时消失而停用。按时用药便于维持患者恒定有效的体内药物浓度。所谓个体化用药,指用药剂量应以使患者达到有效镇痛为标准进行调整。不同性别、年龄的患者,敏感性存在着个体差异。

(2) 注意事项　使用前应了解止痛药物的药理作用、给药途径、使用剂量、不良反应和禁忌证;病情未明确诊断之前,不能随意使用止痛药,以免掩盖或延误病情。

(二) 预防

许多慢性疼痛患者发现举办年度的健康保健运动对防病治病有很好的作用。这些运动由患者参与并有多个内容不同的主题。其目的:① 增进公众对特殊健康问题的认识;② 在公众场所和保健场所对患者、家庭看护者进行疼痛知识教育,为有特殊需要人群提供帮助;③ 增进为患者服务的效率,无论从事初级或者是高级护理的护士,都有义务为患有慢性疼痛的患者服务;④ 让患者充分利用互联网获得自助性治疗,但同时又必须防止出现长期应用、过度相信所造成的不良后果。

(三) 转诊指征

需手术治疗、慢性疼痛、正规治疗症状不能改善者需要转诊治疗。

第二节　便　秘

便秘(constipation)是指大便次数减少,一般每周少于3次,排便困难、粪便干结。多长期持续存在,症状扰人,影响生活质量。

(一) 病因与发生机制

正常排便需具备下述条件:① 有足够引起正常肠蠕动的肠内容物。即足够的食物量、食物中含有适量的纤维蛋白和水分。② 肠道内肌肉张力正常及蠕动功能正常。③ 有正常的排便反射。④ 参与排便的肌肉功能正常。其中任何一个条件不能满足,即可发生便秘。便秘的病因见表9-19。

表 9-19　便秘的病因

分类	病因
原发性便秘	① 进食量少、食物缺乏纤维素或水分不足,对结肠运动的刺激减少 ② 由于工作紧张、时间和性质改变,精神因素等导致排便习惯经常受干扰或抑制 ③ 结肠运动功能障碍,如年老体弱、活动过少、肠痉挛所致便秘,如肠易激综合征 ④ 腹肌及盆肌张力差,排便动力缺乏所致便秘,如多次妊娠 ⑤ 结肠冗长,食糜残渣经过结肠时水分被过多吸收
继发性便秘	① 结肠良性或恶性肿瘤 ② 腹腔或盆腔内肿瘤压迫 ③ 直肠或肛门病变引起肛门括约肌痉挛致疼痛而惧怕排便 ④ 甲状腺功能减退 ⑤ 药物影响

（二）流行病学特点

普遍认为年龄、性别、职业、文化程度、心理障碍、滥用泻药、不良排便习惯等是便秘的危险因素。随年龄增加,便秘患病率明显增加,女性是高危人群,我国北方地区便秘患病率高于南方地区。

（三）临床表现

不同病因的便秘常有原发病的表现,各种病因的肠梗阻多有呕吐、腹痛、肠绞痛等;结肠肿瘤、肠结核及 Crohn 病者可有腹部包块;肠结核、溃疡性结肠炎、肠易激综合征者便秘与腹泻交替出现。

1. 排便障碍的表现

（1）自然排便次数减少,粪便量少,并可逐渐加重。

（2）排出困难,粪便干燥,难以排出;或粪便并不干硬,也难以排出。

2. 便秘所致局部或全身表现　粪块长时间停留在肠道内可引起腹胀及下腹部疼痛。在直肠停留过久,可有下坠感和排便不尽感;粪便过于坚硬,排便时可引起肛门疼痛或肛裂;便秘还可造成直肠、肛门过度充血,久之易致痔疮。患者亦可因此感到紧张、焦虑。

（四）护理评估要点

1. 相关病史与诱因　有无与便秘相关的疾病或手术史,或精神紧张、工作压力大、环境改变、长期服用泻药等诱发因素。

2. 排便特点　排便频率、性状、量,排便是否费力,并与既往排便情况相比较。

3. 便秘对人体功能性健康型态的影响　主要为紧张、焦虑等压力与压力应对型态的改变。

4. 诊断、治疗及护理经过　包括促进排便措施及其效果。

（五）护理措施

1. **精神与心理护理** 为患者提供美观舒适、整齐、空气清新的病房环境,以改善患者的心理状态。与患者交流,了解其饮食习惯及生活规律并与其一同分析便秘的原因,有的放矢,制订相应的护理措施,帮其树立治愈的信念。

2. **生活护理** 卧床患者应定时翻身,帮助患者在床上进行身体各部位的活动和锻炼,如腹部及背部热敷、热水浸浴、腹部按摩等。腹部按摩是以脐为中心,顺时针方向缓慢按摩,以增加腹肌和结肠肌肉的收缩力,增强机体的新陈代谢,使肠蠕动加快,促使粪便的排出。

3. **建立良好的饮食习惯** 饮食要定时定量,主食类应粗细搭配、干稀搭配,每天维持在250 g左右。每日要保证有纤维丰富的食品,不可过分追求精细。

4. **导泻药的应用** 长期卧床患者应给予作用温和的轻泻剂,如液状石蜡油、开塞露、果导片等。

5. **掏便、灌肠及栓剂的应用** 对于直肠内硬结大便堵塞,应用泻药往往不见效,可采用掏便、灌肠及使用栓剂等方法。如用套上手套的手指挖大便或采用小量油剂(如甘油灌肠剂),也可用0.1%~0.2%肥皂水或生理盐水行大量不保留灌肠。年老体弱的便秘患者可使用甘油栓剂和开塞露,一般的便秘患者可使用肥皂条或咸萝卜条通便。也可用小剂量甘露醇溶液灌肠治疗便秘。对于顽固性便秘者,可先用1∶2∶3灌肠液(50%硫酸镁30 mL,甘油60 mL,温开水90 mL灌肠),可促进顺利排便,但不能长时间滥用泻药或灌肠,否则可引起结肠痉挛性便秘和消化功能紊乱。

（六）预防

1. **调整饮食** 增加食物中粗纤维含量,采取多渣饮食,包括富含纤维素的蔬菜、水果、粗粮,必要时可加些琼脂,利用其吸水性,使肠内容物膨胀而增高,从而促进肠道的蠕动以利于排便。

2. **多食产气食品** 如生葱、生蒜、蜂蜜、生瓜果及生萝卜等,利用其在肠道的发酵作用,借以产气,促进肠蠕动,利于排便。

3. **多饮水** 每日清晨空腹喝1杯温开水,不仅有冲洗胃肠道的作用,而且刺激胃肠蠕动,并能使大便软化,同时对排便有刺激作用。一般1天应多次饮用,每次饮用量在300 mL左右。

4. **改正偏食习惯** 少进食过于精细的食品,多食粗粮、豆类及豆制品,以增加维生素 B_1 的摄取量。因维生素 B_1 不足可影响神经传导,减缓胃肠蠕动,不利于食物的消化吸收和排泄。

5. **多食润肠食品** 多食黑芝麻、蜂蜜及植物油等润滑肠道的食物,对体重正常、血脂不高的患者,可指导其多食含油食物,禁食刺激性食物,如浓茶、咖啡、辣椒等。

6. **喝酸奶** 有条件的患者每天喝1杯酸奶,可促进消化,具有通便作用。

7. **养成良好排便习惯** 首先,应指导患者有规律地生活,养成良好的排便习惯。嘱患者尽可能每日早餐后排便,因进食早餐易引起胃-结肠反射,此时训练排便,易建立条件反射。每日定时去卫生间蹲20~30 min,日久便可建立定时排便的习惯。另外,应为患者提供隐蔽性环境,设法消除患者紧张不安的情绪。在床上排便的患者,由于心理上的压力感较强,加上排便依赖他人,就会产生羞耻感和种种顾虑,要做好心理护理,保护患者的隐私。运动则根据患者的性别、年龄、体力等情况综合考虑,制订计划:能够下床活动的患者,教育其少坐多行,鼓励每日散步、做体操等;对长期不能下床的患者应鼓励做好床上运动,如仰卧起坐、平卧抬腿及抬高臀部等。

(七) 转诊指征

如经严格的非手术治疗后仍收效不大,且各种特殊检查显示有明确的病理解剖异常和确凿的功能异常,可考虑转诊手术治疗。

第三节 失 眠

失眠症(insomnia)是指睡眠的始发(sleep onset)和睡眠维持(sleep maintenance)发生障碍,致使夜间睡眠质量不能满足个体生理需要而明显影响患者白天活动(如疲劳、注意力下降、反应迟钝等)的一种睡眠障碍综合征。

一、病因与发生机制

现代医学把失眠的发生归结于三大因素:易感因素、诱发因素和持续因素。易感因素是指患者自身内在素质,包括生理易感素质和心理易感素质,它构成了失眠发生的内在基础。诱发因素较多,包括外感、内伤、劳倦、环境、药物等。持续因素是指患者长期的非适应性睡眠习惯,即其在入睡-床铺-卧室之间建立的一种非适应性条件反射。

二、流行病学特点

失眠症是一种常见疾病,其发生率在国外有较多统计,不尽相同。据美国国家医学图书馆(NLM)的文献报道,美国每年约有6 000万人发生不同程度的失眠,且在女性和老年人中多见。失眠使人表现出沮丧、焦躁,同时能削弱免疫机制,阻碍体力恢复。随着现代生活节律加快,失眠的发生有递增趋势。

三、临床表现

失眠的临床表现主要为入睡困难、睡眠浅、易醒、多梦、醒后不解乏。

入睡困难表现为躺在床上翻来覆去,强迫性地回忆一些往事,或强迫性地联想,一件事接着一件事,克制不住,并且内容显得非常的杂乱无章,无论哪种睡姿都无助于睡眠,有些人甚至会睁大眼睛直到天亮,但大多数在后半夜能迷迷糊糊睡去。

睡眠浅、易醒表现为在睡眠中能模糊知晓周围动静,极易被细小的声音惊醒,有时虽无声音刺激也会在睡眠过程中自动醒来,但醒来后不知道自己是否已经睡着过,甚至否认自己曾经睡着,但自觉疲乏有所缓解。

多梦表现为睡眠过程中频繁做梦,一个接一个,醒来后常感疲惫不堪。醒后不解乏,表现为即使睡了很长时间甚至超过了正常要求的睡眠时间,醒来后还是感到精神不振,体力不支。

四、护理评估要点

1. 失眠的主观标准(临床标准)

(1) 主诉睡眠生理功能障碍。

(2) 白天疲乏无力、头胀、头昏等症状系由睡眠障碍所致。

(3) 仅有睡眠量减少而无白日不适(短睡眠者)不视为失眠。

2. 失眠的客观标准 根据多导睡眠图结果来判断。

(1) 睡眠潜伏期延长(长于 30 min)。

(2) 实际睡眠时间减少(每夜不足 6.5 h),觉醒时间增多(每夜超过 30 min)。

五、护理措施

人的一生有 1/3 的时间在睡眠中度过,因此获得良好、舒适的睡眠,对健康人保持身体健康,消除疲劳,从而以充沛的精力参与社会生活是非常重要的。尤其对于患病的人,更需要有一个良好的睡眠以利疾病早日康复。

1. 心理护理 患者住院时心情复杂,有离开亲人的孤独寂寞感,工作和家庭中遇到的种种不快,住院后对所患疾病的紧张、焦虑,对疾病检查的各种顾虑,都严重影响睡眠。因此,护理人员要通过观察了解,与患者沟通,力图减轻患者心理负担。

2. 创造良好的睡眠环境、睡眠条件 每个人都有自己的生活方式,医院应根据每个人的生活条件和文化修养,满足个人对睡眠条件的特殊要求。

(1) 提供良好的睡眠环境。

(2) 要求舒适的睡眠条件 医院的寝具样式、面料直接关系到睡眠质量,要求被、褥、枕和有关物品美观大方、舒适卫生、容易消毒及干燥;室内空气温度、湿度是良好睡眠不可缺少的条件,室内湿度要求达到 50%~60%。

(3) 满足个人生活方式 在不影响疾病的护理、治疗前提下,保持患者的生活习惯、睡眠体位。

3. 促进睡眠的功能练习 住院患者,特别是卧床患者,卧床后身体的压迫感、患部的刺激,使骨骼肌肉处于高度紧张状态,并将这一刺激传至大脑,促使睡眠觉醒。指导患者做简化的"渐进性肌肉松弛法",在最短时间内和最少的弛缓部位反复练习骨骼肌的紧张和松弛,每一部位练习 3 次,使患者尽量进入睡眠状态。

4. 药物治疗 通过各种方法治疗无效者,需要采取药物治疗。

药物治疗的基本原则:① 使用最低有效剂量。② 间断给药(每周 2~4 次)。③ 短期用药。④ 逐渐停药。⑤ 注意停药后失眠反弹。

治疗应从小剂量开始,逐渐加量。当用药后能很好入睡时,应及时停药。一般连续用药不超过 3 周。选药原则应根据患者的情况,如患者入睡困难可选用司可巴比妥。多塞平有较强的抗焦虑和镇静作用,一般用药 1 周后起效,主要用于伴有明显抑郁症状的失眠,常用剂量为 25~100 mg/d。氯美扎酮是作用于中枢神经系统的镇静药,亦有抗焦虑作用,主要用于有明显焦虑症状的失眠,常用剂量为 200~800 mg/d。水合氯醛作用类似于巴比妥类,作用时间短,起效快,小剂量有镇静作用,稍大剂量有催眠作用,约 15 min 起效,1 h 达高峰,6~8 h 终止,常用剂量为 10% 的水合氯醛 10～20 mL 口服。

六、预防

制定日常作息时间表,并严格遵照时间表上的时间安排,使每天的睡眠和起床活动按程序化进行,养成有规律的生活习惯。这是一项长期的根本的防治措施。

避免在床上进行除睡觉以外的其他任何活动,比如看书、看电视等,使床和睡觉之间形成稳固的条件反射并抑制床与其他活动之间的条件反射的形成。

睡觉前做一些放松肌肉的轻微运动,洗温水澡,或者读一些令人愉快的读物。睡觉前喝一杯温热的牛奶,或者吃一个鸡蛋,或一些腰果、鸡肉、金枪鱼、香蕉等。因为这些食物中含有大量的具有促进睡眠作用的氨基酸。请注意,不宜吃得太多,否则会适得其反。

避免在午饭后喝茶、喝咖啡或其他咖啡因含量高的饮料,因为它们具有兴奋作用而且效果持续时间长(可达 8～12 h 之久)。尽量避免服用安眠药。不可否认,安眠药的确有诱导睡眠的作用,但是从长远来看,安眠药会引发药物依赖和戒断反应,并打乱人们的正常睡眠循环。

改善睡觉环境,避免噪声、强光的干扰,安置宽松的而且舒适的床位。选择感觉最舒服的睡觉姿势也有利于入睡。

七、转诊指征

长期失眠,严重影响正常工作、学习和日常生活者需要转诊治疗。

第四节 抑 郁

抑郁症(depression)是一种原因不明的,以心境抑郁、对日常生活丧失兴趣、疲倦、自责、内疚、精神运动迟钝、早醒、食欲不振、体重减轻为主要表现的精神疾病。

一、病因与发生机制

抑郁症与遗传、生物化学、社会、心理、文化等多种因素有关。神经生化学研究表明,抑郁症发病机制较为复杂,病因尚未完全阐明,可能与遗传、大脑生物化学改变和心理社会等因素有关。目前的观点认为,抑郁症由脑中某些神经化学传导物质(神经递质)如 5-羟色胺(5-HT)、去甲肾上腺素(NE)及其受体功能紊乱引起。

二、流行病学特点

世界卫生组织估计全球约有抑郁症患者 3.4 亿,抑郁症终身患病率高达 6.1%～9.5%。低收入户、已婚的女性和未婚的男性较容易患有抑郁症。全球疾病负担调查估计,到 2020 年抑郁症将成为仅次于缺血性心脏病,成为全球第 2 位威胁人类健康、增加经济负担的疾患。

三、临床表现

1. 抑郁心境 为抑郁症核心症状,如心情不好、心烦意乱、郁闷、低沉、沮丧、提不起精神、高兴不起来等,整日忧心忡忡,郁郁寡欢,痛苦难熬,不能自拔。

2. 丧失兴趣　不能体验乐趣,此症状常见,并具有特征性。表现为对任何事物都不感兴趣,丧失对生活的热忱和兴趣;清净寡欢,疏远亲友,回避社交,闭门独处。

3. 精力丧失　主观感到精力不足。疲乏、无精打采,连洗漱、衣着等生活小事都感到费劲,力不从心。

4. 自我评价低　为抑郁心境的一种加重症状,患者总觉得自己不行,以批判的眼光、消极否定的态度看待自己的一切,一味贬低自己,把自己说得一无是处;具有无用感,无价值感,无助和无望感,强烈的内疚和自责。

5. 精神运动迟滞　整个精神活动明显抑制。注意困难,记忆力下降;思路闭塞,联想困难,寡言少语,行动迟缓;有些患者与此相反,不是脑子空洞无物,而是朝思暮想着不快经历,不是活动少和迟缓,而是紧张不安、焦虑、激越。

6. 自杀观念和行为　为抑郁症最危险症状,医护人员对此应提高警惕,切勿掉以轻心。抑郁患者的自杀率比一般人群高约20倍,占所有自杀的1/2~2/3,长期追踪发现自杀身亡者占抑郁症患者的15%~25%。

7. 昼夜节律　指患者心境有昼重夜轻的节律变化。清早一睁眼就为新的一天将如何度过而担忧;下午或傍晚有所好转,此时面部可出现一丝笑容,心情比较轻松,说话和活动都有所增多。

8. 躯体症状　抑郁患者不仅心境低沉,而且总是伴有躯体功能的某些变化,如头晕、头痛,周身不适,心悸气短,口干,便秘,消化不良,食欲减退,无饥饿感,常伴有体重减轻,睡眠紊乱也很常见,典型的睡眠障碍为早醒,比平时早2~3 h。男女患者都可出现性欲减退症状。

四、护理评估要点

1. 症状以心境抑郁为主要特征,且相对持久,但在一天内可有晨重晚轻的节律变化。

2. 首次发作患者情绪障碍至少已持续2周,至少有下列症状中的4项。

(1) 对日常活动丧失兴趣或无愉快感,性欲减退。

(2) 精力明显减弱,无原因的疲倦,软弱无力。

(3) 反复出现死亡的念头,或有自杀企图或行为。

(4) 自责或内疚感。

(5) 思考能力或注意力减退。

(6) 精神运动迟钝或激越。

(7) 失眠、早醒或睡眠过多。

(8) 食欲减退,体重明显减轻。

3. 患者的社会交往能力明显受损或需立即治疗或住院。

4. 排除精神分裂症和器质性精神病。

五、护理措施

1. 用药护理

(1) 三环类抗抑郁药　可选阿米替林(150~250 mg/d)、丙米嗪(150~250 mg/d)、多塞平(150~250 mg/d),均为口服。

(2) 选择性5-羟色胺再摄取抑制药　常用氟西汀(20~80 mg/d)、帕罗西汀(10~60 mg/d)、舍曲林(50~200 mg/d),均为口服。

2. 治疗方案　抑郁症患者,可用选择性5-羟色胺再摄取抑制药或三环类抗抑郁药。疗效欠佳者宜转诊,症状较重且有自杀企图者宜行电痉挛治疗。

3. 采取相关有效措施　保证患者有充足的睡眠和营养、水分供给;协助料理患者的生活;随时给予鼓励,严防患者自杀、自伤;可适当进行工娱活动、音乐疗法或心理咨询。

六、预防

1. 增加抗压效力,加强情绪锻炼　激怒时要疏导平静,过喜时要收敛,忧愁时宜释放自解,忧虑时应分散消遣,悲伤时要转移娱乐,恐惧时要支持帮助,惊慌时要镇定沉着。

2. 培养多种兴趣　如打牌、跳舞、散步、打太极拳、游泳、欣赏戏剧、听音乐、听歌、养花、种草等,均能缓解压力,减轻焦躁情绪。

3. 均衡饮食　糖类可以通过提升血清素来舒缓压力及改善情绪,尽量采用多糖类饮食,因为它们消化较慢,提升血清素的过程较平稳,以多糖类而言,例如全谷类、大麦、小麦、燕麦、瓜类及含高纤维多糖蔬菜等。多食香蕉、奶制品、肉类蛋白质,它们含有色氨酸,是人体不可缺少的成分,与安定情绪有关。维持正常胆固醇浓度,胆固醇过低也是忧郁症及慢性疲劳,甚至是精神病常见的原因之一。前瞻性研究显示,鱼油可以改善忧郁及焦虑,蔬菜油含有丙亚麻油酸,对抑郁症也有效。

4. 穿戴整齐　穿鲜艳明快衣服,增加对生活信心和对美好生活追求的勇气。

5. 预防可诱发抑郁症的疾病和药物　如内分泌疾病、自身免疫性疾病、脑血管病、肿瘤、维生素缺乏症、感染性疾病、慢性肝炎、艾滋病等,药物如利血平、复方降压片、干扰素、化学治疗剂、利尿药等。

6. 正确的生活态度　大智若愚,难得糊涂,大事清楚,小事糊涂。什么事要放得下,放弃完美主义。

7. 重在家庭教育,正确引导　青少年发病者应询问其在校情况,是否由于学习压力过重,或是对某门学科不感兴趣,或和同学关系相处不好,或对某老师有戒心,或爱好文体而不爱好文化课,具体情况要具体分析,对其进行解释指导。中年人则询问其工作压力,人际关系,子女问题,天灾人祸或家庭内部矛盾等,具体问题具体调整。老年人则是赡养问题、住宿问题、再婚、疾病、无子女等,根据具体情况耐心细致开导,严重时可咨询心理医生。

七、转诊指征

抑郁症症状较重或有自杀企图者需要转诊治疗。

第五节　肥　　胖

肥胖症(obesity)是体内脂肪积聚过多而呈现的一种状态。肥胖按病因分为:① 原发性肥胖,又称单纯性肥胖;② 断发性肥胖。按脂肪在身体分布分为:① 普通型肥胖,又称均匀性肥胖;② 腹型肥胖,又称向心性肥胖、内脏型肥胖、男性肥胖;③ 臀型肥胖,又称非向心性肥胖、女性肥胖。

一、病因与发生机制

肥胖症的病因尚未完全明了,常为多种因素共同作用的结果。机体依靠食物供给能量,若能量摄入与能量消耗之间的关系通过中枢神经系统-内分泌系统的调节取得平衡,则体重维持在正常范围。肥胖症是慢性能量平衡失调的结果。在与肥胖发生发展相关的多种因素中,遗传因素、高热量、高脂饮食、体力活动少是肥胖的主要原因。另外,社会城市化、心身问题和某些药物(如抗精神病药、糖皮质激素等)均可使体重增加。

二、流行病学特点

肥胖症已逐渐成为重要的世界性健康问题之一,我国的肥胖症患病率有逐年增加的趋势(尤其在儿童)。

三、临床表现

引起肥胖症的病因不同,其临床表现也不相同。继发性肥胖症的患者除肥胖外,尚具有原发病的临床表现。肥胖症的临床表现包括肥胖本身的症状和并发症的症状。

1. 肥胖症本身的症状　肥胖症患者因体重增加,可引起腰痛、关节痛、消化不良和气喘。按脂肪组织分布的不同,通常可分为两种体型。

(1) 苹果型　脂肪主要分布在腹腔和腰部,多见于男性,故又称内脏型、男性型。其发生糖尿病、高血压、冠心病等代谢综合征的危险性较大。

(2) 梨型　脂肪主要分布在腰部以下,以下腹部、臀部、大腿部为主,又称女性型。

2. 并发症　有睡眠呼吸暂停综合征、静脉血栓等,并增加麻醉和手术的危险性。另外,恶性肿瘤发生率升高,如女性子宫内膜癌、绝经后乳腺癌,男性结肠癌、直肠癌、前列腺癌发生率均升高。皮肤皱褶处易发生皮炎、溃疡,易合并化脓性或真菌感染。

四、护理评估要点

目前评估肥胖的标准和方法有很多,包括人体测量法、物理测量法及化学测量法等。后两种方法是根据物理或化学原理测量人体成分,从而推断出体脂的含量,都比较复杂,多用于专业的研究,所以最常用的是人体测量法。人体测量法是根据身高、体重、腰围、臀围、皮褶厚度等参数来判断是否肥胖的一组方法,种类很多,比较常见的有身高标准体重法和体重指数法等。

1. 身高标准体重法

$$身高标准体重(kg) = 身高(cm) - 105$$

$$肥胖度(\%) = \frac{实际体重(kg) - 身高标准体重(kg)}{身高标准体重(kg)} \times 100\%$$

肥胖度(%)≥10%为超重,>20%~29%为轻度肥胖,>30%~49%为中度肥胖,≥50%为重度肥胖。

2. 体重指数法(BMI法)

$$BMI = \frac{体重(kg)}{身高(m)^2}$$

WHO 的标准为,BMI≥25 为超重,≥30 为肥胖。考虑到体形等多种因素,我国目前标准为≥24 为超重,≥28 为肥胖。

此外,在我国,有些与肥胖相关的疾病往往在 BMI 较低时即已发生,特别是在内脏型肥胖者。

五、护理措施

1. 用药护理 常用减肥药包括非中枢性减肥药,如奥利司他;中枢性减肥药,如西布曲明。对使用药物辅助减肥者,护理人员应按医嘱指导患者正确服用,并观察和处理药物不良反应。奥利司他,每日 3 次,进餐时服用,服药后的主要不良反应为胃肠胀气、大便次数增多和脂肪便。西布曲明的不良反应,主要有头痛、口干、食欲减退、心率快、便秘和失眠,部分患者服药后可有轻度血压增高,故冠心病、充血性心力衰竭、心律失常和脑卒中患者禁用。

2. 饮食护理 通过限制能量的摄入,使总热量低于消耗量以减轻体重。

(1) 制定合理的饮食计划 采取低能量、低脂肪、适量优质蛋白、含复杂糖类的饮食,补充足够的新鲜蔬菜(400～500 g/d)和水果(100～200 g/d),维持膳食营养素的平衡。每日摄入的热量比原来日常水平减少约 1/3,一般女性为 4 184～5 021 kJ/d(1 000～1 200 kcal/d),男性为 5 021～6 694 kJ/d(1 200～1 600 kcal/d),使每周体重下降 0.5～1.0 kg。

(2) 指导患者建立良好的进食习惯 只限定在家中餐桌进食,进食时集中注意力,避免边看电视、边听广播或边阅读边吃饭;使用小容量的餐具;保持细嚼慢咽;每次进食前先喝水;不进食油煎食品、方便面、快餐、零食、巧克力,少食甜食等;避免在社交场合的一些非饥饿性因素的进食。部分食品所产热量见表 9-20。

表 9-20 部分食品所产热量(kcal/100 g)

食品	热量	食品	热量
大米	352.8	蒜苗	48.0
面粉	352.0	大白菜	19.0
玉米	365.0	土豆	78.0
黄豆	480	酱油	76.0
五花肉	462.0	植物油	900.0

(1 kcal = 4.184 kJ)

3. 运动护理 肥胖症患者应在饮食控制的基础上配合适当的体育锻炼,并长期坚持,否则体重不易下降,或下降后又反复上升。

(1) 帮助患者制定每日活动计划,运动要循序渐进,逐渐增加活动量,避免运动过度和过猛。

(2) 应选择有大肌群参与的有氧运动,如散步、慢跑、游泳、跳舞、做广播体操、打太极拳、做球类活动等。

(3) 运动方式根据年龄、性别、体力、病情及有无并发症等情况确定。

(4) 当患者出现头昏、眩晕、胸闷或胸痛、呼吸困难、恶心、丧失肌肉控制能力等表现时,提示活动过量,应立即停止活动。

4. 心理护理　评估患者有无因肥胖而出现自卑、焦虑、抑郁等相关心理问题。鼓励患者表达自己的感受,与患者讨论肥胖的治疗及预后,增加患者战胜肥胖的信心。鼓励患者进行自身修饰,加强自身修养,提高自身内在气质。根据不同年龄、性别、肥胖程度和情绪状态进行个别交谈,给予恰当的分析、解释和指导,使患者正确对待存在的问题,积极配合检查和治疗。

六、预防

肥胖的预防措施如下。

（1）教育　以社会、学校、家庭为基础的教育项目,加强有关肥胖知识的学习,充分认识肥胖对身体的危害。

（2）采取合理的饮食营养方式　做到定时定量、低动物脂肪饮食,少吃零食、甜食,多吃水果、蔬菜。

（3）加强运动　经常参加慢跑、爬山、打球、游泳等活动,使摄入与消耗保持平衡。运动是一种既能增强体质,又能预防肥胖的可行办法。

（4）养成良好的生活习惯　注意劳逸结合,饮食搭配要合理,避免能量储备。还要养成良好的睡眠习惯,若睡眠时间过多,能量消耗少,也会导致肥胖。

（5）保持心情舒畅　良好的情绪能使体内各系统的生理功能保持正常运行,对预防肥胖能起到一定的作用。反之,沉默寡言,情绪抑郁,会使生理功能发生紊乱,代谢减慢,加上运动量少,就易造成脂肪堆积。

七、转诊指征

重度肥胖,需进行吸脂、切脂和空肠回肠分流术等的患者需要转诊治疗。

第六节　创　　伤

创伤(trauma)是指机械性致伤因素作用于机体所造成的组织结构完整性破坏或功能障碍。

一、病因与发生机制

无论是有意还是意外事故造成的创伤,都会引起身体某一部位或多部位的损害。

（1）按伤情轻重分类　① 轻伤:如骨折、小面积的Ⅱ度烧伤、需缝合的刀口等都属于轻度创伤。② 重伤:如大腿创伤性断裂或多系统损伤。

（2）按伤后皮肤完整性分类　① 闭合伤:常见的原因有车祸、摔倒、斗殴或体育运动。② 开放伤:常见的原因有子弹和利器刺入。其他类型的创伤有吸入性、温度性、强力性等。吸入某些气体、烟雾和蒸汽可造成呼吸系统损伤。温度性损伤有烧伤和冻伤。爆炸伤可由气体中流动的物体或爆炸时的强力造成。风和水产生的强力,也可使人发生肺水肿、出血、腹部器官损伤等。

二、流行病学特点

随着社会发展、基础建设的增多以及交通的迅猛发展,特别是近年来流动人口的不断增多,意外伤害事故与日俱增,创伤已经被纳入国家疾病控制计划。创伤伤亡人数逐年上升,创伤增加更明显,是院前急救的主要原因。主要致伤、致死因素为交通伤、治安事件伤、工业外伤,其中以颅脑创伤占第一位,青壮年为主。

三、临床表现

严重创伤可造成死亡。创伤早期死亡发生在创伤后数小时以内,常由创伤引起的休克所致。创伤晚期死亡发生在创伤后一天或数天内,常因多脏器衰竭所致。由于创伤的后果非常严重,所以及时发现、及时处理创伤是非常重要的。创伤引起的常见问题包括以下几种。

1. 呼吸道阻塞 血液、牙齿、舌或呕吐物都可造成呼吸道阻塞。
2. 张力性气胸 张力性气胸是由于较大肺大疱的破裂或较大较深的肺裂伤或支气管破裂所致。其裂口与胸膜相通,且形成活瓣,致吸气时空气进入胸膜腔,呼气时活瓣关闭,空气只能进入而不能排出,使胸腔内积气不断增多,压力不断上升。
3. 出血 开放伤造成血管破裂,会发生外出血;闭合性或开放性创伤都可引起内出血。
4. 低血容量休克 外出血和内出血的致命并发症是低血容量休克。低血容量休克的最常见原因是创伤。引起低血容量休克的因素很多,如开放性或闭合性损伤造成的出血,长骨或骨盆骨折、大血管破裂、创伤性截肢、组织损伤(如烧伤或挤压伤)造成的血浆丢失等。多脏器损伤的患者发生低血容量休克的原因主要是多处出血和体液丢失同时发生。
5. 皮肤损伤 皮肤损伤常见的部位是表皮,有时也包括皮下组织。皮肤创伤可由钝器伤或穿透伤引起。但是在评估皮肤损伤时一定要注意是否有其他严重损伤,如开放性骨折。另外,大面积皮肤损伤也可造成严重的失血。
6. 肌肉骨骼损伤 肌肉骨骼的损伤可为单纯的或与多发性损伤同时出现,由钝器或穿透物造成。肌肉骨骼损伤可提供其他严重损伤的线索,如锁骨骨折可提示有胸部损伤。提示肌肉骨骼损伤的指征如下:① 肿胀。② 疼痛。③ 肢体远端脉搏消失。④ 骨摩擦音。⑤ 骨突出。⑥ 明显畸形。⑦ 异常活动。
7. 神经损伤 头部常可因创伤发生神经损伤。脊髓损伤可使神经功能受损。头部和脊髓损伤大多由钝器或车祸引起。摔倒、斗殴、体育运动时发生的损伤,也是造成神经损伤的原因。意识丧失、神志改变、肢体无力或瘫痪等,都是神经损伤的表现。
8. 心理危机 创伤的发生通常都是突然的,没有任何预警。这会给患者及家属造成很大影响。这种突然的、严重的打击是心理危机的促发因素。心理危机的症状和体征如下:① 休克。② 恐惧。③ 麻木。④ 焦虑。⑤ 负疚感。⑥ 敌对。⑦ 愤怒。

四、护理评估要点

1. 初步评估 首先对患者进行循环和神经系统的评估,包括意识状态和瞳孔。然后,要查看患者的皮肤以便发现明显的损伤和未被控制的出血。最后,采集主要的病史,包括发病经过、过敏史和既往史。
2. 全面评估 在初步评估结束后,确定患者的创伤情况并在病情平稳后进行进一步的评估,即从头到脚的全面检查。

(1) 紧急措施 在初步评估时可能会发现危及生命的问题,这时应立即采取现场急救措施,包括初级生命支持和高级生命支持、固定颈部和保持呼吸道通畅。

(2) 及时转运　要及时将多系统损伤的患者转送到医院。最常用的转运工具是救护车。

(3) 实验室和诊断性检查　根据创伤的类型决定实验室和诊断性检查。

(4) 药物　创伤患者的药物使用取决于创伤的种类、程度及是否出现休克。

(5) 输血　患者可能接受全血、红细胞、血小板、血浆、球蛋白、凝血因子等输注。

(6) 急诊手术　对多系统创伤患者,有时需要进行急诊手术。

五、护理措施

1. 初级生命支持,包括心肺复苏。高级生命支持,包括心外按压,保持呼吸道通畅,给氧,对心律失常或低血压的药物处理,对酸碱失衡、液体量不足处理。

2. 对于头颈部损伤的患者,颈部制动是最基本的措施。患者被置于硬板上,应用颈椎护围固定,使头部制动。颈部固定还可将毛巾卷成卷作为护垫固定头颈部。

3. 如果患者呼吸道通畅,可给予低流量吸氧。插胃管可预防胃内容物误吸入气管。如果患者出现张力性气胸或血胸,则需要进行胸腔穿刺或插入胸腔引流管。

4. 如果患者对输液、输血和心外按压没有反应,必要时则进行心内按压(开胸)。

5. 循环系统护理措施,包括:发现和通过直接按压控制活动性出血(外出血),手术控制内出血,采取改善休克的措施,对患者进行心电监护,插导尿管以准确测量尿量。

6. 通过对患者进行初步和全面评估,密切监测患者的体温并注意环境温度。对多系统损伤的患者要使用热毯以免发生体温过低。

7. 必要时给予止痛剂。止痛剂的作用可影响患者对创伤的反应,如果必须给予止痛剂,一定要严密监护。常用的止痛剂为阿片类(如吗啡等)。如果患者有开放性创伤,必须评估患者的抗破伤风免疫状态。如果患者不记得上一次进行抗破伤风免疫的时间或不能回答时,给予破伤风抗毒素注射。

8. 急诊手术护理　① 为患者脱去衣服,摘下首饰、义齿及其他活动物品。② 向医院手术室护士提供患者的信息,包括受伤的情况、过敏史、既往史和已采取的措施。尽可能详细地向患者家属通报病情。

六、预防

创伤现在被看做是一种疾病。同其他疾病一样,除了用研究、时间、经费寻求"治愈"外,还要在最佳的护理措施——预防方面进行努力。应该观察现存的易引起创伤的危险因素,包括:虚弱、视力差、缺乏安全教育、缺乏安全防护措施。潜在的危险因素也包括:道路状况差、交通工具不安全、缺乏防护用品(如汽车中的安全带)、携带枪支或匕首、高社区犯罪率。预防创伤很重要的一步是辨别危险因素、采取预防措施。护士还要对患者进行宣传教育并提供宣教材料,监测社区中的创伤情况。

七、转诊指征

急性创伤需手术而社区医院不能单独承担者,创伤合并严重感染者需要转诊治疗。

第七节 压 疮

压疮(press ulcer),是患者身体局部长期受压,血液循环受阻,组织营养不良,致使皮肤功能失常而产生溃烂和组织坏死的现象,也称压力性溃疡。压疮患者的皮肤护理尤其重要。

一、病因与发生机制

90%的压疮出现在腰部以下,例如,股骨大转子、足跟、外踝等处都是好发部位。压疮的病因可分为内在因素和外在因素(表9-21)。

表9-21 导致压疮的可能因素

内在因素	外在因素
活动受限(固定不动)	压力
高龄	摩擦力
营养状况差	湿度
其他相关因子:	剪力
心血管系统疾病	
骨折	
糖尿病	
神经系统疾病	
认知功能改变	
风湿性疾病	
痉挛和挛缩	
大小便失禁	

二、流行病学特点

根据美国的资料统计,71%的压疮出现在70岁以上的老年人中,估计每年有60 000人因为压疮出现并发症,包括败血症、骨髓炎等,而每年要花3.52亿~7亿美元用于压疮的处理、治疗上。

三、临床表现

1. **压疮易发部位** 压疮好发于受压和缺乏脂肪组织、无肌肉包裹或肌层较薄的骨骼隆起处,如枕骨粗隆、耳郭、肩胛、肘、棘突、髋、骶尾、膝关节的内外侧、内外踝、足跟等处;俯卧时,还可以发生在髂前上棘、肋缘突出、膝等处。

2. **压疮的分期** 压疮初起时,患者局部皮肤常常表现为红、肿、热、痛,这是受压部位暂时缺血引起的。这时,只要增加患者的翻身次数,对受压部位做环形按摩,不再使该处皮肤继续受压即可。

第一期:淤血水肿期。为压疮初期,出现暂时性的血液循环障碍。表现为红、肿、热、触痛,短时间内不易消失。

第二期:炎症浸润期。局部红肿部分向外扩大、变硬,皮肤转为紫红色,疼痛加剧。常有水疱形成,水疱破裂后,呈潮湿、红润、清洁的创面。

第三期:溃疡形成期。轻者浅层组织感染,脓液流出,溃疡形成;重者坏死组织发黑,感染向周围及深部组织扩展。

四、护理评估要点

目前有许多个量表在临床上被使用,现只介绍诺顿(Norton)皮肤量表,这个量表有很高的使用率,而且很容易操作。

诺顿皮肤量表:以 5 种状况来对发生压疮的危险性进行评估(表 9-22)。满分 20 分,若为 12~14 分,则表示有出现压疮的可能性;若小于 12 分,表示是罹患压疮非常高的危险人群。

表 9-22 诺顿皮肤量表

评估项目		分数
身体状况	好	4
	普通	3
	差	2
	非常差	1
心智状况	清醒	4
	冷漠	3
	混乱	2
活动	木僵	1
	下床走	4
	需协助走	3
	椅子上活动	2
	床上活动	1
移动力	完全	4
	轻微受限	3
	非常受限	2
	固定不动	1
失禁	没有	4
	偶尔	3
	常常/尿	2
	常常/尿、大便	1
总分		

五、护理措施

如果患者不慎出现压疮,应及时去医院换药治疗,或者遵照换药原则,由社区医护人员上门应用无菌技术以及各种药物进行换药,以促进压疮的早日愈合。

1. 淤血水肿期　及时去除致病原因,加强预防措施,如增强翻身次数,防止局部继续受压、受潮等。

2. 炎症浸润期　对未破的小水疱要减少按摩,防止破裂感染,让其自行吸收;大水疱用无菌注射器抽出疱内液体(不必剪去表皮),涂以消毒液,用无菌敷料包扎。

3. 溃疡形成期　局部处理原则是解除压迫,清洁创面,去腐生新,促进愈合。常用生理盐水、0.02%呋喃西林或1∶5 000高锰酸钾等溶液冲洗创面,外敷药物,按外科换药处理。可以辅以理疗,用红外线照射、高压氧疗等,达到促进创面愈合的目的。

六、预防

预防压疮的发生是护理工作的重要组成部分,主要包括4个方面。

1. 避免局部组织长期受压　经常翻身是最直接有效的方法。正常人即使每天较长时间卧床也不会发生压疮,卧床患者之所以容易发生压疮,与患者长时间没有改变体位密切相关。对于瘫痪或床上活动困难的患者,要制定具体的翻身计划以定时翻身。一般来说,白天每2 h帮患者翻身一次,夜间不超过3 h翻身一次,夜间翻身可根据家属或照顾者睡眠习惯,安排翻身时间,如家属23:00时睡觉,可在睡前给患者翻身,晨2:00时前由起夜者再为患者翻身一次,5:00时前给患者翻身一次至天亮。翻身前应先拍背,嘱其咳嗽,再让患者饮温开水1~2口,后行翻身,翻身动作要轻,避免拖、拉、推的动作,以防擦破皮肤。

2. 避免潮湿、摩擦及排泄物的刺激　保持患者皮肤的清洁干燥及床铺的清洁干燥是预防压疮的重要措施。患者的皮肤应每天用温水清洗2次,局部皮肤可涂凡士林软膏予以保护,但严禁在已破溃的皮肤上涂抹。保持皮肤清洁和干燥,防止皮肤受到污物的刺激,如有大小便污染时,必须随时进行清洗和更换尿垫,以保护皮肤免受刺激。床铺要经常保持清洁干燥、平整无碎屑,被服污染要及时更换。不可使用破损的便盆,以免擦伤皮肤。

3. 促进局部血液循环　对易发生压疮的患者,要经常检查,用温水擦浴、擦背。对于受压的骨突部位,在翻身时应给予一定的按摩,尤其是发现受压皮肤出现硬结时,要在减压的同时给予50%乙醇局部按摩。除医护人员用手为患者进行全背和局部的按摩外,现在还可利用电动按摩器按摩。电动按摩器是依据电磁作用,引导治疗器按摩头振动,以代替各种手法按摩。操作者持按摩器,根据不同部位,选择适用的按摩头,紧贴皮肤,进行按摩。

4. 增加营养摄入　营养不良是压疮的内因,又可影响压疮的愈合。蛋白质是机体组织修补所需的物质,维生素也可以促进伤口愈合。因此,病情许可应给予高蛋白、高维生膳食,以增强机体抵抗力和组织修复能力。此外,适当补充矿物质,如口服硫酸锌,可促进慢性溃疡的愈合。

七、转诊指征

若患者压疮已发展至溃疡形成期,病变累及或未累及周围组织;或发展至第四期压疮,即皮肤完全变厚,而且溃疡已经深入肌肉层、骨骼甚至周边的支持组织(如肌腱、关节囊),且转为慢性病程时,应及时转诊救治。

思 考 题

1. 为什么要加强社区健康问题的预防和护理干预?
2. 社区常见健康问题的转诊指征是什么?
3. 简述疼痛、便秘、失眠、抑郁、肥胖、创伤、压疮的护理要点。

(周佳丽)

第十章 社区常见慢性非传染性疾病的管理

学习目标

1. 熟悉社区常见慢性非传染性疾病流行病学特点和危险因素。
2. 掌握社区常见慢性非传染性疾病的预防和护理干预措施。

慢性非传染性疾病又称慢性病,它是由一类病程长、病因复杂且有些尚未被确认的疾病的总称。具有潜伏期长、病程长、耗费医疗费用大及目前尚缺乏有效的临床手段等特点。随着社会经济的发展、医疗科学技术的进步和生活方式的不断改变,威胁人群生命健康的主要疾病已经由原来的传染病逐步被各种慢性非传染性疾病所取代,各种慢性疾病已经成为威胁人群健康的主要疾病(表10-1)。目前,影响我国居民常见的慢性疾病主要有心脑血管疾病、恶性肿瘤、慢性阻塞性肺部疾病、糖尿病和骨关节疾病等。根据慢性病发展的自然史,整个慢性病管理中应涵盖5种不同的人群:社区全人群、高危人群、确诊的慢性病人群、与该慢性病相关并发症人群以及晚期慢性病人群。在管理过程中,要以健康教育为主导,根据疾病自然史贯彻三级预防。即:一级预防,又叫病因预防,通过健康教育,针对发生疾病的危险因素采取的干预措施;二级预防:早发现早诊断早治疗,针对健康与高危人群进行规范化的慢性病筛查;三级预防:对确诊的慢性病患者进行康复指导,以降低致残率、提高生活质量。实施中应以患者为中心,动员个人、家庭和社区积极参与是管理中的主要原则。

表10-1 2007年部分市县前十位疾病死亡专率及死因构成(合计)

顺位	市			县		
	死亡原因	死亡专率/(1/100 000)	构成/%	死亡原因	死亡专率/(1/100 000)	构成/%
1	恶性肿瘤	176.23	28.53	恶性肿瘤	144.15	24.80
2	脑血管病	111.47	18.04	脑血管病	119.69	20.59
3	心脏病	100.61	16.29	呼吸系统疾病	100.20	17.24
4	呼吸系统疾病	80.94	13.10	心脏病	86.01	14.80
5	损伤及中毒	37.63	6.09	损伤及中毒	52.07	8.96
6	内分泌营养和代谢疾病	20.38	3.30	消化系统疾病	15.62	2.69
7	消化系统疾病	17.46	2.83	内分泌营养和代谢疾病	8.82	1.52
8	泌尿生殖系统疾病	7.93	1.28	泌尿生殖系统疾病	7.12	1.22

续表

顺位	市			县		
	死亡原因	死亡专率/(1/100 000)	构成/%	死亡原因	死亡专率/(1/100 000)	构成/%
9	神经系统疾病	5.86	0.95	神经系统疾病	4.45	0.77
10	精神障碍	5.35	0.87	精神障碍	3.50	0.60
	十种死因合计		91.28	十种死因合计		93.19

资料来源:2008 年中国卫生统计年鉴。

第一节 心、脑血管疾病

心脑血管疾病是一组以心脏和血管异常为主的循环系统疾病,包括心脏和血管疾病、肺循疾病以及脑血管疾病。当前以高血压、脑卒中和冠心病对人类健康的危害最为严重。随着我国经济的快速发展、人们生活水平的不断提高以及人口老龄化的迅速到来,心脑血管疾病发生率或死亡率呈现迅猛上升的趋势。本节重点对高血压、冠心病和脑卒中的社区预防及护理干预做阐述。

一、高血压

案例 10-1

患者,男,60岁,因"间断性头晕、头痛10年,活动后胸闷、气促1月"就诊。患者10年前因生气后常有头晕、头痛到医院就诊,当时测血压为150/100 mmHg,诊断为高血压病,长期服用美托洛尔25 mg tid,血压控制较好。近1个月来患者出现活动后胸闷、气促、心悸,休息后可缓解。偶有四肢乏力,无发作性头痛和恶心、呕吐,二便正常。既往体健,无糖尿病、冠心病等病史。吸烟20余年,每天1包,不嗜酒,父亲因高血压脑出血去世。

讨论:
1. 作为社区护士,如何评估该患者的健康危险因素?
2. 针对该患者,如何进行社区预防和护理干预?

高血压(hypertension)是一种以体循环动脉血压持续升高为主要表现的临床综合征,是最常见的心脑血管疾病,被称为"第一杀手",同时又是引起其他心脑血管疾病的主要危险因素。高血压已经成为人们普遍关注的严重公共卫生问题。

我国根据《中国高血压防治指南2010》,血压水平分类和定义如表10-2。

表 10-2 血压水平分类和定义

分　类	收缩压/mmHg		舒张压/mmHg
正常血压	<120	和	<80
正常高值血压	120~139	和(或)	80~89
高血压	≥140	和(或)	≥90
1级高血压(轻度)	140~159	和(或)	90~99
2级高血压(中度)	160~179	和(或)	100~109
3级高血压(重度)	≥180	和(或)	≥110
单纯收缩期高血压	≥140	和	<90

注:当收缩压和舒张压分属于不同级别时,以较高的分级为准。

(一)流行病学特点

高血压患病率在世界各国均很高,其患病率往往与工业化程度相关,也有一定的地区和种族差别。2002年中国居民营养与健康状况调查结果显示,我国18岁以上居民高血压患病率为18.8%,估计全国患病人数为1亿~6亿,与1991年相比,患病率上升31%,患病人数增加7000多万人。地区分布呈现北方高于南方,东部高于西部,在同一地区则城市高于农村。患病率随年龄增长而升高,血压上升幅度最大的年龄段是35~65岁。65岁以后女性高于男性,同时存在职业和民族差异。据1991年高血压流行病学调查资料,我国高血压呈现"三高"(患病率高、致残率高、死亡率高)、"三低"(知晓率低、服药率低、控制率低)和"三不"(不规律服药、不难受不吃药、不爱用药)的特点。

(二)危险因素

高血压是一种由多基因与多环境危险因子交互作用而形成的慢性疾病,一般认为遗传因素大约占40%,环境因素大约占60%。

1. **超重和肥胖**　体重指数与血压水平有着明显的正相关关系。
2. **膳食中的钠、钾**　摄入过量的钠是高血压发病的重要危险因素。而钾的摄入量与血压高低呈负相关。
3. **遗传**　有高血压家族史者患病率高。双亲均有高血压者比单亲是高血压者患病率高。
4. **其他**　长期大量饮酒、吸烟、生活压力大、缺乏体育运动等都与高血压发生有关。

(三)健康评估

高血压的主要健康问题是持续性高血压所引起的心、脑、肾及眼底等靶器官损害。

1. **一般症状**　患者早期可无症状。随着血压增高,可有头痛、头晕、视物模糊、耳鸣、失眠、乏力、注意力不集中、四肢麻木及心悸等症状。
2. **心脏**　可导致左心室肥厚、扩大及心力衰竭。可促使冠状动脉粥样硬化,引起心肌缺血缺氧而发生心绞痛、心肌梗死或猝死。
3. **脑**　可促使脑动脉粥样硬化,引起短暂性脑缺血及脑血栓。可形成微动脉瘤,血压骤升引起破裂致脑出血。血压极高可诱发高血压脑病。

4. 肾　可引起肾动脉硬化及肾衰竭。

5. 眼底　可引起视网膜动脉痉挛、粥样硬化,视网膜出血、渗出及视盘水肿。

(四) 社区预防

在社区高血压疾病的防治工作中,社区护士应发挥积极作用,协助落实好各种群防群治的预防保健措施。高血压的预防应遵循三级预防的原则。

1. 一级预防　即病因预防,是预防高血压的关键。即通过对社区人群开展健康教育,提高人们自我保健意识和自我保健能力,从小建立并养成健康的行为生活方式,消除高血压发生的危险因素,把预防高血压转变成人们的自觉行为。具体措施如下。

(1) 控制体重　控制体重的办法主要是控制热量的摄入和增加运动量。如果长期热量摄入过多,运动量不足,热量消耗少,多余的热量就以脂肪的形式储存在体内,久之就会出现超重甚至肥胖。

(2) 健康饮食　① 减少膳食脂肪,补充适量蛋白质:控制总脂肪和动物性脂肪的摄入量,增加富含不饱和脂肪酸的植物油的比例;为了预防高血压、脑卒中,应提倡增加鱼类食物;WHO 建议正常成年人每日钠盐摄入量不超过 6 g。② 补充钾、钙:在限盐的同时补充膳食钾,增加蔬菜、水果的摄入,降低钠/钾比值,是预防高血压的重要措施;补充含钙的食物如牛奶、豆类及新鲜蔬菜等,对预防高血压有一定作用。

(3) 戒烟限酒　吸烟饮酒与心血管疾病密切相关,教育人们从小养成不吸烟、不饮酒的良好习惯。

(4) 坚持运动　经常参加适当地运动和体育锻炼,如散步、慢跑、打太极拳、游泳、骑自行车等,对控制体重、减轻体重、保持心情愉快和增强心血管功能有极大的好处。生命在于运动,要养成定期运动的习惯。

(5) 生活规律　按时起居,一日三餐,注意劳逸结合,保证充足的休息和睡眠。

(6) 精神愉快　遇事乐观,避免精神紧张,消除抑郁心情,保持健康的心理状态。

2. 二级预防　主要是检出患者,降低危险因素,降低血压。

(1) 检出高血压患者　由于相当部分高血压患者没有自觉症状,所以必须靠人群筛选尤其是高危人群(如年龄超过 35 岁和有高血压家族史者)筛选掌握高血压患者情况。

(2) 降低危险因素　包括控制体重,合理膳食,戒烟限酒,养成健康的生活习惯。

(3) 药物降压。

3. 三级预防　积极治疗高血压患者,保持血压稳定,防止心、脑、肾等各种并发症的发生。

(五) 护理干预

对高血压患者的护理干预,社区护士的主要任务是通过健康教育,提高患者和家属的遵医行为,保证患者坚持正确服药,防止发生各种并发症,促进康复,提高生活质量。具体干预措施如下。

1. 疾病知识教育　让患者及其家属了解病情,了解控制血压的重要性和基本方法,了解终身治疗的必要性。

2. **指导患者正确服用降压药物** 严格要求患者坚持定时定量服用降压药物,稳定血压,避免随意增减或停止服用降压药物,预防血压波动和心、脑、肾并发症的发生。坚持监测血压,严格按照医嘱进行减药或停药。

3. **帮助患者加强自我保健** 患者在正确服药的同时,要通过健康教育指导患者积极进行自我保健:① 低盐低脂饮食,多摄入富含钾、钙、粗纤维的食物,戒烟限酒;② 根据患者年龄和血压合理安排运动方式和运动量,使热量出入平衡,维持体重稳定;③ 定期复诊。

4. **教育家庭关爱患者** 家庭是患者最理想的医疗场所。教育家庭成员掌握高血压护理的基本知识和技能,为患者提供舒畅、安静的家居环境。

二、冠状动脉粥样硬化性心脏病

案例 10-2

患者,男,56岁,因"发作性胸痛1年"就诊。患者1年前间断性出现运动时心前区压榨样疼痛,向左肩背部放射,持续数分钟,休息后可自行缓解,无恶心、呕吐等症状。患者曾在体检时做心电图未见异常。因此,虽此后仍有类似发作,但一直不曾在意,仍正常工作。本次因感冒到社区卫生服务中心就诊时心前区疼痛发作。患者既往无高血压病史,吸烟20年,一天1包,不饮酒,喜食肥甘厚味。实验室检查总胆固醇为6.1 mmol/L。

讨论:针对该患者,如何进行社区预防和护理干预?

冠状动脉粥样硬化性心脏病(coronary atherosclerotic heart disease),简称"冠心病",是由于冠状动脉粥样硬化使血管腔狭窄或阻塞,或(和)因冠状动脉功能性改变(痉挛)导致心肌缺血缺氧或坏死而引起的心脏病,亦称缺血性心脏病。根据病变部位、范围、血管阻塞程度和心肌缺血的发展速度、范围及程度,冠心病可分为无症状性心肌缺血、心绞痛、心肌梗死、缺血性心肌病和心脏性猝死5种类型,其中以心绞痛和心肌梗死最常见。流行病学资料表明,冠心病的患病率呈明显增长趋势,是严重危害人群健康的常见疾病。

(一)流行病学特点

1. **人群分布** 冠心病患病率随年龄增长而上升,好发于40~60岁者,首次发病时间女性比男性平均晚10年左右。男性患病率高于女性,男女之比约为3:1。女性发病多表现为心绞痛,而男性则以心肌梗死和猝死多见。各年龄段死亡危险性男性均高于女性。有冠心病家族史的人群患病率高于其他人群。从事脑力劳动的人群冠心病患病率高于体力劳动者。

2. **地区分布** 冠心病是欧美发达国家第一位死亡原因。我国冠心病患病率低于发达国家。国内发病呈现北方高于南方、城市高于农村的分布特点。

3. **时间分布** 冠心病的发生和患者死亡有明显的季节倾向性,冬季是发病高峰季节。

(二) 危险因素

1. **高血压** 高血压是冠心病发生的最主要危险因素之一。研究表明,发生高血压的年龄越早,血压越高,发生冠心病的危险性就越大。多数患者高血压早于冠心病发生5~10年。

2. **高脂血症** 血胆固醇升高是老年人冠心病最基本的危险因素,同时也是冠心病发生的重要预测因素。WHO专家委员会认为,高胆固醇与冠心病是因果关系。随机对照试验显示,高胆固醇与动脉粥样硬化为因果关系,血清胆固醇水平下降,冠心病发生的危险性也随之下降。

3. **吸烟** 吸烟也是冠心病最主要的危险因素之一。吸烟导致冠心病的危险性与吸烟年限和吸烟量呈正相关。吸烟越早,吸烟量越大,发生冠心病的危险性也就越大。另外,多重危险因素干预研究(MRFIT)的结果指出,戒烟可使冠心病发病危险性降低,并可减少死亡率。

4. **糖尿病** 虽然糖尿病伴有的脂代谢紊乱、血压升高、肥胖、左心室肥厚等是冠心病的危险因素,但糖尿病本身却是一个独立危险因素。

5. **肥胖** 高脂、高热量饮食,而运动量相对较少,发生营养过剩,导致肥胖。肥胖越严重,其发生冠心病的危险性就越高。

6. **运动缺乏** 冠心病流行病学调查资料显示,脑力劳动者的患病率高于体力劳动者,轻体力劳动者高于重体力劳动者,表明运动与冠心病的发生相关。事实证明,不论是男性还是女性,是青年、中年还是老年,经常性的中等强度体力活动(消耗热量17~29 kJ/min)均可降低冠心病的死亡率。

7. **A型性格和其他社会因素** 目前认为A型性格行为类型中的"有害成分",即愤怒(敌对)特征导致心血管高反应性,引起高血压或冠心病。另外,A型性格的个体容易超负荷工作,乐于选择高度紧张或挑战性职业,心理社会应激(紧张)可以使心血管病危险升高。

此外,年龄的增长和高血压家族史也是冠心病的危险因素。

(三) 健康评估

1. **胸痛** 胸痛是冠心病患者的典型症状。疼痛部位主要在胸骨上、中段之后(范围手掌大小),可波及心前区,或放射至左肩部。疼痛多表现为突然发作的压榨性、窒息性疼痛,或心前区闷痛,疼痛发作时可伴有头晕、心悸、面色苍白、出冷汗,患者表现出焦虑、紧张、恐惧,严重者可有濒死感。持续时间一般为3~5 min。心绞痛发作时,休息或含服硝酸甘油后症状缓解。发生急性心肌梗死时,患者可出现持久的胸骨后剧烈疼痛,休息和含服硝酸甘油不能缓解。

2. **心律失常** 是冠心病常见的临床表现之一,特别是发生急性心肌梗死时,常伴有心律失常,对患者健康威胁极大,是急性心肌梗死患者死亡的主要原因。发生心律失常越早,对患者生命威胁越大。24 h内发生率最高,也最危险。

3. **心力衰竭** 急性心肌梗死的患者,可发生急性左心衰竭,主要表现为急性肺水肿。

4. **心电图** 主要表现为T波倒置,ST段偏移和异常的Q波或QS波。

(四) 社区预防

冠心病虽然病因复杂,但通过干预危险因素,开展人群防治的综合措施,是可以减少和延缓冠心病的发生和发展的。

1. 一级预防　主要是通过对社区人群开展健康教育,建立科学健康的行为生活方式,消除冠心病发生的危险因素。教育人们自觉做到:① 预防和控制高血压;② 降低血清胆固醇;③ 戒烟;④ 坚持低脂、低胆固醇、低热量饮食;⑤ 控制体重,避免肥胖;⑥ 保持心情愉快,避免应激;⑦ 坚持定期运动和体育锻炼。

2. 二级预防　重点是对社区高危人群(如高血压患者和肥胖者)进行监测和筛选,以便及时发现,早期治疗,防止并发症发生。

3. 三级预防　针对患者采取医疗、保健、康复等综合性的防治措施,做到正确治疗,控制病情,精心护理,促进康复。

(五) 护理干预

1. 心理护理　冠心病病程长,发作具有突然性和紧迫性,多数患者有不同程度的心理障碍,直接影响疾病的控制和康复。因此,要对冠心病患者进行合理、及时的心理干预,使之改善心理状态,转变行为方式,正确应对生活中的突发事件。

2. 建立健康行为　健康行为包括:按时服药、定期检查、适当锻炼、合理饮食、避免情绪激动、避免过快或突然用力的举动等。

3. 急性发作期的护理　社区护士应教育患者及其家属做到:

(1) 立即协助患者就地卧床,安静休息,并安慰患者,减轻其紧张和恐惧。

(2) 发作时给予患者硝酸甘油舌下含服,若服药后 3~5 min 仍不缓解可重复使用。

(3) 若疼痛发作持续超过 15 min 不缓解,应立即就近就医,以免延误抢救治疗时机。

(4) 若发生急性心肌梗死(出现持续、剧烈心前区疼痛,含硝酸甘油无效,并伴有血压下降、大汗淋漓、呼吸困难者可能是急性心肌梗死),应立即:① 就地躺下休息,切忌自行去医院,可以拨打 120 急救电话。② 舌下含服硝酸甘油或硝酸异山梨酯 1 片,可间隔 5~10 min 连续服用 2~3 次。③ 有条件者立即吸氧。④ 保持情绪稳定,全身放松。⑤ 绝对卧床休息,不能下地走动。⑥ 转运患者时,患者不要主动用力。

(5) 患者要随身携带急救卡。

4. 缓解期的护理　社区护士要指导患者及其家属自觉做到:

(1) 居住环境要安静舒适,冬季注意保暖,避免受凉感冒。

(2) 在日常工作和生活中,保持心情愉快,注意劳逸结合,避免劳累和情绪过于激动。

(3) 养成良好的生活习惯,不吸烟,不饮酒,适量运动,注意饮食。有高脂血症者应避免高脂肪、高胆固醇饮食,不吃动物脂肪、内脏和蛋黄。有高血压者要低盐饮食。肥胖者要控制热量摄入,控制体重。

(4) 坚持定时定量服用药物,不可随意停药和增减药物。

(5) 随身携带硝酸甘油类药物,以防心绞痛急性发作。

三、脑血管病

脑血管病(cerebro vascular disease,CVD)是由多种原因引起的各种脑部血管疾病的总称,分为急性和慢性两种。急性脑血管病又称脑血管意外、脑卒中,俗称中风,包括脑出血、蛛网膜下腔出血、脑栓塞和短暂性脑缺血发作等,是一组严重损害人类健康的常见疾病,在城市位居死因第一位、在农村位居第二位,是中老年人中发病率很高的疾病。急性脑血管病不仅发病率和死亡率高,而且致残率也高,约75%的存活患者遗留有不同程度的偏瘫等后遗症,给家庭和社会带来沉重的负担。

(一)流行病学特点

我国是脑血管病高发的国家,发病呈现北方高于南方、城市高于农村的分布特点;发病率、死亡率均为男性高于女性,男女发病率和死亡率均随年龄增加而上升,在50岁以后呈大幅上升趋势。

(二)危险因素

1. 高血压 高血压是WHO确定的脑血管病首要危险因素。血压增高的程度与急性脑血管病的发生成正比。高血压对脑出血的作用强于脑梗死。高血压与脑动脉粥样硬化同时存在时,更易发生脑出血。脑血管病患者中,病前有高血压史者占60%~70%,高血压患者中有20%~30%死于脑血管意外。

2. 心脏病 心脏病是世界公认的脑血管病危险因素,其引起脑血管病的原因主要是脱落的心源性栓子进入脑部引起脑梗死,以及心脏功能减弱引起的缺血性脑血管病。

3. 糖尿病 糖尿病也是脑血管病的重要危险因素之一,特别是缺血性脑血管病。

4. 不良生活行为方式 吸烟可使高血压、动脉粥样硬化进一步加重,吸烟者与不吸烟的脑血管病的发生率有显著性差别。过量饮酒或长期饮酒可增加出血性脑血管病的危险性。高三酰甘油、高胆固醇、高热量饮食可引起肥胖、高脂血症。生活不规律、过度劳累、精神压力大,特别是脑力劳动超负荷等均与该病的发生相关。

此外,A型性格、年龄增长、有家族史等,均与脑血管病的发生密切相关。

(三)健康评估

1. 脑出血的主要症状

(1)起病急、进展快 多在白天活动的情况下急剧发生,在数分钟至数小时达高峰。

(2)诱因明显 发病前常有情绪激动或用力过猛的诱因。

(3)首发症状 多为头痛、呕吐、意识障碍、大小便失禁等。突然出现严重的昏迷是脑出血的最主要症状。呕吐亦相当多见。

(4)血压增高 急性期血压常增高,不稳定,波动大。

(5)呼吸、脉搏、瞳孔 呼吸变深变慢,或快而不规则。脉搏缓慢有力。瞳孔早期可缩小,后期则扩大,对光反射减弱或消失。

(6)体征 常出现"三偏"表现,即偏瘫、偏盲和偏身感觉障碍。

2. 蛛网膜下腔出血的主要症状

(1) 头痛　97%以上的患者会突然发生剧烈头痛,数分钟至数小时内发展至最严重程度。开始可为局限性,而后变为全头痛,并常伴有颈背部疼痛。

(2) 恶心、呕吐　91%的患者出现呕吐,且多为喷射状呕吐。

(3) 意识障碍　多数患者出现嗜睡,少数患者出现不同程度的昏迷。

(4) 脑膜刺激征　发病数小时后可出现颈强直和凯尔尼格征阳性。

(5) 肢体偏瘫　20%～30%的患者会出现偏瘫,程度较轻。

3. 脑栓塞

(1) 多有引起脑栓塞的病因,如心脏病、骨折、手术等。

(2) 起病急,多在活动中发病,常出现偏瘫,此外有头痛、头晕、呕吐等症状,可有肢体抽搐和短暂的意识丧失或精神障碍。

(四) 社区预防

1. 一级预防　鉴于该病致残率高,给家庭和社会带来很大负担,因此做好一级预防就显得非常重要。

(1) 养成良好的行为习惯,保持健康的生活方式　做到不吸烟,少饮酒,低盐、低三酰甘油、低胆固醇饮食,控制体重,坚持运动,劳逸结合,生活规律。

(2) 保持心理健康　遇事乐观、镇静,学会宽容和谅解别人,善于调节自己的情绪,避免愤怒、郁闷。

(3) 积极有效预防、控制和治疗高血压、高脂血症、心脏病、糖尿病等与脑血管病密切相关的疾病。

2. 二级预防　对短暂性脑缺血发作、可逆性缺血性神经功能缺失等,做到早期诊断和早期治疗,防止发展成为完全性卒中。

3. 三级预防　脑卒中发生后积极治疗,防治并发症,减少致残,提高患者的生活质量,预防复发。

(五) 护理干预

脑血管病患者在得到有效救治后,约有75%会遗留有不同程度的后遗症——偏瘫,对偏瘫患者的护理就成为社区、家庭护理的一项重要内容。对长期卧床偏瘫患者的护理应包括以下四个方面。

1. 一般护理

(1) 床的位置　卧床患者床的安放,应充分考虑到患者的方便、舒适和安全。床的宽度应比一般用床宽一些,以方便患者留放日常用品(如眼镜、手表、收音机、梳子、镜子、书籍、计算机等)。床应靠近窗户以便看到外面的世界,同时要能看到客厅,看到客人,使患者建立生活的信心。

(2) 起居护理　做好患者口腔、脸面、手、足、皮肤和头发清洁,床上生活物品摆放整齐,注意防寒防热,使患者有一个清洁、舒适的生活环境,养成良好的生活习惯。

(3) 饮食护理　协助患者进餐,低盐、低脂、高蛋白、高维生素饮食,多吃新鲜蔬菜水果,营养全面,饮食规律。

2. 心理护理　脑血管病患者因生活自理能力突然下降,语言表达障碍以及家庭角色的转变等一系列改变,精神上受到打击,短时间内难以接受,大多数患者都存在不同程度的心理障碍或患有不同程度的抑郁症。此时社区护士要指导家庭成员多抽时间陪伴患者,用真挚的情感、和蔼的态度、关切的语言鼓励患者,并邀请其亲朋好友与之聚会交流,让患者感受到身边的人对他(她)的关爱和重视,增强其战胜疾病的信心。

3. 康复护理

(1) 瘫痪肢体功能锻炼　早期康复训练可以改善肢体功能,降低致残率。首先应保持肢体各关节功能位置;病情稳定后可先行床上翻身、按摩及被动运动;肢体关节的运动原则为从近端到远端,从大关节到小关节,运动幅度从小范围逐渐至全范围。待肢体功能有所恢复,再逐渐进行坐起、站立、步行训练及手的精细动作训练。肢体功能锻炼要循序渐进,不能过于劳累,急于求成,否则会适得其反。

(2) 健侧肢体功能锻炼　在进行瘫痪肢体功能锻炼的同时,也要重视健侧肢体的主动运动。这可以强化神经系统的紧张度,活跃各系统的生理功能,有效地预防并发症及改善全身状况。

(3) 语言功能训练　语言康复训练也宜尽早进行。训练中要避免急躁,耐心细致的观察和练习,从简单的发声到字、词,由易到难,由短到长,反复强化。

4. 并发症的护理

(1) 防止压疮　压疮是偏瘫患者常见而又难处理的并发症。预防压疮要做到:① 避免局部长期受压,应经常给患者变换体位,变换体位时要防止擦伤皮肤,骨骼隆突处可垫海绵垫、棉垫等;② 避免局部刺激,应保持患者皮肤干燥、清洁,及时清除大小便失禁患者的排泄物,要保持床铺干净、平整,及时更换床单和被罩;③ 促进局部血液循环,经常用温水为患者擦身,并进行局部按摩。

(2) 防止泌尿系统感染　长期卧床的偏瘫患者往往伴有不同程度的大小便功能障碍,很容易并发尿路感染。在患者护理中,应经常清洗会阴部,勤换内衣裤,保持会阴部的清洁卫生,同时要积极治疗尿失禁。

(3) 防止呼吸道感染　肺炎也是老年偏瘫患者常见的并发症,预防其发生要做到:① 保持患者口腔卫生,做到早晚刷牙和饭后漱口;② 协助患者吃饭时避免呛咳,防止食物进入气管;③ 帮助患者及时排痰,保持呼吸道畅通。

(4) 防止便秘　瘫痪患者多伴有便秘,常有腹部胀痛,食欲不振,甚至情绪烦躁。防止便秘发生可采取以下措施:① 教育患者养成定时排便的习惯。② 鼓励患者床上活动,以增加肠蠕动。③ 多吃新鲜蔬菜、水果,多饮水。对于便秘患者,要及时应用开塞露,顺利排便。

第二节　恶性肿瘤

恶性肿瘤(cancer)是一组严重危害人类生命和健康的常见病和多发性疾病,其发病率和死亡率呈逐年上升趋势,恶性肿瘤已成为世界各国突出的公共卫生问题。《2012年中国肿瘤登记年报》数据显示,我国恶性肿瘤每年新发病例为312万,死亡病例为270万。恶性肿瘤已成为造成我国人口死亡的一类主要疾病,仅次于心脑血管疾病。

一、流行病学特点

在不同国家、不同地区和不同种族,各类恶性肿瘤的发病率和死亡率有很大差别。在我国,肺癌等呼吸系统肿瘤患病率城市高于农村,而胃癌等消化系统肿瘤患病率农村则高于城市。2001年我国部分城市前五位恶性肿瘤死因依次为肺癌、肝癌、胃癌、大肠癌和食管癌,而农村则依次为肝癌、肺癌、胃癌、食管癌和大肠癌。

恶性肿瘤可发生在任何年龄阶段,但不同的恶性肿瘤其高发的年龄不同。其发病率一般随着年龄增长而升高,老年人发生的危险性最高。恶性肿瘤的男女发病率有所不同,除女性特有的肿瘤外,通常男性高于女性,其中尤以消化道肿瘤、肺癌、膀胱癌为甚。此外,有些恶性肿瘤存在职业差异。

恶性肿瘤的地区分布和人群分布差异,往往与其危险因素的地区分布特征和人群特征相吻合。《2012年中国肿瘤登记年报》数据显示,食管癌高发区主要集中在河南、河北等中原地区;胃癌高发区主要集中在西北及沿海各省市;肝癌高发区集中在东南沿海及东北吉林等地区。抓住这一特征开展流行病学调查研究,对寻找恶性肿瘤的致病因素和制定防治策略具有重要意义。

二、危险因素

肿瘤的危险因素包括个人的行为生活方式、环境和集体因素等。

(一)行为生活方式

1. 吸烟、饮酒 吸烟是恶性肿瘤的罪魁祸首,吸烟与1/3的癌症有关。已知烟草可导致的癌症有肺癌、膀胱癌、口腔癌、胰腺癌、肾癌、胃癌、喉癌和食管癌等。许多流行病学研究证明:吸烟与肺癌有明显的剂量反应关系;开始吸烟年龄越早,吸烟年数越长,吸烟数量越多,吸入越深,得肺癌的危险性就越大;在戒烟者中发现肺癌危险性有下降的趋势。

饮酒与口腔癌、咽癌、喉癌、食管癌、肝癌和直肠癌的发生有关。饮酒和吸烟两者具有协同作用,增加患癌症的危险性。

2. 膳食、饮水 食物结构的不合理以及与食物有关的各种致癌因素,大约导致了三分之一的癌症。例如食物中长期缺乏微量元素和维生素C,可造成食管癌和胃癌的危险性增加;长期食用被黄曲霉毒素污染的食物,可引起肝癌和食管癌;摄取烟熏、腌制食品和被亚硝胺、多环芳烃污染的食物,可导致胃癌发生的危险性。

(二)自然因素

1. 化学因素 目前被确认为致癌的化学物质主要包括砷及砷化物、石棉、联苯胺、氯乙烯、苯、苯并芘等,所致肿瘤主要有肺癌、膀胱癌、白血病、皮肤癌和肝血管肉瘤等。

2. 物理因素 主要是电离辐射如 α、β、γ 射线和紫外线,引起的肿瘤主要有白血病、恶性淋巴瘤、多发性骨髓瘤、皮肤癌、肺癌、甲状腺癌、乳腺癌等。

3. 生物因素 主要是病毒和真菌毒素。与人类恶性肿瘤有密切关系的病毒有:EB病毒与 Burkitt 淋巴瘤和鼻咽癌,乙型肝炎病毒与原发性肝癌,单纯疱疹病毒与宫颈癌等。黄曲霉毒素可引起肝癌和食管癌。

(三) 个体因素

1. 遗传　遗传流行病学对妇女乳腺癌的研究表明,10%～30%的病例表现出遗传倾向性。肿瘤遗传倾向性的生物机制可能与抑癌基因、DNA损失修复基因和影响致癌剂代谢基因缺陷有关。

2. 免疫　随着年龄的增长,机体免疫监视功能下降,而致癌因素作用时间却增加,导致恶性肿瘤的发病率增高。

3. 性格与情绪　个体的性格特征,如忧郁、孤僻、内向、易怒等与癌症的发生有一定的关联。此外,特殊的生活工作史,如家庭的破裂、心灵的创伤、人际关系的过度紧张等引起的长期不良情绪和精神状态,造成的内分泌功能失调,是导致癌症发生的重要精神心理因素,与癌症的发生密切相关。

(四) 社会因素

1. 政治、经济、文化、教育、宗教等社会因素　社会因素对肿瘤发生的影响,更多地表现为间接性。主要是通过影响机体的心理活动,造成不良的精神状态和恶劣的情绪,导致内分泌功能障碍,降低机体抵抗力,从而促进了肿瘤的发生。

2. 医疗卫生服务　社会医疗卫生服务对机体发生肿瘤的影响,表现为更具有直接性。良好的医疗卫生服务能为社区人群提供完善的预防医疗保健服务,使人们能有效地预防恶性肿瘤的发生。

三、健康评估

我国几种最常见恶性肿瘤的健康评估如下。

1. 胃癌　胃癌是我国最常见的恶性肿瘤,其发病率占全部恶性肿瘤的前列。胃癌早期多无症状,患者就诊时多为晚期。胃癌主要症状有:胃部疼痛、食欲减退、消瘦、乏力、恶心、呕吐、呕血或黑便、腹泻、下腹不适或便秘等。

2. 肺癌　肺癌是最常见的呼吸系统恶性肿瘤。肺癌主要症状有:刺激性咳嗽、痰中带血、血丝、小血块、胸痛、气短及发热等。晚期肺癌累及胸膜可出现胸水,累及胸壁、肋骨可出现剧烈疼痛。

3. 食管癌　食管癌是我国最常见的恶性肿瘤之一,早期食管癌可有不同程度的自觉症状。主要症状有:吞咽食物时有哽噎感,胸骨后针刺样疼痛或烧灼感,食管内异物感,食物通过缓慢并有滞留感,咽喉有干燥和紧缩感及胸骨后闷胀感。食管癌随病情发展症状逐渐加重,可出现典型的进行性吞咽困难、消瘦、脱水等症状。

4. 肝癌　肝癌也是我国最常见的恶性肿瘤之一。主要症状有:上腹部疼痛、胀满,食欲不振或厌食,腹部肿块,体重下降、乏力及发热等。甲胎蛋白检测可做到早期发现、早期诊断。

5. 大肠癌　大肠癌是我国常见的恶性肿瘤之一。大肠癌无特异性症状,早期易被误诊。主要症状有:便血,排便习惯及大便性状改变,腹痛、腹胀,腹部包块,肠梗阻,贫血等。

6. 乳腺癌　乳腺癌是女性最常见的恶性肿瘤。其早期症状有:患乳出现无痛、单发的肿块,质硬,表面不光滑,多在洗澡、更衣时被发现;肿块继续增长可出现乳头内陷,乳头或乳晕处糜烂或溃疡;乳头血性溢液;乳房皮肤橘皮样改变;两乳不对称;腋窝淋巴结肿大等。

四、社区预防

1981年WHO提出的肿瘤防治战略是:1/3的肿瘤是可以预防的,1/3的肿瘤如能早期诊断是可以治愈的,1/3的肿瘤是可以通过减轻痛苦而延长生命的。因此,恶性肿瘤是可以预防和战胜的。预防和战胜恶性肿瘤要遵循三级预防的原则。

(一) 一级预防

一级预防是预防肿瘤的第一道防线,即通过对社区人群开展健康教育,让人们知道恶性肿瘤发生的危险因素,并能消除和控制这些危险因素,以减少生癌的机会。具体内容如下。

1. 建立健康的行为生活方式,提高机体免疫功能　控制吸烟可减少大约80%以上的肺癌和30%的总癌症死亡。控制措施主要包括两方面:一是吸烟者个人戒烟;二是创造不利于吸烟的环境,并通过健康教育改变人们的不良行为。

2. 合理膳食营养　要注意饮食、营养均衡,减少脂肪、胆固醇摄入量,多吃富含维生素A、维生素C、维生素E和纤维素的食物,不吃霉变、烧焦、过咸或过热的食物。

3. 防止环境污染,消除和控制环境致癌物。

4. 控制感染　一些病毒感染与癌症关系密切。其中乙型肝炎病毒感染是造成慢性肝炎、肝硬化和肝癌的主要原因。控制乙肝的措施主要是为新生儿接种乙型肝炎疫苗,切断母婴传播和保证输血安全。

5. 保持身心健康。

(二) 二级预防

二级预防是预防肿瘤的第二道防线,即对肿瘤患者要做到早期发现,早期诊断,早期治疗。发现越早,治疗越早,治愈的机会就越大。早期发现恶性肿瘤常用的方法有筛检、定期体检和自我检查。社区护士要通过加强健康教育,使人人知道可能发生癌症的十大信号。

1. 身体任何部位的肿块,尤其是逐渐增大的肿块。
2. 身体任何部位的非外伤性溃疡,特别是经久不愈的。
3. 不正常的出血或分泌物,如中年以上妇女出现阴道不规则流血或分泌物增多。
4. 进食时胸骨后闷胀、灼痛、异物感和进行性吞咽困难。
5. 久治不愈的干咳、声音嘶哑和痰中带血。
6. 长期消化不良、进行性食欲减退、消瘦等原因不明者。
7. 大便习惯改变或便血。
8. 鼻塞、鼻出血,单侧头痛或伴有复视者。
9. 黑痣突然增大或有破溃出血者。
10. 无痛性血尿。

遇到上述症状的患者,应及时到医院检查,以便做出早期诊断,进行早期治疗。此外,要指导患者及时治疗以下癌前病变:① 黏膜白斑、皮肤角化症、皮肤慢性溃疡、瘘管、黑痣等皮肤和黏膜病变;② 肠、胃、食管和子宫等部位的息肉;③ 子宫颈糜烂、外翻,萎缩性胃炎、胃溃疡,肝硬化等。

(三) 三级预防

三级预防是第三道防线,即对肿瘤患者进行积极治疗和康复护理,最大限度提高患者的治愈率、生存率和生存质量。

五、护理干预

(一) 心理护理

当患者得知自己患了癌症,往往会方寸大乱,惊恐万分,心理上难以承受,家属也很痛苦。护士应及时主动为患者和家属提供心理支持和帮助。引导患者正确认识疾病,树立战胜疾病的信心。同时对家庭成员进行疾病知识、保健知识、心理学知识等方面的指导,使家庭成员以积极的态度,给需长期陪护的患者更多的支持和心理安慰,让其注意饮食和休息,减轻患者焦虑心理,促进患者康复。

(二) 饮食护理

癌症患者体质消耗大,需要大量的营养进行补充。应为患者提供高热量、高蛋白、高维生素的易消化吸收的饮食。必要时给予静脉营养。

(三) 运动护理

鼓励患者参加力所能及的社会活动。根据患者的体能和兴趣以及环境条件等因素,鼓励患者选择适合自己的运动项目,如散步、慢跑、打太极拳、气功等。规律的运动有利于增进机体的新陈代谢,提高机体抵抗力,促进康复;同时能使患者消除心理紧张,保持心情愉快,有利于患者树立战胜疾病的信心和勇气。

(四) 疼痛护理

疼痛是癌症患者最常见的症状,护士应多关心患者,提供减轻患者疼痛的方法,如引导患者欣赏音乐、读书看报、练习书法等,转移和分散患者的注意力。对于剧烈疼痛的患者,可按医嘱给予药物止痛。

(五) 临终护理

临终护理的目的在于让患者安静而有尊严地离开人世。患者临终前,护理人员应给其特别的护理,如及时更换衣物、床单;保持室内通风,去除异味;协助患者更换体位,定时翻身,防止发生压疮;及时了解患者的需要,满足其临终前的愿望。同时护理人员也应给予患者家属心理上的安慰和支持,了解患者家属的心理需求,协同家属共同做好患者的临终护理,使患者能尽量安详地离开人世。

第三节 糖 尿 病

糖尿病(diabetes mellitus,DM)是由多种病因引起的代谢紊乱,其特点是慢性高血糖,伴有胰岛素分泌不足和(或)胰岛素抵抗,导致糖类、脂肪、蛋白质代谢紊乱,造成多种器官的慢性损伤、功能障碍衰竭。临床上表现为多尿、多饮、多食、体重减轻,即"三多一少"的症状,常并发心脏、血管、肾、眼和神经系统的疾病,严重者可发生酮症酸中毒,而且常伴有各种感染。随着生活水平的提高和人口老龄化的加剧,糖尿病已经成为人们常见的主要慢性疾病和全球性的重大公共卫生问题。如何预防和控制糖尿病已经成为世界各国医疗卫生工作的重要任务。

一、流行病学特点

WHO 资料表明,目前全球糖尿病患者有 3.82 亿,预测到 2035 年这一数字将达到 5.92 亿,新增病例将主要集中在中国等发展中国家。2010 年针对我国 9.87 万名成年人进行的一项全国范围的糖尿病调查显示,中国糖尿病患者已达到 1.14 亿,占中国成年人口的 11.6%,与 2007 年相比,我国增加了 2200 万名糖尿病患者,几乎相当于澳大利亚全国人口总和。糖尿病在不同的国家、地区和人群中的发病情况是不同的,一般发达国家和地区高于不发达国家和地区,城市高于农村。脑力劳动者高于体力劳动者。患病率随年龄增长而升高,胰岛素依赖型(1 型)糖尿病发病以青少年为主,非胰岛素依赖型(2 型)糖尿病老年人多见。性别差异不明显。糖尿病存在家族聚集性,有阳性家族史者患病率显著高于隐性家族史者。

二、危险因素

糖尿病的发生是遗传因素与环境因素共同作用所致。无论 1 型或 2 型糖尿病,单由遗传因素或环境因素引起者仅占少数,95% 是由遗传、环境、行为多种危险因素共同参与和(或)相互作用引起的多因子病。遗传因素是糖尿病发生的潜在原因,具有遗传易感性的个体,在伴有肥胖、体力活动减少、高热量饮食、纤维素减少及生活水平迅速提高等因素的作用下,易于发生 2 型糖尿病;在病毒感染时,通过自身免疫而易发生 1 型糖尿病。主要危险因素如下。

1. 遗传 研究表明,糖尿病具有遗传倾向性,表现在本病的发生有明显的家族、种族聚集现象。流行病学调查资料显示,有糖尿病家族史者患病率比无糖尿病家族史者高。

2. 病毒感染 目前认为,1 型糖尿病与柯萨奇病毒、腮腺炎病毒、风疹病毒、EB 病毒有关。病毒感染后主要造成自身免疫性胰岛 B 细胞的损害。

3. 自身免疫 约有 90% 的 1 型糖尿病新发患者的循环血中有多种胰岛细胞自身抗体,这些抗体与特定补体结合而激发自身免疫,当 80%~90% 的 B 细胞被破坏时,就导致临床糖尿病。

4. 肥胖(或超重) 肥胖是 2 型糖尿病最重要的易患因素之一。大量流行病学调查都表明,肥胖与 2 型糖尿病呈正相关关系,而向心性肥胖与糖尿病的关系更为密切。

5. 体力活动缺乏 体力活动影响糖代谢,严重的体力活动减少(如长期卧床不起),容易导致胰岛素水平升高和糖耐量异常,是 2 型糖尿病的易患因素。

6. 高热量饮食 高热量饮食是导致 2 型糖尿病发生的重要易患因素。饮食热量高的国家患病率高；在发展中国家，糖尿病为富有者的多发病。

7. 高血压　许多研究发现，高血压患者发展为糖尿病的危险性比正常者高。这可能与二者有共同的危险因素有关。

三、健康评估

（一）代谢紊乱引起"三多一少"症候群

"三多一少"即多尿、多饮、多食和消瘦。患者血糖升高的渗透性利尿作用引起多尿，体内水分丢失引起患者口渴多饮。胰岛素不足，导致肝糖原、肌糖原储存减少，细胞摄取和利用葡萄糖不足，大部分葡萄糖随尿排出，体内缺乏能源，患者常感饥饿而多食，以补偿丢失的糖分。由于葡萄糖不能被利用，造成蛋白质和脂肪消耗增多，引起体重减轻和乏力。遂形成典型的"三多一少"症候群。

（二）并发症

糖尿病并发症主要有大血管并发症（冠心病、脑血管疾病及周围血管疾病等）和微血管并发症（肾病、神经病变及视网膜病变等）。

1. 大血管并发症　糖尿病人群中，动脉粥样硬化性疾病的患病率较一般人群高，发病年龄较轻，病情进展较快，多脏器同时受累较多。大、中动脉粥样硬化主要侵犯主动脉、冠状动脉、脑动脉、肾动脉和肢体外周动脉等，临床上引起冠心病、缺血性或出血性脑血管病、高血压，以及下肢疼痛、感觉异常和间歇性跛行，严重者可致肢体坏疽。

2. 微血管并发症　微循环障碍、微血管瘤形成和微血管基底膜增厚是糖尿病微血管病变的特征性改变。微血管遍布全身，故其损害几乎可累及全身各组织器官，但通常所称的糖尿病微血管病变则特指糖尿病视网膜病变、糖尿病肾病和糖尿病神经病变。

四、社区预防

鉴于糖尿病及其并发症对人群健康危害的严重性，我国在1995年就已经把糖尿病列为全国慢性病重点防治疾病。糖尿病的社区人群防治主要通过三级预防的途径来实现，社区护士应积极协助做好下列预防工作。

（一）一级预防

一级预防措施的对象是一般人群，社区护士应对社区健康人群开展健康教育，目的是预防和延缓易感高危人群发生糖尿病。措施如下：

1. 通过健康教育和健康促进等手段，提高全社会对糖尿病危害的认识。
2. 提倡健康的生活方式，加强体育锻炼和体力活动。
3. 提倡膳食平衡，注意蛋白质、脂肪和糖类的摄入比例，多吃蔬菜和水果，戒烟限酒，限盐，防止能量的过度摄入。
4. 预防和控制肥胖。对有高血压、高血脂的个体，在控制体重的同时，要注意治疗高血压，改善血脂，膳食中特别要注意控制脂肪和食盐的摄入量。

(二) 二级预防

二级预防,即通过对社区高危人群的筛查,尽量做到早期发现、早期诊断、早期治疗,预防糖尿病及其并发症的发生和发展。高危因素包括:① 年龄≥40岁;② 超重;③ 一级亲属中有糖尿病者;④ 生活方式以静坐为主;⑤ 以前确诊有糖耐量损害(IGT),或空腹血糖损害(IFG);⑥ 高血压(成人≥140/90 mmHg);⑦ 血脂异常;⑧ 生育过巨大(4 000 g以上)胎儿的妇女。

(三) 三级预防

对已确诊的糖尿病患者进行管理,通过健康教育提高患者对糖尿病的认识,采取合理的治疗手段,进行血糖的自我监测,通过规范的药物治疗、饮食治疗和体育锻炼,控制血糖稳定,预防并发症的发生,提高生命质量。

五、护理干预

社区护士对糖尿病患者的社区护理目标和任务,主要是通过健康教育和护理技术,来促进患者康复,防治并发症,防止病情恶化,防止伤残,提高患者的生存质量。

(一) 健康教育

通过对糖尿病患者及家属开展健康教育,来充分调动患者的主观能动性,把糖尿病的预防和治疗转变成患者的自觉行为。要达到以下3个方面的目的和要求:一是要让患者认识到糖尿病是终身性疾病,需要终身治疗。二是要让患者知道糖尿病危险因素有哪些。三是要让患者掌握控制和消除糖尿病危险因素的方法。

(二) 指导用药

治疗糖尿病主要是通过合理应用降糖药和胰岛素,帮助患者维持正常的血糖水平。指导患者合理用药,强调其主动性和自觉性,规范患者遵医服药行为。口服降糖药的患者要严格掌握用药时间与进餐配合,了解药物不良反应的表现,出现异常及时去医院诊治。对1型糖尿病患者,指导其正确使用胰岛素:① 胰岛素需置于0~5℃冰箱内存放;② 抽吸胰岛素剂量必须准确,抽吸时摇匀并避免剧烈震荡;③ 观察和预防胰岛素不良反应;④ 两种胰岛素合用时,先抽吸短效胰岛素,后抽吸中效及长效胰岛素。

(三) 合理饮食

合理饮食是治疗糖尿病的重要措施,在饮食控制中家属的支持非常重要。糖尿病患者的饮食原则是在合理控制总热量的基础上,科学分配糖类、蛋白质和脂肪的比例,以纠正糖代谢紊乱而引起的血糖、尿糖、血脂异常等。社区护士要教育、帮助患者和家属安排好每日饮食,具体要做到以下几点。

1. 根据患者体重和工作性质确定摄取热量的总数,避免摄入过多的热量。

2. 饮食中糖类、蛋白质和脂肪的比例要合理:糖类供能占55%,提倡用粗制米、面和一定量杂粮;蛋白质含量占总热量的20%,其中至少1/3来自动物蛋白;脂肪占25%,胆固醇摄入限制<300 mg。同时注意饮食应清淡,低钠盐、高纤维素。

3. 保证患者每日正常三次正餐。

(四)运动锻炼

适当的运动锻炼能改善血糖控制,提高胰岛素的敏感性,是治疗糖尿病的重要组成部分。运动疗法的原则是因人而异,循序渐进,相对定时、定量,适可而止。教会患者运动量的简易计算方法:运动中脉率次数达到170-年龄、进餐后1 h运动,最好不要空腹运动,以免发生低血糖;劳累、血糖太高、胰岛素用量太大、有感染发热及严重并发症者不宜运动。

(五)生活起居

社区护士要指导家庭成员在日常生活工作中,多体贴关爱患者,帮助患者安排好日常生活起居,养成良好的作息习惯。患者的居住环境要安静和清洁,有良好的通风和采光。患者可坚持日常工作和学习,但要保证充足的休息和睡眠,连续劳作之间要适当休息。注意足部保健,用温水浸泡双脚,促进血液循环。冬季注意保暖,避免穿过紧的长裤、袜、鞋。患者运动时要做好自我防护。不吸烟,不喝酒。

(六)防治并发症

糖尿病的各种慢性并发症重在预防,强调早期发现、早期诊断和早期治疗。并发高血压时,积极控制血压。并发糖尿病肾病者,应适当限制蛋白质摄入量,严格控制血压,预防尿路感染。出现视网膜病变时,首选激光治疗,激光的光凝作用能起到保护视力和防止病情发展的作用。

(七)防治低血糖

糖尿病患者应按时进餐,不要过度饥饿,也不要过饱,不要盲目地限制食物和水分的摄入。平时可随身携带糖果,以备急用。注射胰岛素后应按时吃饭。患者出现心慌、头晕、乏力、饥饿时,应立即口服糖果,严重者静脉补充葡萄糖。

(八)心理护理

糖尿病是终身性疾病,其漫长的患病和治疗过程,严格的饮食控制及多器官、多组织结构功能障碍往往会给患者带来精神紧张、忧虑、恐惧、愤怒、忧郁、沮丧、孤独、绝望等许多心理问题,使病情加重、恶化。为了帮助患者摆脱不良情绪的困扰,社区护士应对患者进行心理健康指导和护理。具体应包括以下两个方面内容。

1. 加强健身运动　积极参加社区体育运动和文化娱乐活动。研究证明,运动有使人心情舒畅的作用。人在运动之后,大脑血液供应的改善及血中电解质的不断置换,使人的精神状态趋向宁静、安逸,不良情绪得到发泄,这是药物所不能达到的。要指导患者多参加社区体育运动和文化娱乐活动,如参加门球比赛、散步、慢跑、打太极拳、骑车、游泳等。特别是要多进行室外活动,充分沐浴阳光。因为人的心态受阳光照射的影响较大,阳光的照射能使人心情舒畅,充满朝气和活力。

2. 培养广泛的兴趣和爱好　如种植花草,欣赏音乐,练习书法、绘画等,增添生活的乐趣。许多研究表明,花香有利于精神调节,有益于身心健康。患者心情烦闷时,可以通过观赏自己栽培的花草,或欣赏大自然的秀丽景色,来消除不良的情绪。欣赏音乐更是消除和避免不良心情的有效方法。根据不同的心情选择不同的音乐:当患者情绪低下、闷闷不乐时,可听一些速度较快、节奏活泼、富有生机、旋律流畅的歌曲,帮助患者从压抑的心情中解脱出来;当患者感到疲劳时,可听一些节奏鲜明、热情奔放的乐曲,迅速帮助大脑恢复清新的感觉;当患者未老先衰,感叹岁月不饶人,心情沮丧和绝望时,要多听一些格调高雅、充满浪漫色彩的音乐,使人感到心情爽朗,血脉通畅,洋溢青春活力;对糖尿病畏食者,在就餐时可播放一些形式简单、细腻动听的即兴曲伴餐,使患者能够心平气和地进餐,增进食欲,利于消化;对合并高血压的患者,可听些平静舒缓的音乐,有利于血压的稳定。

第四节　慢性阻塞性肺疾病

慢性阻塞性肺疾病(chronic obstructive pulmonary disease,COPD),简称慢阻肺,是包括慢性支气管炎和阻塞性肺气肿的一组疾病,是严重影响人们身心健康的常见病和多发病。COPD 的主要特征是慢性气流阻塞,并呈进行性发展。其反复发作,病情不断发展,最终可导致肺源性心脏病。慢性支气管炎和阻塞性肺气肿两者可以单独存在,但85%左右的病例是二者合并存在的。COPD 是全球第四大致死疾病,全世界每年死于慢阻肺的患者超过 200 万人,占全部疾病死亡人数的4.2%。我国慢阻肺总患者数高达 4 300 万人。

一、流行病学特点

我国是 COPD 发病较多的国家,1971—1979 年,在全国范围抽样调查了 7 892 万人,成人慢性支气管炎的平均患病率为 4%(1.97% ~ 14.04%),部分地区高达 14.04%。根据 20 世纪70 年代全国范围调查结果,慢阻肺流行病学特点如下。

1. 北方高于南方,农村高于城市,山区高于平原。
2. 冬天寒冷季节高于其他季节。
3. 患病率随年龄增长而升高,50 岁以上平均患病率高达 13%。
4. 男性患病率明显高于女性。

二、危险因素

引起 COPD 的危险因素包括个体易感因素以及环境因素两个方面,两者相互影响。

(一)个体因素

某些遗传因素可增加慢阻肺的危险性,如 α_1-抗胰蛋白酶缺乏、气道高反应性等。

(二)环境因素

1. 吸烟　吸烟与 COPD 的发生密切相关,烟龄越长,烟量越大,患病率越高。被动吸烟也可导致呼吸道症状以及 COPD 的发生。孕期妇女吸烟可能会影响胎儿肺的生长及在子宫内的发育,并对胎儿的免疫系统功能有一定影响。

2. 职业性粉尘和空气污染　烟雾、粉尘工业废气或室内空气污染均可导致 COPD 发生。大气污染越严重的地区,COPD 的患病率越高。

3. 感染　感染与慢性支气管炎的发生关系密切且重要,也与肺气肿的发生有关系。感染病原主要为病毒和细菌。

4. 寒冷气候　寒冷常为 COPD 发作的重要原因和诱因,且常使 COPD 患者症状加重。

5. 过敏　喘息型慢性支气管炎患者常有过敏史,过敏原有花粉、粉尘、细菌、化学性气体等。

6. 社会经济地位　COPD 的发病与患者社会经济地位相关。

三、健康评估

(一) 症状

1. 慢性咳嗽　通常为首发症状。初起多为单声咳或间歇咳,清晨时发作较多,但夜间咳嗽并不显著。也有部分病例虽有明显气流受限但无咳嗽症状。

2. 咳痰　咳嗽后通常咳少量黏液性痰。合并感染时,痰量增多,常转为脓性痰。

3. 气短或呼吸困难　这是 COPD 的标志性症状。早期仅劳动时出现,后逐渐加重,日常活动甚至休息时也感气短。

4. 喘息和胸闷　部分患者有支气管痉挛而出现喘息。

5. 全身性症状　一些较重患者可发生全身性症状,如体重下降、食欲减退、外周肌肉萎缩和功能障碍、精神抑郁和(或)焦虑等。

(二) 体征

早期多无体征。慢性支气管急性发作可听到散在干、湿啰音。喘息型患者可听到哮鸣音。肺气肿患者可见桶状胸,双肺叩诊呈过清音,听诊心音遥远、呼吸音减弱。

四、社区预防

预防 COPD 发生的策略是社区护士通过健康教育,提高人们自我保健能力,并针对其发生的危险因素,制定出综合性预防保健措施,把 COPD 的防治工作转变成社区人群自觉行动,进行群防群治。加强自我保健的具体预防措施如下。

1. 坚持体育锻炼和耐寒锻炼,增加营养,增强体质,提高抗病能力,减少上呼吸道感染,预防感冒。

2. 冬季寒冷季节,注意保暖防寒。

3. 开展吸烟有害的健康教育,吸烟者要尽早戒烟。

4. 改善生活和工作环境,加强劳动保护,消除和避免烟雾、粉尘和刺激性气体对呼吸系统的影响。

五、护理干预

社区护士对 COPD 患者开展护理干预应包括急性发作期的护理和缓解期的护理。

（一）急性发作期的护理

1. 患者应卧床休息,长期卧床者应注意经常更换体位。
2. 根据药敏试验,选用有效抗生素,积极控制感染。
3. 及时清除呼吸道分泌物,保持呼吸道畅通。
4. 持续低流量(1~2 L/min)给氧,纠正缺氧,以缓解呼吸困难。
5. 关心体贴患者,给予心理支持。

（二）缓解期的护理

1. 通过健康教育,指导患者加强自我保健,消除吸烟等不良行为；食物要高热量、高蛋白、丰富维生素,少食多餐；坚持运动和耐寒锻炼,提高机体抵抗力,预防上呼吸道感染和感冒。
2. 寒冷季节保持居室温暖,空气流通新鲜。
3. 提倡家庭长期低流量吸氧,减缓肺功能恶化,延缓肺源性心脏病的发生。
4. 指导患者进行康复锻炼:如腹式呼吸锻炼或缩唇呼吸法,以改善肺功能。
5. 指导患者和家属了解疾病特点,树立长期与疾病作斗争的信念,并加强家庭支持。

第五节　骨关节疾病

骨关节疾病(osteoarthrosis)是一种以局部关节软骨退变,骨质丢失,关节边缘骨刺形成及关节畸形和软骨下骨质致密为特征的慢性关节疾病,又称骨关节炎、退行性骨关节病、增生性关节炎、老年性关节炎。本病可发于全身各关节,但好发于负重较大的膝关节、髋关节、脊柱及手指关节等部位。50岁以上人群高发,本病不同程度地影响中老年患者的生活质量。

一、流行病学特点

骨关节病的患病率与年龄、性别、民族及地理因素有关系。发病多见于40岁以后,随着年龄的增长而升高。女性的发病率高于男性。黑人多于白人。

二、危险因素

本病的发生与高龄、肥胖、性激素、遗传、过度运动、创伤、关节部位力学异常和长期从事反复使用某些关节的职业等有关。

三、健康评估

（一）症状

1. **疼痛**　几乎所有病例都有不同程度的疼痛,随病程缓慢进展。疼痛多发生于关节活动时,特点为隐匿发作,持续钝痛,休息可以缓解。严重者可出现休息痛,负重时疼痛加剧。
2. **晨僵和黏着感**　早晨起床时出现关节僵硬,一般时间不超过15 min。黏着感是指关节静止一段时间以后,再活动时感到僵硬,如黏住一般。多见于老年人和下肢关节,活动后可缓解。

3. 其他症状　随着病情发展,可出现关节畸形,负重关节可突然发生功能丧失。

(二) 体征

1. 压痛和被动运动痛　受累关节局部可有压痛,被动运动时可发生疼痛。
2. 骨摩擦音　多见于膝关节。检查者一手按在所查关节上,另一只手活动膝关节,关节活动时可听到"咔嗒"声。
3. 关节肿胀　可因渗出性滑膜炎或局部关节的骨性肥大引起,严重者可见关节畸形和关节半脱位。

(三) 常见受累关节症状特点

1. 手　特征性表现为指间关节背面内、外侧骨样肿大结节。最常累及远端指间关节,也可见于近端指间关节和第一腕掌关节。多见于中、老年女性,具有遗传倾向,通常母女均有症状。
2. 膝　以疼痛和僵硬为主,多发生于上、下楼时。可有关节肿胀、压痛和骨摩擦音。少数患者可有关节周围肌肉萎缩。
3. 髋　主要症状为隐匿性疼痛,可放射至臀外侧、腹股沟和大腿内侧。可有不同程度活动受限和跛行。男性年长者多见。
4. 足　最常见第1跖趾关节,可见骨性肥大和踇趾外翻,也可累及跗骨关节。
5. 颈椎　主要表现为颈项疼痛、僵硬。脊神经根受压可出现上臂放射痛,脊髓受压可引起肢体无力和麻痹,椎动脉受压可致眩晕、耳鸣。严重者可发生定位能力丧失或跌倒。
6. 腰椎　主要引起腰、臀疼痛并放射至下肢。

四、社区预防

1. 治疗原发病　避免长时间站立及长距离行走,及时和妥善治疗关节外伤、感染、代谢异常、骨质疏松等原发病。
2. 补钙　多吃含钙高的食物,如乳制品、豆制品和蔬菜等;同时多接受阳光照射及补充维生素D,以促进钙的吸收;必要时,适量补充钙剂。
3. 控制体重或减肥　体重是本病发生的重要原因。减轻体重能够防止或减轻关节的损害,并能减轻患病关节所承受的压力,有助于本病的预防。
4. 坚持适量体育锻炼,防止骨质疏松　有规律的运动能够通过加强肌肉、肌腱和韧带的支持作用而有助于保护关节,预防骨关节病的发生。
5. 注意关节保暖　关节受凉常诱发本病。

五、护理干预

1. 健康教育　通过健康教育,使患者了解该病的危害性和危险因素,积极消除和避免致病因素,同时树立战胜疾病的信心。
2. 保护关节　限制关节负重活动,可使用手杖以减轻受累关节负荷;体重超标者宜减轻体重;要注意患病关节保暖,避风寒;严重时可短期卧床休息,完全制动。
3. 局部理疗　急性期关节发热,肿胀宜先进行局部冷敷,退热消肿后可应用热敷。慢性期还可应用红外线理疗、针灸、按摩等。

4．功能锻炼 锻炼应尽量在关节不负重下屈伸活动。

思 考 题

1．为什么要加强社区慢性非传染性疾病的预防和护理干预？
2．社区常见慢性非传染性疾病的预防原则和策略是什么？
3．简述心脑血管疾病、恶性肿瘤、糖尿病、慢性阻塞性肺疾病和骨关节病社区护理干预的要点。

（何雪娟）

第十一章 临终关怀

学习目标

1. 熟悉WHO癌症疼痛分级方法，临终患者家属的心理特征及护理。
2. 掌握临终关怀的概念；临终患者的主要心理反应、生理变化；临终患者的护理；疼痛的概念、评估，控制疼痛的基本原则及方法；疼痛的护理。

人口老龄化是世界人口发展的普遍趋势，到2050年，预计全球60岁及以上老年人数量将增至20亿，占世界总人口的21%，平均每年增长9 000万人。《中国老龄产业发展报告（2014）》指出，2013年我国老年人口数量已达2.02亿，人口老龄化水平达到14.9%，据预测，2050年我国老年人口数量将达到4.8亿，几乎占全球老年人口的1/4，是世界上老年人口最多的国家。

迅速发展的人口老龄化对社会的经济、生活和政策各方面产生了非常大的影响，使得各个国家的政府、社区和家庭面临前所未有的挑战。人口老龄化的深刻影响之一是卫生保健，卫生保健产业要为这一老龄化的人口提供必要的资源。目前，城乡老年人口中健康存在问题的、健康状况一般的和健康状况良好的分别占老年总人口的27%、56%和17%。在平均约19年的余寿中，健康余寿只有9年左右，其余10年基本是带病或失能状态。生活不能自理的老年人80%左右依靠家属照料，家属面临困难极大，众多垂危老年人呼唤临终关怀。同时，人们也越来越多地认识到，对于临终老年人来说，传统的、机构化的卫生保健形式可能并不是帮助他们和提供爱心的最有效的途径。对于一些临终的人来说，尽管卫生保健系统不断有技术革新，却没有强调减轻患者的痛苦和保护尊严。每一个社会对待死亡有其不同的习惯和态度，然而人们一致认同：临终的人，应该以舒适和有尊严的方式度过他们最后的日子。临终关怀正是在人口与文化的变迁中产生，开展临终关怀将进一步完善卫生保健体系，其发展是现代疾病和治疗模式转变的必然结果。

第一节 临终与临终关怀

一、临终的概念

临终（dying）又称为濒死，一般指由于各种疾病或损伤等原因而造成人体主要器官功能趋于衰竭，显示生命活动即将终止或临近死亡的阶段，是生命活动的最后阶段。死亡是生命终点的标志，是生命活动不可逆的终止，而临终是一个过程，是一个阶段，所以又称临终阶段。

临终的时间界定，各国有不同的标准。在美国临终界定为患者已无治疗意义，预计存活期在6个月以内，即通常诊断生命只有6个月或不足6个月的患者。在日本，以患者只有2~6

个月存活时间确定为临终阶段。还有一些国家以重危病住院治疗至死亡的平均值 17.5 天为标准。我国不少学者提出了当患者处于疾病末期,预计死亡在短时间内(2~3 个月)不可避免地发生,即为临终阶段。多数学者对临终的界定提出以下判断依据。

1. 疾病末期或意外事故导致人体各主要器官衰竭,抢救无效时。
2. 晚期癌症患者出现生命体征和代谢功能紊乱、治疗无效时。
3. 目前尚无有效治疗方法的疾病,经维持性治疗仍无好转,由医生宣布治疗无效时。

1995 年,根据美国国家临终关怀组织统计,临终关怀患者中 60% 的人患有癌症,6% 患有与心脏有关的疾病,4% 患有艾滋病,1% 患有肾疾病,2% 患有阿尔茨海默病,27% 患有其他疾病。

二、临终患者的生理变化及护理

（一）临终患者的生理变化

临终患者的生理变化是一个渐进的过程,临近死亡时最明显的体征是身体状况日益恶化。表现如下。

1. 肌肉张力丧失　表现为大小便失禁、吞咽困难;无法维持良好、舒适的功能体位;四肢软弱无力,不能进行自主躯体活动;脸部外观改变(眼眶凹陷,嘴唇、面肌松弛等)。
2. 胃肠道蠕动逐渐减弱　表现为恶心、呕吐,食物和液体摄入量减少;腹胀;脱水、体重减轻等。
3. 循环功能减退　表现为皮肤苍白、湿冷,大量出汗,发绀;脉搏快而弱,不规则,甚至测不出;心尖搏动常为最后消失;血压逐渐降低甚至测不到。
4. 呼吸困难　表现为呼吸频率变快或变慢;呼吸深度变深或变浅;出现鼻翼扇动、痰鸣音、潮式呼吸(陈-施呼吸)等,最终呼吸停止。
5. 感觉与知觉改变　表现为疼痛、视物模糊、眼睛干燥,分泌物增多;听觉常最后消失;出现意识模糊、昏睡、昏迷等。
6. 临近死亡的体征　各种反射逐渐消失;肌张力减退、丧失;脉搏细弱;血压降低;呼吸衰竭,呼吸表浅,出现陈-施呼吸;皮肤湿冷;体温低于正常或高热。通常呼吸先停止,随后心搏停止。

（二）护理措施

1. 增加肌肉张力　大小便失禁者,注意保持会阴、肛门附近皮肤的清洁、干燥,必要时留置导尿。床单保持清洁、干燥、平整、无渣屑,定时翻身,避免长期受压,以防发生压疮。
2. 增进食欲,加强营养　注意食物的色、香、味,少量多餐,以减轻恶心,增进食欲。提供高蛋白、高维生素的流质或半流质饮食,便于患者吞咽。必要时可采用鼻饲法或完全胃肠外营养(TPN),保证患者营养供给。做好口腔护理,可在晨起、餐后、睡前协助患者漱口,保持口腔清洁卫生。
3. 改善血液循环　观察体温、脉搏、呼吸、血压,皮肤色泽、温度等。患者四肢冰冷不适时,应加强保暖,必要时给予热水袋。
4. 改善呼吸功能　神志清醒者,采用半卧位,扩大胸腔容量,改善呼吸困难。昏迷者,宜采用仰卧位头侧向一边或侧卧位,以利呼吸道分泌物的流出。必要时给予吸痰,以保持呼吸道通畅。

5. 创造适宜的生活环境 可使老年人在临终前减少病痛带来的厌烦和恐惧。
6. 疼痛的控制 积极控制疼痛,可采用药物止痛和非药物止痛法控制疼痛。

三、临终患者的心理过程与护理

（一）临终患者的心理过程

当一个人被宣布已临近死亡时,会出现一系列的心理和行为反应。美国精神医学专家伊丽莎白·库勒·罗斯(Elisabeth Kubler Ross)提出临终患者面临死亡,其心理反应过程大致可分为5个阶段(表11-1)。

表11-1 临终患者心理反应分期

分期	心理反应
否认死亡期	这一时期患者的反应是否认和不相信,认为"死亡不会发生在我身上,一定是医护人员搞错了",这是一种暂时性自我保护反应
愤怒期	由于患者承受死亡的事实,会感到无助和绝望,表现出情绪的波动,主要表现为愤怒和怨恨,把周围的人作为发泄的对象,甚至出现过激行为
协议期	承认死亡的来临,为了延长生命,患者会提出一些"协议性"的要求,尽可能拖延死亡的到来,有些患者认为许愿或行善能改变死亡的命运
忧伤期	由于病情恶化,患者认识到将不久于人世而陷入极度痛苦之中,表现出明显的忧伤、悲哀和绝望的情绪
接受死亡	经过忧伤期后,患者的情绪有所好转,将交代和处理一些未完成的事,表现为极度疲劳和衰弱,表情淡漠,平静,常处于嗜睡状态

这五个阶段由于个体差异,心理反应过程并非一成不变,前后相随有可能出现交叉、重叠和反复,因此不能生搬硬套这一模式。医护人员应敏锐地把握患者的心理动态,多与之交流,及时地影响和帮助患者,从而取得满意的效果。

（二）临终患者的心理护理

1. 否认死亡期 否认是一种心理防御机制,不要急于揭穿否认,但也不要欺骗患者,用坦率、诚实、关心的态度倾听患者的感受,耐心回答患者对病情的询问,多与患者交谈,设法了解患者的心理与需要,维持适当的希望,逐渐渗透死亡观教育,使其面对现实。多陪伴患者,注意应用抚触技巧,让患者体会到被照顾、体贴、关心,取得患者的信任。

2. 愤怒期 要耐心倾听患者的倾诉,充分理解患者的绝望和发自内心的痛苦。作为医护人员要谅解、宽容、安抚、疏导患者,让其倾诉内心的忧虑和恐惧。不要把患者的攻击看成是针对某个人,也不要用愤怒的表现去回击患者,鼓励其表达出愤怒,因为这是克服恐惧的第一步,但应注意防止意外事件的发生。此期应尽可能创造条件满足患者的需要,给患者提供适宜的环境,让患者发泄愤怒和倾泻其情感。动员亲属、朋友给予患者更多的关爱、理解与宽容,这对他们将是一种极大的安慰,从而使患者减少愤怒情绪。

3. **协议期** 此期患者对治疗的态度较为积极,因为他们心存希望,祈求奇迹的出现,为了延长生命,患者会提出一些"协议性"的要求。对于患者提出的要求要有积极的态度满足其心理需要,使其更好地配合治疗和护理,以减轻痛苦,控制症状。社区护士更应主动地关心体贴患者,认真观察病情,做好各项护理工作,鼓励其说出内心的感受,积极教育、引导患者,减轻患者心理压力。

4. **忧伤期** 社区护士应真诚地关怀和抚慰患者,提供精神支持,尽量多陪伴患者,允许他们用自己的方式表达情感。鼓励患者保持自我形象和尊严。给予心理疏导,注意运用表情、抚摸等非语言交流,给予患者安慰和鼓励,可采用听音乐或其他娱乐方式分散患者注意力,缓解悲伤情绪。注意加强安全保护,预防患者自伤等意外事件发生。尽量满足患者合理需求,鼓励家属陪伴。

5. **接受死亡** 应创造安静、舒适、祥和的环境和气氛,减少对患者的干扰。帮助家人和朋友理解患者对社会交往需要的下降。尊重患者的信仰,允许患者安静地接受死亡的现实,不要勉强与之交谈。尽可能帮助患者完成未了的心愿。应严密观察病情变化,陪伴在患者身边,提供精神上的安慰和心理上的关怀,做好基础护理工作,让患者在平和、安逸的心境中走完人生之旅。

四、临终关怀的概念

(一) 什么是临终关怀

临终关怀(hospice care)已经发展为以临终患者的生理和心理特征及其相关的临床医学、护理、心理、社会、伦理等问题为研究对象,将医护的专业化及科学化知识互相结合的一门新兴的交叉学科,它有着较为独特和宝贵的道德价值,是社区护理的重要内容。

临终关怀是指对临终患者(生存时间少于6个月)及家属提供生理、心理、社会的全方位的支持和照顾,以提高患者临终阶段的生活质量。临终关怀不追求猛烈的、可能给患者增添痛苦的或无意义的治疗,但要求医务人员以熟练的业务和良好的服务来控制患者的症状。

我国学者李义庭将临终关怀归纳为一种特殊的照护,是医生、护士、心理医生、社会志愿人员等共同参与,为临终患者提供旨在提高生命质量、减轻临终痛苦、安详辞世的特殊服务过程。

(二) 临终关怀的发展

1. **临终关怀溯源** 早在公元前,柏拉图在其《共和国》一书中,就提到家庭对于一个贫苦的个人所能产生的安慰与支持。比利时在中世纪时代某个社区就已设立了"温暖之家"。在一个世纪之前,欧洲也有了少数的临终关怀组织,作为临终患者之家。

临终关怀源自英文"hospice"一词,始于中世纪,"hospice"本义是修道院或济贫院设立的、为徒步朝圣者或疲惫旅客、生病的流浪者提供临时歇息的场所,由道士或修女遵照"慈善和仁爱"的教义照料其生活,或为濒死者提供精心照护,使其安息。不论从哪一点看,在过去的几个世纪,西方社会绝大部分的中等之家及经济不算富裕的家庭,在其家人病危临终时,都部分依赖公共救助机构,诸如养老院、精神病院等。但是,这些机构由于制度不够健全,往往忽略了患者临终前的各种生理及心理上的需求。因此,在世界范围内,临终关怀作为一门相对独立的学科存在只有几十年的时间。

2. **现代临终关怀的创立** 临终关怀起源于西方的慈善机构,第一个专业化的临终关怀机构建于1967年7月,英国伦敦东南方希登汉的圣·克里斯多弗临终关怀病院(St Christopher Hospice),其创始者戴·桑德斯博士(Dr Dame Ciley Saunders)在推动和发展西方现代临终关怀事业中,作出了卓越的贡献,她被誉为临终关怀运动的奠基人。到了20世纪70年代,掀起了世界范围的临终关怀运动,美国、加拿大、日本、法国等70多个国家相继建立了临终关怀机构和各种学术团体,相关的报刊论文有300余种,到了1989年,全世界临终关怀机构达2 000余所。

主要杂志有:美国的《死亡教育杂志》、日本的《临终与临床杂志》、加拿大的《安息护理杂志》等。

较著名的临终关怀机构有:英国圣·克里斯多弗临终关怀病院(成立于1967年)、美国新港临终关怀院(成立于1974年)、加拿大皇家维多利亚安息护理病区(成立于1975年)、日本淀川基督教医院附设临终关怀机构(成立于1984年)等。

美国联邦政府和国会于1982年通过了有关临终关怀的专门法案,并将临终关怀列入医疗保险的项目中。目前许多国家已将临终关怀纳入医疗保险范围内,适应了社会发展的需要。

1991年世界卫生组织癌症及姑息治疗委员会通过了国际肿瘤护理协会开设的《姑息护理核心基础课程》,开始了对姑息护理专科护士的培训和认证。

我国开展临终关怀服务较晚,1982年,台湾学者谢美娥将hospice引入我国;1986年,台湾马偕医院举办了安宁照顾训练班;1990年,马偕医院淡水分院成立了中国第一家专业化的hospice。台湾的临终关怀机构主要有:1990年建立的马偕医院淡水分院的安宁病房、忠孝医院首创的社会服务室等。香港的善终服务始于1982年,由九龙圣母医院率先开展"关怀小组"。目前,香港有13间医院提供善终服务,如南郎医院、博爱医院等,还有"明天"和"安家舍"两所专门提供临终服务和关怀的机构。

1988年7月,在美籍华人黄天中博士的支持和天津医学院崔以泰教授等专家学者的努力下,天津医学院(现为天津医科大学)成立了我国第一个临终关怀研究中心,它的建立标志着我国已跻身于世界临终关怀事业的行列,崔以泰教授被誉为"中国临终关怀之父"。在天津医学院的大力倡导和推动下,临终关怀服务在大陆蓬勃兴起。目前,全国各地建立的临终关怀机构已超过120家,如上海退休职工南汇护理院、北京的松堂关怀院、天津医科大学第二附属医院的"安宁病房"、中国医学科学院肿瘤医院的"温馨病房"、沈阳208医院的"肝癌病房"等。2001年起,香港李嘉诚基金会每年捐资2 500万元,在全国15个省市设立了20所临终关怀服务机构——宁养医院,为造福社会,关爱生命、促进社会进步作出了巨大的贡献。

1992年,"首届东西方临终关怀研讨会"在天津召开之后,"全国临终关怀学术研讨会"分别于山东烟台、广西桂林、云南昆明等地多次举办。1993年,"中国心理卫生协会临终关怀专业委员会"成立。1996年,我国正式创办《临终关怀杂志》。2006年4月,中国生命关怀协会成立。

我国的临终关怀作为一门新兴的学科在国内学术界已经得到了广泛的认可,近年来肿瘤治疗专家们在姑息治疗方面取得了很多成绩,但是姑息护理包括临终关怀的理念和实践技能培训尚未普及。因此,加强专科知识和技能培训,满足临终关怀学科的社会需求,为患者提供更加专业化的护理势在必行。

(三) 临终关怀的服务类型

目前世界上临终关怀机构的组织类型有三种：一种是在医院为患者设立专门病房，一种是独立的临终关怀医院，还有一种是临终关怀医院在患者家中提供照顾。但无论哪一种，其宗旨与任务都是相同的。

我国虽然建立了一些临终关怀医院和临终关怀病房，但为数甚少，大部分患者都还是在综合性医院的病房中走向生命的终点。这些患者有的由于受到病房条件的限制或经济条件的限制，常常只有在死亡的前几天才有可能移至单人病房或床位略少的急救室。病房内家庭化气氛不浓，患者之间病情的相互影响，家属之间的情绪相互感染，都很容易加重患者的死亡心理，所以，空间环境不良是影响综合性医院临终关怀服务质量的因素之一。著名美学家朱光潜教授认为，人与环境之间会产生移情作用。自然环境可以影响人的情感，也会左右人的感情。据调查，近70%的临终患者，尤其是40岁以上的患者对安静舒适的病房环境方面有突出的要求。因此，社区服务中心（站）提供的临终关怀服务比较符合临终患者的心理需求。社区临终关怀可以有两种服务方式，即在患者家庭中实施的临终关怀和在社区服务中心的临终关怀病房。

(四) 临终关怀的目的和任务

临终关怀的目的既不是治疗疾病或延长生命，也不是加速死亡，而是通过提供缓解性照料、疼痛控制和症状处理来改善个人余寿的质量。患者的尊严是人们最为关心的问题。临终关怀强调患者和其家属情感的、心理的、社会的、经济的和精神的需要。临终照料主要是在患者的家中提供，当患者无法选择家庭照料时，临终关怀照料可以在医院、护理院或其他设施中进行。

临终关怀的目的：① 为临终患者提供选择死亡的地方，减少肉体的疼痛，给予最舒适的服务和照顾。② 提供专门为姑息照顾而设计的服务方案，辅助末期患者和垂危患者接纳临终的事实，安详地走完人生最后一程。③ 提供一种神圣的模式，给予患者身、心的关怀，包括身体方面的增进舒适，减轻痛苦；心理方面的协助患者与家属度过濒死的过程，接受疾病与死亡、家人互动关系，面对死亡的事实，遗属的辅导支持等。

临终关怀不同于安乐死，既不促进也不延迟患者死亡。其主要任务包括对症治疗、家庭护理、缓解症状、控制疼痛、减轻或消除患者的心理负担和消极情绪。所以临终关怀常由医生、护士、社会工作者、家属、志愿者以及营养学和心理学工作者等多方面人员共同参与。

(五) 临终关怀的意义

1. 尊重生命，遵循自然的规律，是人类追求高生存质量的客观要求，符合辩证唯物主义的生死观的要求。临终关怀从优化生命末端质量出发，提供心理上的关怀与安慰，帮助临终患者减少或解除躯体上的痛苦，缓解心理上的恐惧，使其安宁、舒适地死亡。

2. 临终关怀是社会文明的标志。临终关怀是为让患者有尊严、舒适地到达人生彼岸而开展的一项社会公共事业，使临终者体验到温情，感受到人道主义的光辉。

3. 临终关怀关心患者情感、注重生命质量,体现了医护职业道德的崇高,是医学人道主义精神的具体体现。

4. 临终关怀是我国卫生保健体系自我完善的社会系统工程。在我国人口日益老化、癌症成为人口死亡的重要原因的国情下,开展临终关怀是我国卫生保健体系自我完善的必然要求。

5. 临终关怀合理利用资源,利国利民,适应社会发展需求。

第二节　社区临终关怀的基本原则及方法

一、社区临终关怀的基本原则

1. 护理为主、适度治疗、提高生存质量　社区临终关怀以提高临终患者的生存质量为宗旨,旨在维持生命、解除痛苦、全面生活和心理护理,避免无用的、过度的治疗,使患者无痛苦地、平静地离开人世。

2. 遵循规律、尊重生命、关注心理支持　遵循生老病死的自然规律,尊重生命,对临终患者不强迫采取措施,延长或缩短患者的生命。依临终患者不同的生理、心理反应和需求,调动患者和家属积极配合,使患者和家属能平静地接受死亡、面对死亡。

3. 整体护理　包括提供全天候24 h服务,满足患者生理、心理、社会方面的一切需求,妥善做好尸体护理,给家属以帮助和关怀。

4. 安乐死问题　安乐死作为一种特殊的死亡类型或死亡方式,其问题涉及社会经济、伦理道德、传统习俗、哲学法律、宗教信仰、人的价值观等一系列问题。我国尚未立法。

二、社区临终关怀中的伦理原则

临终关怀是社区护理的主要组成部分,因此与其他医疗服务活动一样,必须遵守医学伦理学的基本原则。这些原则主要如下。

1. 有利原则　对于临终患者来讲,这一原则要求护理工作者以提高患者生命质量为宗旨,采用可能的方法解除或减轻疼痛,解除或缓解症状,不得增加患者的心理负担,不能对患者实施弊大于利的医护措施。

2. 尊重原则　就是尊重患者和家属的自主权、知情同意权、保密权和隐私权。

(1) 自主权　当患者意识清醒时,有自己做出选择、判断的权利,但对临终患者来说,所有的处理方案还应与患者家属协商,征得家属的同意;特别是患者意识不清醒时,尤应如此。

(2) 知情同意权　知情同意的4个基本要素是信息告知、信息理解、同意的能力、自由表示的同意。

(3) 保密权和隐私权　患者有保留隐私的权利,医务人员不得泄露有关患者的机密信息。

3. 公正原则　公平、合理、合适地对待每一个人。

4. 互助原则　是指医务工作者之间、医患间应相互合作,相互帮助。当原则互相冲突时应注意平衡利弊,避重就轻,尊重患者自己的选择。

三、社区临终关怀的工作内容

1. 生理关怀　临终关怀的核心是控制疼痛和其他主要的不舒适。临终患者中的大多数人伴有疼痛不适的感觉,特别是一些癌症晚期患者,极度的疼痛不适给他们的身心带来了极大的痛苦,影响他们的生存质量和生命尊严。应根据临终患者的病痛和各种症状,制定相应的护理方案,较多开展的项目是躯体疼痛的控制、临终前昏迷患者的特别护理、预防压疮及治疗压疮、呼吸系统护理、大小便失禁护理等。

2. 心理关怀　比起生理关怀而言,临终患者更需要心理关怀。心理关怀是实施临终关怀的一项重要内容,目标在于帮助濒死患者突破对死亡的恐惧。如前所述,临终患者的心态十分复杂,要仔细观察患者情绪变化,以诚待人,和蔼耐心地劝导患者正确对待疾病,协助患者调整感情,帮助他们排除干扰,帮他们从对死亡的恐惧中解脱出来,从容地对待死亡,适应病情变化,缩短悲痛过程,理解自己生存的意义和对社会应起的作用,在最佳的心态下接受护理,延长生命时间和质量,最后在充满温情的气氛中安详、平静地离去。

3. 生活关怀　保持病室空气清新、整洁,充满生活气息;做好口腔、头发、伤口、尿便护理;做好皮肤护理,定期翻身、擦背,保持床铺清洁和卧位舒适;鼓励患者补充营养,少食多餐。

4. 患者家属关怀　患者家属从患者患病开始直到死亡乃至死后一个相当长时期,被焦虑、忧伤、痛苦所困扰,大量体力和财力的消耗,使家属受到极大创伤。因此,应做好家属的心理关怀,及时评估家属对死亡的想法,指导他们正确面对死亡并克服自身的恐惧。劝其以自己的方式宣泄伤感,适时提供关于疾病的治疗和转归,以及持续的病情变化信息。患者死后一段时间内,其家属在生理和心理上都是极度虚弱的,极易患病,应及时做好心理疏导,尽量满足家属的要求,以减轻其悲伤,使其尽快摆脱沮丧期,步入正常生活。

四、社区临终关怀的工作方法

(一)提供舒适的临终环境

1. 临终患者临终处所的选择　临终患者在什么地方度过他(她)的临终阶段,究竟是在医院还是在家里要好一些,人们对此有着不同的观点。不少人认为应该让患者在医院里结束生命,因为可以得到医护人员的必要的支持及护理,这样作为患者的晚辈或亲人,也算对得起即将辞世的患者,表示对患者尽了最大的努力。也有不少家属出于住房窄小、家中居住条件较差的考虑,或害怕患者死在家中会对孩子产生恐惧等不良的影响,也愿意患者在医院里结束生命。

库伯勒·罗斯的观点有其独到之处,认为让亲人在家中死亡有一定的可取之处,对孩子反而会有较好影响。库伯勒·罗斯说:"如果能让患者在一个熟悉又喜爱的环境里结束自己的生命,那就会不怎么需要他去适应。他的亲属最知道,一杯喜欢的酒就可以代替镇静剂,或者家里做的一种汤的味道就会激起他的食欲。事实上,喝上几匙流质饮食,这会比输液来得更好。现实中允许孩子留在家中接受死亡的冲击,同时让他们参与谈论死亡和恐惧,会使孩子们感到在家庭的悲痛中,他们并没有被排除在外,使他们感到分担责任和分担哀伤的安慰。这会有助于使孩子们把死亡看作生命的一部分,这是帮助孩子们长大成熟的一种阅历。"

临终患者究竟是在医院里还是在家里结束生命,可以根据患者的居住条件、住院医疗费用的经济承受能力、患者临终症状的轻重程度,更主要的是根据我们的观念来进行选择。社区护理的发展,为在家中护理临终患者提供了良好的条件。社区的医生和护士,或是临终关怀团队可以在许多方面起指导和支持作用,例如,教患者家属注射方法,指导使用护理用具。必要时可以直接护理患者,特别是做一些难度较大的护理措施,还可以定期访视。

2. 临终患者的居住环境　在社区卫生服务中心(站),我们应该尽力为临终患者提供良好的居住生活环境。临终患者的居住环境要注重体现人文关怀,居室应当有其舒适和谐的独特要求,作为患者最后停留的地方,应该具有温暖、舒适、安静、整洁的特点,面积不宜太大或太小。还可以在室内摆放一些患者喜欢的文雅的艺术品、装饰画、照片、鲜花或者绿色植物,使周围充满勃勃生机。这样,临终患者在舒适典雅的环境中可以心平气静,减少对死亡的恐惧。

临终患者的居室内应该放置宽大舒适的床,床边可放置便于取用的生活必需品,如电视机、收录机、书报、眼镜、痰杯、纸巾,以及体温表、血压计等,以适应患者和家属日常生活习惯的需要。悦目的图画、悠扬的音乐,可以吸引患者的注意力,减轻其内心的寂寞,愉悦其情绪。定时开窗通风换气,保证空气新鲜流通、无异味。一般居室每次开窗 20~30 min,即可将室内空气更新一遍。调节室内的温度和湿度。适当的照明,可避免临终患者因视觉模糊产生害怕、恐惧心理,增加其安全感。如果病室内有卫生间,更会使患者感到方便舒适。

社区护士在患者家中护理临终患者,只能根据家中的条件参照上述情况,尽量使患者的居住条件安宁舒适。既不要因患者垂危而忽略患者的居住条件,也要考虑到家庭实际情况,顾及家庭其他成员的生活、工作。但一切都应以临终患者的需要为第一。

(二)临终患者的护理方法

临终患者的护理,是对那些已失去治愈希望的患者在生命即将结束时所实施的一种积极的综合护理,是临终关怀的重要组成部分。特别是结合患者的卫生习惯和身体状况,克服居住条件的困难,经常帮助患者做好基础护理,如加强口腔护理、皮肤护理等,这样不但会使患者感到舒服和精神爽快,也会使患者有自信,感到自己还和正常人一样,距离死亡的时间尚远。不要因为患者处在临终期,就忽略对患者个人卫生的护理。做好患者的个人卫生,不仅是提高患者的生活质量问题,也是关系到尊重患者的生命价值和生命尊严等的伦理道德问题。社区护士及家属要管理和帮助患者做好个人卫生,应该做到定时给患者洗浴或擦浴,定期更换床单、枕巾或其他床上用品,及时清除清洗患者的呕吐物和排泄物,帮助不能自理的患者洗脸、梳头、洗脚、剪指(趾)甲。应注意口腔、皮肤、大小便的护理。对卧床患者应定时翻身、变换四肢的位置,防止压疮的发生。一旦发生压疮,患者的精神心理和身体状况会明显变差,常难以控制,会促进患者的死亡。要帮助患者做必要的头发梳理,对于平日喜欢美容化妆的女士或者淡妆可遮盖病容的人,只要允许,要鼓励他们化妆。患者的衣着要清洁、舒适,不要让患者因穿着邋遢而感到难堪。亲友来探望时,更要注重患者的衣着容貌,注意床具的清洁干净,在一切都尽量做得使患者满意后,才安排患者会见亲友,以维护临终患者的尊严。

(三)营养指导

饮食是维护临终患者营养、维持生命和延缓死亡的重要因素,不仅是临终患者生活的必需,也是临终患者生活质量高低的表现。

1. 提高食欲,鼓励进食　临终患者大多表现为食欲减退,尽管如此,饮食仍然是临终患者生活中很重要的事情,也是人生的最基本乐趣。饮食过程中应耐心做好患者的思想工作,鼓励患者进食进饮,以减少静脉输液。保持口腔清洁,以清除口腔异味。酌情开窗通风,去除室内不良气味。患者周围不洁的物品(如便器等)应及时撤走。此外,应该注意饮食卫生,避免因进食不当导致呕吐、腹泻或便秘而给患者造成痛苦,加重病情。在家中护理临终患者,在饮食护理上有其方便之处,因为家属大都知道患者平时的饮食习惯与喜好,所以在烹调合乎患者口味的饮食上虽无问题,但要注意营养的调配和食品的卫生。

2. 注重饮食成分的选择　由于临终患者病情危重、严重消耗,加之食欲下降、恶心呕吐,常会发生严重的消化不良,所以应给予高蛋白、高热量、丰富的维生素及矿物质和微量元素且易于消化的饮食,注意少量多餐。要鼓励患者多吃新鲜水果和蔬菜,并结合患者的饮食习惯、患者对饮食的特殊要求及病情的需要等,在保证营养全面的前提下尽量创造条件,增加患者的食欲。

3. 必要时给予静脉营养　对不能进食的临终者,则须给予静脉输液,但要防止因静脉穿刺给患者增加额外的痛苦。静脉通常作为胃肠外给予营养支持的最好途径,但要尽量保护静脉通道,利用好静脉营养对临终患者很重要。指导家属配合医护人员给予患者静脉输液,如懂得调节滴入速度、输液不畅的处理,观察液体是否渗出血管,以及液体输完后及时拔除针头等。

(四) 安排好临终患者的日常生活

1. 保证患者足够的睡眠　睡眠可以使患者摆脱疾病的痛苦和面临死亡的焦虑,所以睡眠对临终患者有很重要的意义。社区护理人员或家属应该帮助患者建立良好的睡眠习惯,满足患者身体舒适的需要,消除影响患者身体舒适和睡眠的因素,如保证呼吸的畅通、控制疼痛及减轻各种躯体症状等。指导家属为患者创造良好的睡眠环境,降低走路、说话、开关门等的声音。调节好室内的光线,避免光线直射患者眼部而影响睡眠。指导患者入睡前做些松弛活动,根据个人习惯选择短时间阅读、听轻音乐、用热水擦身或喝一杯温热牛奶等,以利于患者入睡。必要时可以遵医嘱给予患者适量的安眠药或镇静剂。不要打扰睡眠中的患者,例如,避免在患者熟睡时量体温、测血压及打针服药等。指导患者晚上尽量少喝水,不喝茶,不抽烟。

2. 鼓励和指导患者的日常生活和功能锻炼　临终患者虽然面临死亡的威胁,但仍然生活在现实的空间,所以每天仍有着自己的生活内容。我们应该合理安排好患者的日常生活,提高他们的生活情趣。例如,可以鼓励患者与亲友通电话、保持信件联系,给患者购置喜爱的衣物或小玩具,和患者一同看电视节目、欣赏音乐。假如患者喜欢的话,经常和患者聊天也是一个很好的生活护理方式。对于一部分尚有活动能力的临终患者,不能消极地每日躺在床上等待,而是应该积极地、适当地活动。可以扶助患者下床做床边活动,或者陪伴患者到室外散步、打太极拳等。对不能下床活动的患者,护理人员或家属要定时给患者翻身、按摩,帮助患者进行被动性的肢体锻炼。

(五) 疼痛护理

1. 疼痛的定义　国际疼痛研究协会(IASP)对疼痛的定义是:"疼痛是伴随现有的或潜在的组织损伤而产生的生理和心理等因素复杂结合的主观感受。"

2. 护理评估

(1) 评估原则　疼痛是折磨临终患者的最大痛苦,疼痛控制得好与坏直接关系到临终患者生命质量的高低,评估是疼痛控制的首要措施,只有主动、客观、持续地评估,才能采取正确、适宜的控制措施,达到控制疼痛的目的。由于疼痛是一种主观感觉,因此评估疼痛时应重视患者的主诉,疼痛的强度应以患者的主诉为依据如实记录,而不能依赖主观判断或者怀疑患者疼痛的程度。

(2) 评估方法　目前常用的疼痛评定方法是视觉模拟评分法,其具体做法是,在纸上画一长 10 cm 的线段,左端表示无疼痛,右端表示剧痛,中间部分表示不同程度的疼痛,患者根据自我感觉在线段上画一记号,表示疼痛的程度。再结合患者的面部表情、动作及睡眠等情况综合考虑评定。

(3) 评估内容　评估疼痛的部位、疼痛强度、疼痛性质,使疼痛加重或改善的各种因素,生命体征的改变,疼痛对患者心理情绪、功能活动的影响,对疼痛治疗的态度,家属在疼痛控制中的作用。

3. 控制疼痛的原则及方法　控制疼痛的方法主要有药物止痛和非药物止痛两种方法。

(1) 药物止痛　WHO 于 1990 年设计了一套简单有效、可合理安排的癌症疼痛治疗方案,即三阶梯治疗原则,是目前世界各国大力推行的癌症疼痛的药物治疗方法。三阶梯用药原则即:按阶梯用药,口服给药,按时给药,个体化给药,注意具体细节。不同级别疼痛的止痛方案见表 11-2。

表 11-2　WHO 的疼痛分级标准及其倡导的三级阶梯止痛方案

级别	描述	止痛方案
0 级	无痛	不需处理
1 级	有疼痛,可以忍受,能正常生活	非麻醉性止痛药:如阿司匹林、对乙酰氨基酚、吲哚美辛
2 级	疼痛明显,无法忍受,影响休息,要止痛	弱麻醉止痛药:如可待因、布桂嗪、曲马朵
3 级	疼痛剧烈,严重影响生活,要长时间止痛	强麻醉止痛药:如吗啡、杜冷丁

(2) 非药物止痛　常用的方法有:姑息手术疗法、松弛疗法、想象法、锻炼、针刺止痛法、音乐疗法等。

4. 疼痛护理措施

(1) 正确认识疼痛　护理人员应明确疼痛对患者是无益的,免于疼痛是患者的权利。护士应提高评估疼痛的技能,准确把握和分析疼痛的强度、性质、使疼痛加重或改善的各种因素、疼痛导致的运动障碍等多项内容。

（2）止痛药物治疗的护理　口服给药是最方便、无创伤、相对安全的给药途径,应尽量首选口服给药。

止痛药应定时应用,不要等患者出现疼痛时再使用。对于持续性疼痛的控制,应按时给予止痛药,使止痛药物在体内保持稳定的血药浓度,保证疼痛得到持续缓解。

药物（阿片类）止痛常见的不良反应有便秘、嗜睡、呼吸抑制、身体依赖等。阿片类药物引起便秘的发生率为90%～100%,而且不因长期使用而耐受,因此,在开始使用阿片类止痛药时,就应注意预防便秘,可服用润肠通便药,同时注意调整饮食结构。对于初次使用或明显增加阿片类药物剂量的患者,应注意观察患者有无嗜睡表现,重者可建议医生减少药物剂量等。如患者因阿片类药物过量而出现呼吸抑制,应立即配合医生给予纳洛酮静脉滴注或行气管切开。长期应用此类药物的患者突然停止治疗时,会出现戒断症状,停药时应逐渐减少剂量并延长间隔时间,直至停用。

使用芬太尼透皮贴剂时注意每72 h定时更换贴剂,更换贴剂时须更换粘贴部位,并注意观察用药后的反应。

（3）非药物疗法　非药物止痛作为药物止痛的补充,现已得到广泛应用,给临终患者带来更多的人道关怀。

姑息手术是在症状出现之前采用外科治疗方法,减少肿瘤体积,从而起到最佳姑息止痛作用。松弛疗法是通过调整患者体位或给予按摩,使机体松弛,促进血液循环,预防和缓解疼痛。想象法是通过美好的充满希望的想象缓解疼痛。慢性疼痛患者通过锻炼可以增强肌肉力量,活动强直的关节,增加舒适度,但锻炼要适度。因肿瘤侵犯可能发生病理性骨折的情况下,应避免做任何负重的锻炼。针对患者疼痛的性质、部位,可采用不同的穴位进行针刺,产生镇痛的效果。音乐疗法可以分散患者的注意力,使患者心情平静、身体放松、疼痛缓解,临床实践证明,音乐对晚期癌症患者由于机体、精神和心理等原因导致的"综合痛"有明显的缓解和治疗作用。药物止痛法和非药物止痛法交叉使用或者联合使用,效果会更好。

（六）死亡教育

1. 目的　通过死亡教育使临终患者对死亡具有科学的认识,从中获得与死亡相关的知识;当临终患者需要时,能及时提供必要的帮助。

2. 死亡态度　死亡态度有三种类型:接受死亡,认为死亡是任何人都不可避免的现实,是不以人们的意志为转移的客观规律;蔑视死亡,多与宗教信仰有关,认为死亡是一种解脱或新生活的开始;否认死亡,认为医学的发展能使人永生。社区医护人员应通过死亡教育使临终患者以良好的心态正确认识死亡,接受死亡。

3. 对医护人员开展死亡教育　死亡教育是指引导人们科学、人道地认识死亡,对待死亡,以及利用医学死亡知识服务于医疗实践和社会的教育。医护人员在为临终患者服务的过程中,扮演着特殊的角色,应首先接受死亡教育,明确自己的职责和任务,形成科学的人生观和死亡观,掌握对濒死患者及家属进行心理干预的知识与能力,在死亡教育和传播正确死亡观中发挥积极的作用,更好地帮助患者和家属做好死亡的准备,缓解或消除他们的心理痛苦,使他们接受和坦然地面对死亡,提高临终患者的生存质量。

4. 对临终患者进行死亡教育　对临终患者适时地开展死亡教育,引导人们以良好的心态对待死亡,正确地认识死亡,是临终关怀的内容之一。首先根据临终患者对待死亡的心理反应,做好患者心理评估工作,针对不同心理阶段实施死亡教育,教育患者充分认识到生、老、病、死的自然规律,坦然接受死亡。尊重患者的权利、文化和信仰,理解患者对死亡的态度和观念,对患者不同的死亡观念不能妄加评论。评估患者的意愿,是否在心理上已经准备好了接受死亡的消息,而不应勉强患者谈论死亡。告诉患者的信息内容应取决于患者希望知道的信息、患者的真实想法以及应对危机的能力,对于在心理上已经准备好接受"死亡"这一消息的患者,应注意运用恰当的交流与沟通技巧,引导患者提出问题,结合患者具体情况给予充分的解释,让患者有机会、有计划、有意义地安排自己有限的生命,完成一些尚未实现的愿望。

5. 对临终患者家属进行死亡教育　　及时评估家属对死亡的想法,耐心地解释患者的病情,说明病情发展的必然趋势,向他们宣传死亡是不可抗拒的自然规律,引导患者家属正确面对死亡并克服自身的恐惧,有效支持患者,帮助患者平静安详地离开。对于愿意谈论自己死亡问题的患者,家属不要回避,在患者濒死期,指导家属坐下来陪伴、抚摸,表达自己对亲人的爱,缓解不良心理反应。

(七) 临终患者家属心理特征与护理

在临终关怀中,医护人员除了要使临终患者无痛苦、舒适和有尊严地度过生命的最后阶段外,也要对临终患者家属进行有效护理,帮助他们应对悲痛(表11-3)。

表11-3　临终患者家属心理特征与护理对策

心理特征	主要护理措施
怀疑、否认	同情理解、耐心解释、消除疑虑,正视现实,积极护理,适当指导
震惊、冲击	稳定家属情绪,随时交流患者病情变化,使之有思想准备
悲伤、忧郁	安抚、鼓励、关怀、体贴,提供休息场所,给予必要的支持疗法,防止发生身心疾病
愤怒、怨恨	容忍、谅解家属过激言行,尽量满足家属提出的有关对患者治疗、护理和生活的有利要求
回避、疏远	单位访问,家庭访问,谈心、慰藉,建立真实情感接受、解脱,帮助家属解决实际困难,逐步使他们重新寻找新的生活方式

(八) 临终护理协议书

社区护士与患者或家属之间签订的临终护理协议书,是相互监督的法律依据。一旦发生纠纷,可以此为凭据。这种护理协议书是根据患者的病情、预后、发展、恶化,以及近、远期健康问题向患者或家属做实事求是的交代,并征得其配合,共同合作完成家庭护理中各项护理活动的协议。由于临终护理工作结局的特殊性和全社会法律意识不断增强,为避免不必要的法律纠纷或其他难以预料的问题,签订临终护理协议书是社区工作者自我保护的必要手段。

在协议书中,必须明确写明双方的责任和义务、随着病情的发展可能出现的问题或实施某些护理措施后可能出现的不良反应及其护理对策等。在实施护理的过程中,做好护理记录,必要时可请患者家属签字确认,防止产生法律纠纷。

第三节　社区临终关怀的特点

（一）社区临终关怀的服务对象

社区临终关怀的服务对象不仅是临终患者,还包括临终患者的家属。

医院的医护人员和家属主要是为患者服务的。在社区临终关怀中,家属不仅为患者服务,而且也成为医护人员或临终关怀团队服务的对象。临终关怀的特点就在于,医护人员在做好对临终患者关怀的同时,也要做好对临终患者家属的关怀照顾工作。特别是在患者死亡和死后的时期,要使家属能够加强自我护理,承受打击,接纳丧失亲人的事实,以适应新的生活,这对于保护和增进家属的身心健康具有重要意义。

（二）社区临终关怀的服务方案

以患者为核心,对临终患者采用关怀、护理为主,治疗为辅的方案。

临终关怀服务并非单纯的医疗、护理服务,而是包括医疗、护理、心理咨询、死亡教育、社会支援和居丧照顾等多学科、多方面的综合性服务。其范围一般包括对于疼痛和其他各种症状的控制,如药物止痛、神经阻滞止痛,对临终患者和家属的心理安慰,发动社会各界给予临终患者及其家属以物质帮助和精神支持,患者死后对家属的居丧照顾等,服务的内容广泛而全面,但它是以提高临终患者生命质量为宗旨,提供心理关怀和社会支持,维护患者的生命尊严和价值,尽可能使患者保持身心舒适,而不是以患者康复为目的。故以护理照顾为主,治疗为辅。

（三）社区临终关怀的实施

临终关怀的实施应由临终关怀机构、家属、社会人员共同承担,以临终关怀机构为主。

典型的临终关怀照料由一支专业队伍提供,这是一个由护士、全科医生、社会工作者或其他成员,如法律顾问等组成的跨学科队伍。患者及其家属接受全天候的服务。患者去世后,亲属和朋友可以接受相关的丧葬服务及心理支持。

（四）社区临终关怀的服务形式

社区临终关怀的服务形式具有服务方式多样化、本土化的特点。英国的临终关怀服务以住院照护的方式为主,即注重建立临终关怀院。美国则以家庭临终关怀服务为主,即开展社区卫生服务。我国的临终关怀工作者,则正在探索符合我国国情的临终关怀服务方式。从目前发展的状况来看,以临终关怀病房的形式比较普遍,因为这种形式可以利用医院病房的原有人员和设备,经过短期培训,能够较快地开展工作。但在全科医疗和社区护理的支持下,居家照顾形式也是具有发展前景的形式,这对于在家中照护临终患者具有特别的实用意义。

第四节 死亡和尸体料理

一、死亡

死亡(death)是一个由量变到质变的转折点,是人的本质特征的永久消失,是机体完整性的破坏和新陈代谢的停止,是生命活动的终点。社区临终关怀工作不仅有生前的照护,还应包括善后工作和对死者亲属的情感支持及心理护理。做好善后工作不仅是对死者遗愿的满足,对安慰死者亲属也有着重要的意义。因此,只有做好善后工作,才能为临终关怀工作画上圆满的句号。死亡分3个阶段:濒死期、临床死亡期和生物学死亡期。

1. 濒死期(agonal stage) 又称临终期,是死亡过程的开始,这时机体各系统的功能严重紊乱,中枢神经系统功能处于抑制状态。某些猝死患者可不经过此期而直接进入临床死亡期。

2. 临床死亡期(clinical death stage) 主要指征是心搏、呼吸停止,瞳孔散大,各种反射消失,延髓处于深度抑制状态,但各种组织细胞仍有微弱的代谢活动,持续时间极短,一般持续 5~6 min。若及时采取有效的抢救治疗仍有复苏的可能。

3. 生物学死亡期(biological death stage) 是死亡的最后阶段。机体各组织器官活动不可逆的停止,整个机体不再复活,并相继出现尸冷(死后开始出现,6~8 h 与室温接近)、尸斑(死后 2~4 h 出现)、尸僵(死后 6~8 h 开始出现)、尸体腐败(死后 24 h 出现)等现象。

二、尸体料理

做好尸体料理,不仅是对死者的同情和人格的尊重,也是对家属心灵的安慰。

1. 尸体料理应在医生确诊患者死亡,出具死亡证明书后尽快进行,以减少对其他患者的影响及防止尸体僵硬。

2. 准备好必需的用物,如死者衣裤、尸单、尸体识别卡、棉花、敷料、绷带、血管钳、剪刀、松节油、隔离衣、手套等。

3. 协助家属做好尸体料理,向死者行鞠躬告别礼,依照患者生前的嘱托和家人的要求安排尸体去向。在进行尸体清理时,应尊重死者及家属的宗教信仰和风俗习惯,以严肃认真的态度尽职尽责地按规定操作程序做好尸体料理,保持尸体五官端正、肢体舒展、清洁无味。所有设备、污染的被服类和患者使用过的物品都应该从床旁移开。进行尸体料理时,动作要轻柔,不要过多地摆弄尸体。

4. 为了保持遗体的清洁及适宜的姿势、容颜,维持良好的遗体外观,可以依照下列方式护理:① 戴手套拔除一切管线与引流袋;② 清洁遗体及整理遗容;③ 将遗体放好,使已故者宛如熟睡状。若有嘴未闭合情形,除把患者的义齿放回到患者的口中外,尚可用纱布闭合;若有眼睛未闭合的情形,可轻轻按上眼皮或以胶纸盖住眼皮,5 h 后撕除。若遇到伤口部分,可请医生缝合或用纱布覆盖包扎;若有分泌物流出,可用纱布或棉球堵塞,避免纱布及棉花外露。若有尸僵现象出现,不易穿脱衣服,可用热敷或关节活动度(ROM)的方式软化关节。

5. 将尸体识别卡系在死者手腕上部,用尸单包裹尸体,尸单上也要系好尸体识别卡。通知殡仪馆的人员将尸体接走,将另一张尸体识别卡放于尸屉外面。

6. 终末消毒处理。

7. 妥善处理遗嘱和遗物。患者死亡前时常留下遗嘱,遗嘱应转交家属或死者单位领导,并尊重"隐私",不要向他人乱讲遗嘱内容。患者死亡时如身旁无亲友,遗物需两人共同清点,交家属或列出清单,共同签名后交社区卫生服务中心(站)负责人保管。切不可将死者遗物归为己有,或不对死者遗物进行处理或处理不细心,这些做法是缺乏道德观念和法制观念的体现。

三、死者家属的心理抚慰

1. 要理解、同情家属,尽量提供家属与死者诀别的机会。当患者濒临死亡时,医务人员应通知家属,让家属在心理上有所准备,可以减轻亲人突然逝去已成事实时家属的过度悲伤。安排亲属守候在患者身边,坐下来陪伴、触摸患者,使其倾诉自己情感,表达他们对亲人的爱。亲属的陪伴,对临终患者和亲属来讲无疑都是莫大的安慰。

2. 患者死后,做好尸体护理能够体现护士对死者的尊重,清理好的尸体要以良好的形象展示在亲属面前,让亲属安心,缓解其悲痛。

医务人员应理解家属的悲痛心情,给予家属精神和心理的关心和支持,使他能正视痛苦,尽快度过悲哀阶段。要提前做好家属的健康评估。丧失亲人后,家属会出现系列急性悲伤反应,有的家属由于极度悲伤可能会突然发生晕厥、心脑血管意外等情况,此时,医务人员应陪伴他们,给予心理抚慰。哭泣是一种很好的缓解内心忧伤情绪的途径,医务人员应允许并鼓励他们自由痛快地哭出来,可以使他们从悲痛中解脱出来,但注意应提供适当的环境。如护士对家属的悲痛置之不理,漠不关心,甚至压制家属伤感情绪,是职业道德所不允许的。在尸体料理过程中,允许死者亲属或朋友参与,尽量遵照他们的风俗习惯、宗教信仰和意愿进行料理。护理人员应尽量满足家属提出的合理需求,真诚地劝导家属节哀保重,对家属遇到的实际问题和困难,提供咨询和建议;对家属过激的言行,给予宽容和谅解。

3. 定期进行多种形式的家庭探访,了解死者家庭面临的问题,帮助家属认识、面对、接受丧失亲人的事实,指导他们调整各自的心态,重新开始新的生活。

失去最亲近的人,是一次非常痛苦、深刻的经历,因此人的感情、心理变化极其显著,以至影响到身心的健康,出现抑郁、心血管疾病、感染、意外事故等问题,因此,做好死者家属的家庭访视可帮助其有效应对悲伤,最大限度地降低由于恶性悲伤反应所带来的负性生理和心理反应。可视患者家庭环境、家属情绪、身体状况等情况,安排回访家属(配偶)时间。可充分利用社区各类资源给刚刚失去亲人的家属以照顾,避免新问题出现,安排已故患者的亲戚、同事、邻居或居委会等有关人士给死者家属以访问和照料,若能陪伴在其身旁,轻轻握住其双手,或保持其他的身体接触,不仅使其感受到他(她)并非独自面对不幸,还可以帮助他(她)保持与现实世界的联系,不致完全关注故去的亲人。允许并鼓励死者家属哭泣、诉说、回忆,这种表达方式不限性别和年龄,告诉他人在痛苦时哭泣是一种很自然的情感表现,而不是软弱。主动并集中精神倾听家属的诉说,有利于其表达出各种想法。对家属面临的实际困难,应根据具体情况,提出一些带有指导性、建设性的意见,帮助家属作出决策去处理好各种实际问题,随时播撒希望的种子,使其重新树立起生活的信心。6个月内死者家属(配偶)如无新的问题出现,临终护理即告结束。

思 考 题

1. 临终关怀的概念是什么？
2. 如何控制临终患者的疼痛症状？
3. 临终患者会出现哪些心理反应？应如何进行护理？

（苏建平）

第十二章 社区居民健康档案的建立与管理

学习目标

1. 了解社区居民健康档案建立的目的、意义,计算机在社区居民健康档案管理中的作用。
2. 熟悉社区居民健康档案的分类与内容。
3. 掌握社区居民健康档案的记录和管理。

社区居民健康档案是记录与社区、家庭、居民的健康状况有关资料的系统化的文件或资料库,是全科医疗和社区护理中不可缺少的重要组成部分。全面、系统、完整的居民健康档案是了解社区居民个人及其家庭、社区背景的有效工具,是对服务对象进行生理、心理、社会等方面的全面评估,并为其提供可及性、连续性、协调性、综合性和人性化的卫生保健服务的重要依据。因此,建立并逐步完善社区居民健康档案,是社区医护人员一项非常重要的日常工作。本章将重点介绍建立社区居民健康档案的目的和意义、社区居民健康档案的分类及基本内容的记录方法、社区居民健康档案的管理和计算机在社区居民健康档案管理中的作用等内容。

第一节 社区居民健康档案的概念

一、社区居民健康档案的定义

社区居民健康档案是记录社区内有关居民个人、家庭及群体健康状况资料的系统化的文件或资料库,是开展社区卫生服务的主要依据。

二、专科病历与健康档案的区别

(一)专科病历

专科病历是医院的专科医生所做的以疾病为中心的病史记录,其内容主要是患者的既往病史、现病史、主诉、体格检查结果及实验室检察结果等,重点在于生物学诊断和治疗。常见有门诊病历与保健手册、住院病历,其特点是针对个人的一种一过性、暂时记录,且分别由患者或医院管理。

（二）社区居民健康档案

社区居民健康档案是全科医生和社区护士为维护社区居民健康所做的与社区、家庭、个人的健康状况相关资料的记录，这种记录是全面的、系统的、完整的，包括居民生理、心理、社会状况及预防保健、医疗护理、康复服务等各方面的内容，重点在于解决居民个人以及家庭、社区的健康问题。常见有个人健康档案、家庭健康档案、社区居民健康档案三种基本类型，其特点是既针对个人和群体的一种连续性记录，又可由全科医生与社区护士进行管理。

三、建立社区居民健康档案的目的与意义

社区居民健康档案是社区医护工作者在全面了解辖区内居民个人及其社会、经济、文化、宗教、心理和医疗等背景的基础上而建立的，是社区卫生服务中心（站）为社区居民、家庭和群体提供可及性、持续性、协调性、综合性、人性化的医疗、护理、预防保健及康复服务的重要保证和前提。建立社区居民健康档案的目的和意义有下述几个方面。

（一）掌握社区居民的基本情况和了解社区的卫生资源

完整、系统的社区居民健康档案，全面记录了社区居民个人及其家庭、社区人群健康的所有资料，包括生理、心理、社会的；预防保健、医疗护理和康复的，健康教育、计划生育的；社区卫生资源等方面。通过查阅健康档案可随时掌握社区居民健康的基本情况、社区家庭卫生问题、社区卫生需求与社区卫生资源等资料。

（二）有利于开展社区卫生服务

社区居民健康档案详细记录了居民个人及其家庭、社区的健康状况及相关危险因素，记录了社区中所有健康问题的发生、发展和变化过程，还包含了社区系统的预防保健项目，为全科医生与社区护士在分析、掌握社区中所有常见健康问题的发生、发展规律、变异情况及制订、规划预防保健措施提供了较可靠的依据。社区护士可根据这些资料定期对社区不同人群进行健康教育、开展健康咨询和健康筛查，从而及早诊断和处理社区出现的各种健康问题，并在适当的时候及时提供有效的预防保健，提高工作效率和服务水平。

（三）有利于社区护理的教学与科研

我国社区护理工作开展时间不长，经验不足，社区居民健康档案的建立和记录可以促进社区护理的经验积累，通过对档案资料的统计、分析，可以从中找出规律、经验和教训，为社区护理的教学和科研提供最可靠的原始资料。

（四）有利于评价社区卫生工作的质量和水平

社区居民健康档案可以较全面地反映社区卫生服务的质量和水平，可用于评价社区护理人员的服务质量和水平，评价社区卫生工作总体质量和水平。

(五)作为社区卫生服务工作重要的法律文书

规范的社区居民健康档案的记录具有全面、准确、客观、公正的特点,在法律上可为处理医疗纠纷、保险索赔、制订社区社会经济发展规划及社区卫生工作政策等提供客观的依据。

第二节　社区居民健康档案的类别及基本内容

完整系统的居民健康档案可分为三类,即个人健康档案、家庭健康档案及社区居民健康档案。

以问题为导向的记录方式(problem-oriented medical record,POMR),因其具有所收集的资料简明扼要、条理清楚、重点突出、便于管理和统计等优点而被医学界广为推崇。POMR可用于个人健康档案的记录,也适用于家庭健康档案的记录。其记录的内容一般有:个人及家庭的基础资料、健康问题目录、问题描述、主要问题流程表等。

一、个人健康档案

(一)封面

个人健康档案封面应简单明了,以便于归类、保存和查找,封面设计应包括以下内容:档案号、档案标题、姓名、性别、年龄、所属社区、建档医生、建档护士、建档日期等,如图12-1。

(二)个人基本资料

个人基本资料主要包括以下几个方面。

1. 一般情况　包括姓名、性别、出生年月、民族、职业、文化程度、血型、婚姻状况、工作单位、家庭住址、联系电话、邮编、身份证号及医疗费用承担形式、定点医院等。

2. 既往健康状况　主要记录既往严重疾病史、药物过敏史、家族史、个人史(含月经史、生育史)、住院史、手术史等。

3. 文化资源　包括有无一般医学知识、健康价值观(指个人对自身健康的关心程度和价值观念)、宗教、迷信、自我保健能力等。

4. 个性特征　包括个人气质、性格、行为类别及有无智力障碍等。

5. 健康行为与生活习惯　主要包括身高(cm)、体重(kg)、血压(mmHg或kPa)、睡眠习惯、饮食习惯、个人嗜好、锻炼身体情况等。

6. 心理评估　主要是指对个人的人格类型和应对能力、精神行为及情绪波动情况,以及对定期体检的认识和态度、对所患慢性病的康复信心、对健康知识的求知欲望等方面的评估。

7. 社会支持系统　包括家庭经济收入情况、家庭成员之间的关系、与朋友之间的关系、与领导及同事之间的关系、与社区团体之间的关系、享受何种医疗保健待遇等。

8. 特殊生活事件　如离婚、丧偶、失业、意外事件的发生等。

```
┌─────────────────────────────────────────┐
│                                         │
│   医保号：□□□□□□□□□□□□□□□□□         │
│   档案编号：□□□□ □□□ □□□ □□□□ □      │
│                                         │
│            ┌─────────────────┐          │
│            │  个 人 健 康 档 案  │          │
│            └─────────────────┘          │
│                                         │
│                                         │
│          姓名：_____              │
│                                         │
│          性别：_____              │
│                                         │
│          年龄：_____              │
│                                         │
│                                         │
│       所属社区：_____        │
│                                         │
│       建档医生：_____        │
│                                         │
│       建档护士：_____        │
│                                         │
│       建档日期：_____        │
│                                         │
└─────────────────────────────────────────┘
```

图 12-1　个人健康档案封面

个人基本资料详见表 12-1。

（三）健康问题目录

健康问题目录是个人健康档案的重要内容。

1. 问题定义　主要记录影响个人健康的异常问题。可以是明确的诊断，或诊断不明确的问题以及难以解决的症状、体征或心理、社会、行为问题，是健康问题的索引。

2. 问题分类　可分为主要问题与暂时性问题。主要问题是慢性问题或尚未解决的问题。暂时性问题是急性或短期的、一过性或自限性问题。

3. 健康问题目录的记录内容　主要包括：问题的编号、名称、发生时间、诊断时间、处理措施及处理结果等（表 12-2）。

表 12 – 1　个人基本资料

1. 个人一般情况 姓名：_____ 性别：_____ 出生：_____年_____月 籍贯：_____ 职业：_____ 民族：_____ 文化程度：_____ 婚姻：_____ 家庭角色：_____ 血型：_____ 工作单位：_____ 单位电话：_____ 个人身份证号：_____ 邮编：_____ 医疗费用承担形式：自费□　公费□　医疗保险□　合作医疗□ 定点医院：①_____　②_____　③_____ 2. 既往健康状况 既往严重疾病史：_____ 现患史：_____ 药物过敏史：_____ 家族史：_____ 个人史（包括月经史、生育史）：_____ 住院史：_____ 手术史：_____ 3. 文化资源 医疗知识：0 1 2 3 4 5　健康价值观：0 1 2 3 4 5 自我保健能力：好□　一般□　差□　迷信：信□　不信□ 宗教：基督教□　天主教□　佛教□　伊斯兰教□　其他：_____ 4. 个性特征 气质类型：胆汁质□　多血质□　黏液质□ 　　　　　抑郁质□　混合型□ 性格倾向：外向□　内向□　不典型□ 行为类型：A 型□　B 型□　C 型□ 智力障碍：是□　否□ 5. 个人行为与生活习惯 身高：____（cm）体重：____（kg）血压：____（mmHg）性格：____ 睡眠习惯：____ 锻炼频度：经常□　不经常□　从不□ 锻炼方式：跑步□　气功□　太极拳□　游泳□　登山□　郊游□　其他： 吸烟史：有□　无□　每天吸烟支数：_____ 烟龄：从_____年至_____年 饮酒史：有□　无□　每天_____餐　每餐_____两　酒的类型：_____ 饮食习惯：高盐□　高脂□　甜食□　高蛋白□　高能量□　少纤维□　荤食□　素食□　喜热食 　　　　　□　喜生食□　荤食□ 6. 心理评估 保健知识的需求：有□　无□　对定期体检的态度：必要□　不必要□ 对慢性病的康复信心：有□　无□　情绪状态：稳定□　不稳定□ 7. 社会支持 家庭主要经济来源：_____ 同事 0 1 2 3 4 5　朋友 0 1 2 3 4 5　亲戚 0 1 2 3 4 5　邻居 0 1 2 3 4 5 领导 0 1 2 3 4 5　机构 0 1 2 3 4 5　社团 0 1 2 3 4 5　医生 0 1 2 3 4 5 8. 特殊事件 失业□　离婚□　丧偶□　意外事故□　其他□

注：1. 社会支持，可凭印象打分。0 分：没有交往；1 分：偶尔交往；2 分：经常交往；3 分：经常相互帮助；4 分：有困难时，是主要的帮助者；5 分：有困难时，是唯一的帮助者。

2. 医学知识评分：0 分：文盲、经医生解释后，仍不能明白自身问题者；1 分：经医生解释后能明白自身问题者；2 分：久病成医者；3 分：对医学感兴趣并经常阅读有关书刊者；4 分：自学医学或当学徒式医者；5 分：自己是医生或学过医学知识者。

3. 健康价值观评分：是指个人对自身健康的关心程度和价值观念。0 分：对自身健康漠不关心，万不得已才看病者；1 分：因主观原因（怕麻烦、认为问题不严重、能熬过去）而经常延误就医者；2 分：因客观原因（经济、路途太远、交通不便）而经常延误就医者；3 分：有病及时就医者；4 分：有病及时就医且无病知预防者；5 分：十分注意保养身体且经常咨询或定期做体检者。

4. 个人特征：参考"医学心理学"中专用评估量表。

表 12-2　个人主要健康问题目录

序号	问题名称	发生时间	就诊时间	处理措施	处理结果	管理计划	接诊医生
1							
2							
3							
4							
5							
6							

4. 健康问题目录记录顺序　按确认问题的前后为序依次记录。

（四）病情流程表

病情流程表是以表格的形式对个体的主要问题在一段时间内发展变化的情况进行描述，记录的内容包括主要的表现、健康评估及采取的主要措施、转归、转会诊情况等方面。并非所有个人健康问题都要记录病情流程，只针对长期存在的，始终影响、困扰患者生活的问题进行病情流程的记录（表 12-3）。

表 12-3　主要病情流程表

问题序号：　　　名称：

日期	表现	评估	处理措施	转归	医生签名	备注

（五）问题描述及问题进展记录

问题描述是 POMR 的重点内容，是患者每一次就诊情况的详细记录，亦即将问题目录表中的问题按顺序逐个进行描述，这种描述通常采用 SOAP 格式，即按照主观资料（S）、客观资料（O）、评估（A）、计划（P）的顺序进行描述。

S（subjective data）：是指由患者或陪伴者所提供的主诉、症状、感觉、患病过程及家族史等。要求记录尽量采用患者的语言，避免把医生的主观看法加入其中。

O（objective data）：是指医务人员在诊疗过程中所收集到的患者的客观资料，包括体检所获得的体征、实验室检查结果及其他辅助检查结果（如心理或行为测量结果等）。

A（assessment）：评估是 SOAP 记录中最为关键的一部分，是医生根据所获得的主、客观资料对患者所作出的评价,包括诊断、鉴别诊断、问题的严重性及与其他问题的关系、对预后的推测等。

P(plan):这种计划不同于一般的诊疗计划,而是以患者为中心,结合生理、心理、社会等多种影响因素全面考虑制定的多维计划,包括诊断计划、治疗计划、健康教育计划及康复保健计划等。

SOAP 记录格式参考如表 12-4。

案例 12-1

患者,男,58 岁,于 2014 年 5 月 8 日到本社区卫生服务中心初次就诊。自诉头晕头痛 10 余天,既往身体健康,近 3 年来偶感头晕,有饮酒史 20 余年,近 10 来年每日 3 餐饮白酒,每餐一杯(约 2 两),菜肴偏咸,喜食红烧肉;其父亲 68 岁死于脑出血。体检所见:面色红润,体胖,开朗健谈,身高 170 cm,体重 81 kg,血压 180/110 mmHg,心率 94 次/min。眼底动脉狭窄,反光增强,余无异常。记录见表 12-4。

表 12-4 SOAP 描述形式的书写方法

日期 (年、月、日)	SOA (主观资料、客观资料、评估)	P (问题处理计划)
2014.5.8	S:头晕头痛 10 余天,饮酒史 30 余年,近 10 年来每天 3 餐饮白酒,每次约 2 两,饮食偏咸,父亲 68 岁死于脑出血 O:面红体胖,开朗健谈,身高 170 cm,体重 81 kg,血压 180/110 mmHg,心率 94 次/min,眼底动脉变细缩窄,反光增强 A:根据患者主诉和体检结果,初步诊断为原发性高血压 3 级,结合其家族史和可能出现的并发症,应采取措施控制血压,并随访观察	1. 诊断计划 (1) 心电图检查、拍胸片 (2) 抽血查血糖、血脂、肾功能 2. 治疗计划 (1) 口服降血压药物 (2) 低盐、低脂饮食 (3) 控制饮酒 (4) 控制体重,适量运动 3. 患者指导计划 (1) 有关高血压知识指导、高血压危险因素评价 (2) 生活方式、行为指导 (3) 自我保健知识指导 (4) 患者家属的指导
2014.6.12	(继续记录 SOA)	(继续记录 P)

问题进展记录是指对于个人主要健康问题,尤其是需要进行长期监测的慢性疾病,应对其主要病情变化及治疗概况做连续性记录,在全科医疗与社区护理中,这种记录多采用病情流程表的方式来进行。记录详见表 12-3。

(六)周期性健康检查记录

周期性健康检查记录属于个人健康档案中的预防性资料,它是根据社区中主要健康问题的流行情况,针对个体的不同性别、年龄、职业及危险因素等方面而设计的健康检查表,不同的性别、年龄可设置不同的检查项目,个体化差异很大,可根据具体情况和实际需要进行选择,一般应包括健康筛查、免疫接种、健康教育等内容。40 岁女性患者的周期健康检查表见表 12-5。

表 12-5　40 岁女性患者的周期健康检查表

年龄	40	41	42	43	44	45	46	47	48	49	50	51	52	53	54	55	56	57	58	59	60	61	62	63	64	65
血压	◆	◆	◆		◆		◆		◆																	
血胆固醇	★				★						★									★						
宫颈涂片	★			★			★				★			★			★				★					★
乳腺检查	◇			◇							◇	◇	◇	◇	◇	◇	◇	◇	◇	◇	◇					◇
乳腺自我检查教育	★				★						★	★	★	★	★	★	★	★	★	★	★					★
胸部 X 线检查											★	★	★	★	★	★	★	★	★	★	★					
大便潜血	◇		◇		◇																					
破伤风疫苗	★																									
吸烟	★				★						★					★					★					★
酗酒	★				★						★					★					★					★
家庭功能	★				★						★					★					★					★
绝经后咨询											★															
退休后咨询																					◆	★	★	★	★	★

注：◆1 年 4 次，◇1 年 2 次，★1 年 1 次。

（七）保健卡

保健卡是针对社区内特殊人群（如儿童、妇女、老年人等）系统设计的个人保健活动的计划和记录。内容主要包括国家规定的对某些特定人群实施的初级卫生保健项目，如儿童计划免疫、妇女围产期保健等；以及根据社区实际情况为某些特殊群体设计的保健项目，如女性更年期保健、老年人保健、特殊职业防护等。常见的有：儿童保健卡、妇女保健卡、老年人保健卡等。

1. 儿童保健卡　主要记录：新生儿期的情况、计划免疫实施情况及定期体格检查情况等（表 12-6）。

2. 妇女保健卡　主要记录：个人的基本情况、围产期情况、妇科疾病检查情况及更年期保健等（表 12-7）。

3. 老年人保健卡　主要记录：个人日常生活习惯及健康行为情况、生活自理能力、首次健康检查登记及有关慢性病史等（表 12-8）。

（八）转诊、会诊及住院记录

在社区卫生服务机构就诊的患者，有时由于条件的限制，某些疾病或问题需要通过会诊或转诊来解决。这种转诊或会诊是由社区医护人员根据服务对象的具体情况来决定的,是社区充分利用其他医疗卫生资源和社会资源的重要途径,亦是社区卫生服务人员与上级医院同事或其他专科医生、护士、社会工作者等进行交流与学习的机会。因这种转诊是双向的,所以社区医护人员除了记录转诊过程外,尚需对从其他地方就诊转回的患者资料进行记录。如患者住院治疗,还需填写住院记录表。会诊、转诊、住院记录见表 12-9、表 12-10、表 12-11、表 12-12。

表 12-6　7 岁以下儿童保健卡(样表)

姓名:_____ 性别:_____ 年龄:_____ 建卡日期:_____年____月____日　卡号:_____

一、新生儿期
出生日期_____年____月____日　出生体重_____g　新生儿评分_____出生医院_____(或家庭)
出生情况:单胎□　双胎□　足月□　早产□　过期产□　产伤□　手术□
喂养方法:4 个月内:母乳喂养□　混合喂养□　人工喂养□

二、计划免疫记录

疫苗名称＼接种时间	第一次	第二次	第三次	第四次	
卡介苗					
脊髓灰质炎疫苗					
麻疹疫苗					
百白破混合疫苗					
乙肝疫苗					

三、健康检查记录

时间	身高/cm	体重/kg	头围/cm	胸围/cm	血红蛋白/g·L^{-1}	生长发育评价	脊柱四肢	牙齿	视力	心肺肝	生殖器	疾病情况

表 12-7 妇女保健卡(样表)

姓名：_____ 年龄：_____ 建卡日期：____年____月____日   卡号：_____

一、一般情况调查
1. 月经史：初潮____岁 经期_____天 周期_____天 经量：多□ 中□ 少□ 痛经：有□ 无□
   绝经_____岁 白带量：多□ 中□ 少□
2. 婚姻状况：已□ 未□ 结婚时间____年____月 婚前检查：已做□ 未做□ 近亲结婚：是□ 否□
3. 生育史：妊娠共____胎，其中足月产____胎，早产____胎，流产____胎，存活____胎，其他_____
4. 避孕措施：上环□ 结扎□ 服药□ 上环时间：_____岁 结扎时间：_____岁
5. 疾病史：_____
6. 遗传史：_____

二、孕期保健
孕次：_____ 胎次：_____ 末次月经：_____ 预产期：_____

检次	日期	孕周	血压/mmHg	水肿	尿蛋白/g·L⁻¹	血红蛋白/g·L⁻¹	胎位	胎心	异常情况	检查者
1										
2										
3										
4										
5										
6										
7										
8										
9										

三、产时情况
1. 分娩时间：_____年_____月_____日
2. 分娩孕周：_____周
3. 分娩地区：_____
4. 分娩方式：顺产□ 胎吸□ 臀助□ 臀牵引□ 产钳□ 剖宫产□ 毁胎□
5. 异常情况：_____

四、产后访视

次数	日期	产后天数	体温/℃	乳汁	乳头	会阴	恶露情况(包括新生儿异常情况)	访视者
第1次								
第2次								
第3次								
产后42天								

五、妇科病检查记录

日期	诊断	处理	结果

表12-8　老年人保健卡(样表)

姓名:_____性别:_____年龄:_____建卡日期:____年___月___日　卡号:_____

一、生活行为与习惯
1. 吸烟:有□　无□　　已有_____年吸烟史　　吸烟量每日_____支
2. 饮酒:有□　无□　　已有_____年饮酒史　　饮酒量每日_____两
3. 饮食:喜食:甜□　咸□　荤□　素□
4. 饮茶:有□　无□　如有,喜欢:浓茶□　淡茶□
5. 睡眠情况:正常(每天___h)　失眠:经常□　偶尔□　从不□
6. 体力活动:经常□　偶尔□　不活动□

二、生活能力
1. 行走:自如□　靠拐杖□　依靠别人扶□　卧床□
2. 进食:能够自理□　需要帮助□　依靠别人□
3. 上厕所:能够自理□　需要帮助□　依靠别人□
4. 洗澡:能够自理□　需要帮助□　依靠别人□
5. 穿衣服:能够自理□　需要帮助□　依靠别人□
6. 铺床:能够自理□　需要帮助□　依靠别人□
7. 煮饭菜:能够自理□　需要帮助□　依靠别人□
8. 购物:能够自理□　需要帮助□　依靠别人□
9. 理财:能够自理□　需要帮助□　依靠别人□
生活不能自理时所依靠的人:配偶□　子女□　保姆□　亲戚□　朋友□　社会□　其他_____

三、慢性病史

四、首次健康检查记录
身高_____cm　体重_____kg　血压_____/_____mmHg　心率_____次/min
营养状况(优、良、中、差)
心脏　　　　　　　　　　肝　　　　　　　　　　肺
胸部　　　　　　　　　　腹部　　　　　　　　　四肢
眼　　　　　　　　　　　牙齿　　　　　　　　　神态
血脂　　　　　　　　　　血糖　　　　　　　　　其他

表12-9 会诊记录表

姓名：_____　　　　　　　　档案编号□□-□□□□□

会诊原因：

会诊意见：

会诊医生及其所在医疗机构：
　　　医疗机构名称　　　　　　　　　　　　　　　　　会诊医生签字

_____　　　　　_____
_____　　　　　_____
_____　　　　　_____
_____　　　　　_____

　　　　　　　　　　　　　　　　　　　　　　责任医生：_____

　　　　　　　　　　　　　　　　　　　　　　会诊日期：_____年____月____日

表12-10 双向转诊单（1）

存　　根

患者姓名_____性别_____年龄_____档案编号_____

家庭住址_____联系电话_____

于_____年_____月_____日因病情需要，转入_____单位

_____科室_____接诊医生。

　　　　　　　　　　　　　　转诊医生（签字）：

　　　　　　　　　　　　　　　　　　　　　　　　　　　　年　月　日

续表

双向转诊(转出)单

_____(机构名称)：

现有患者_____性别_____年龄_____因病情需要，需转入贵单位，请予以接诊。

初步印象：

主要现病史(转出原因)：

主要既往史：

治疗经过：

转诊医生(签字)：

联系电话：

_____(机构名称)

年 月 日

表 12-11 双向转诊单(2)

存　　根

患者姓名_____性别_____年龄_____病案号_____

家庭住址_____联系电话_____

于_____年____月____日因病情需要，转回_____单位

_____接诊医生。

转诊医生(签字)：

年 月 日

- -

双向转诊(回转)单

_____(机构名称)：

现有患者_____因病情需要，现转回贵单位，请予以接诊。

诊断结果_____住院病案号_____

主要检查结果：

治疗经过、下一步治疗方案及康复建议：

转诊医生(签字)：

联系电话：

_____(机构名称)

年 月 日

表 12-12 住院记录表

序号	诊断	医院名称	科室	入院时间	出院时间	结果	住院号
1							
2							
3							
4							
5							
…							

(九) 特殊疾病随访记录

特殊疾病随访记录多用于对慢性病(如糖尿病、高血压等)的记录。具体记录方法是将对患者长期追踪观察的一个或多个问题、检查结果或治疗指标等绘制成表格,内容包括症状、体征、实验室检查、用药、转归、转会诊记录、健康咨询等,也可根据具体情况进行个别内容设计。实际操作时亦可依据患者的病情进展情况,在随访记录表上注明必须要追踪观察的项目和日期,当患者复诊时只需做定期检查的追踪项目,如无其他健康问题时,为减少重复记录,可在"流程表"上写上"见随访记录"即可。

对随访记录每隔一段时间应进行一次小结,从而对所随访的问题有一个清晰的了解,有利于及时把握病情的发展趋势及干预计划的修订,有利于临床经验的积累,亦有利于临床教学和科研工作。记录见表 12-13。

表 12-13 2 型糖尿病随访记录表

姓名: 　　　　　　　　　　　　　　　　　　　　　　　档案编号 □□-□□□□□

	随访日期				
	随访方式	1. 门诊 2. 家庭 3. 电话 □	1. 门诊 2. 家庭 3. 电话 □	1. 门诊 2. 家庭 3. 电话 □	1. 门诊 2. 家庭 3. 电话 □
症状	1. 无症状 2. 多饮 3. 多食 4. 多尿 5. 视物模糊 6. 感染 7. 手脚麻木 8. 下肢水肿	□/□/□/□/□/□/□/□ 其他	□/□/□/□/□/□/□/□ 其他	□/□/□/□/□/□/□/□ 其他	□/□/□/□/□/□/□/□ 其他

续表

体征	血压(mmHg)				
	体重(kg)	/	/	/	/
	体质指数				
	足背动脉搏动	1. 未触及 2. 触及 □	1. 未触及 2. 触及 □	1. 未触及 2. 触及 □	1. 未触及 2. 触及 □
	其他				
生活方式指导	日吸烟量	/ 支	/ 支	/ 支	/ 支
	日饮酒量	/ 两	/ 两	/ 两	/ 两
	运动	次/周 min/次 次/周 min/次	次/周 min/次 次/周 min/次	次/周 min/次 次/周 min/次	次/周 min/次 次/周 min/次
	主食(g/天)	/	/	/	/
	心理调整	1. 良好 2. 一般 3. 差 □	1. 良好 2. 一般 3. 差 □	1. 良好 2. 一般 3. 差 □	1. 良好 2. 一般 3. 差 □
	遵医行为	1. 良好 2. 一般 3. 差 □	1. 良好 2. 一般 3. 差 □	1. 良好 2. 一般 3. 差 □	1. 良好 2. 一般 3. 差 □
辅助检查	空腹血糖值	___mmol/L	___mmol/L	___mmol/L	___mmol/L
	其他检查	糖化血红蛋白__% 检查日期:__月__日	糖化血红蛋白__% 检查日期:__月__日	糖化血红蛋白__% 检查日期:__月__日	糖化血红蛋白__% 检查日期:__月__日
服药依从性		1. 规律 2. 间断 3. 不服药 □	1. 规律 2. 间断 3. 不服药 □	1. 规律 2. 间断 3. 不服药 □	1. 规律 2. 间断 3. 不服药 □
药物不良反应		1. 无 2. 有 □	1. 无 2. 有 □	1. 无 2. 有 □	1. 无 2. 有 □
低血糖反应		1. 无 2. 偶尔 3. 频繁 □	1. 无 2. 偶尔 3. 频繁 □	1. 无 2. 偶尔 3. 频繁 □	1. 无 2. 偶尔 3. 频繁 □
此次随访分类		1. 控制满意 2. 控制不满意 3. 不良反应 4. 并发症 □	1. 控制满意 2. 控制不满意 3. 不良反应 4. 并发症 □	1. 控制满意 2. 控制不满意 3. 不良反应 4. 并发症 □	1. 控制满意 2. 控制不满意 3. 不良反应 4. 并发症 □

续表

用药情况	药物名称1									
	用法	每日 次	每次 mg	每日 次	每次 mg	每日 次	每次 mg	每日 次	每次 mg	
	药物名称2									
	用法	每日 次	每次 mg	每日 次	每次 mg	每日 次	每次 mg	每日 次	每次 mg	
	药物名称3									
	用法	每日 次	每次 mg	每日 次	每次 mg	每日 次	每次 mg	每日 次	每次 mg	
	胰岛素	名称:	剂量:	名称:	剂量:	名称:	剂量:	名称:	剂量:	
转诊	原因									
	机构及科别									
下次随访日期										
随访医生签名										

二、家庭健康档案

家庭健康档案是居民健康档案的重要组成部分,是记录与居民健康有关的各种家庭因素及家庭健康问题的系统性资料,主要包括家庭基本资料、家系图、家庭类型、家庭生活周期健康指导计划、家庭主要问题与描述及家庭各成员的健康档案等。

(一) 封面

家庭健康档案封面包括档案编号、户主姓名、家庭详细住址、联系电话、所属社区、建档医生、建档护士、建档日期等,见图 12-2。

(二) 家庭基本资料

家庭基本资料包括家庭住址、居住环境、卫生设施、家庭经济状况及家庭各成员基本情况等。详见表 12-14、表 12-15。

(三) 家庭生活周期及健康指导

家庭从建立至终结要经历不断的变化和发展,这种变化和发展就称为家庭生活周期。家庭生活周期可概括为 8 个阶段,即:① 初创家庭(新婚);② 婴幼儿家庭(最大孩子介于 0~30 个月);③ 学龄前儿童家庭(最大孩子介于 30 个月~6 岁);④ 学龄儿童家庭(最大孩子介于 6~13 岁);⑤ 青少年家庭(最大孩子 13 岁~离家);⑥ 分支家庭(最大孩子离家至最小孩子离家);⑦ 中年家庭(又叫空巢期,指夫妻独处至退休);⑧ 老年家庭(退休至双方死亡)。

家庭生活周期中的每一个阶段都有其特定的发展内容及容易发生的健康问题。实际生活中不同的家庭及处于不同阶段的家庭都有可能产生各种不同的家庭健康问题,因此,对每个家庭都要针对具体情况制订相应的健康指导计划,以帮助家庭解决各种健康问题,见表 12-16。

第二节 社区居民健康档案的类别及基本内容

档案编号：□□□□-□□□-□□-□□□□-□□

家庭健康档案

户主姓名：_____

详细地址：_____

联系电话：_____

邮　　编：_____

社　　区：_____

建档单位：_____

建档医生：_____

建档护士：_____

建档日期：_____

图 12-2　家庭健康档案封面

表 12-14　家庭基本情况

一、家庭位置
　　集居____　孤居____　　离医疗点_____ m
　　离公路_____ m　　离派出所_____ m
　　离学校_____ m　　离商店_____ m
二、住房情况
　　楼房_____平房_____　住房面积_____ m²
　　人均面积_____ m²　个人的隐私空间：有　无

续表

三、居住环境
    通风：好　一般　差　　　采光：好　一般　差
    湿度：好　一般　差　　　保暖：好　一般　差
    卫生：好　一般　差

四、厨房及卫生设施
    厨房：独用　混用　　　排烟：好　不好
    卫生：好　一般　差　　生熟食品：分　不分
    燃料：煤气　液化气　煤　木柴　其他____
    饮用水：自来水　井水　河水　其他____
    厕所：户外　户内

五、家用设施
    家用电器：电灯　电话　电视机　空调　冰箱　其他____

六、经济状况
    经济来源：
    年总收入_____元　　年人均收入_____元
    总支出_____元

表 12-15　家庭成员基本情况

编号	姓名	性别	出生年月	与户主关系	职业	文化	婚姻	患病情况

表 12-16　家庭生活周期及健康指导计划

阶　　段	时　　间	主要家庭问题	健康指导计划
初创家庭			
婴幼儿家庭			
学龄前儿童家庭			
学龄儿童家庭			
青少年家庭			

续表

阶　　段	时　　间	主要家庭问题	健康指导计划
孩子离家创业(分支家庭)			
空巢期(中年家庭)			
退休(老年家庭)			

(四)家庭评估

家庭评估是对家庭结构和家庭功能等方面评估资料的记录。常用的家庭评估方法和工具有:家系图、家庭圈、家庭关怀度指数测评量表(APGAR问卷)、家庭适应度和凝聚度评估表等。

1. 家庭结构类型的评估　家庭结构类型对家庭功能有着非常重要的直接影响。家庭结构类型主要包括核心家庭、主干家庭、联合家庭。

家庭结构类型可用家系图表示。家系图是以符号和线段的形式对家庭结构、家庭成员间的关系及患病历史的客观性描述。家系图是家庭健康档案的重要组成部分,属于简单明了的家庭评价综合资料,通过家系图可迅速掌握家庭概况。

家系图的绘制方法见《医学遗传学基础》以及本书第四章。

2. 家庭功能的评估　家庭功能是家庭本身所固有的性能与功用,家庭功能的好坏直接关系到每个家庭成员的身心健康,也是影响家庭成员及整个家庭应对压力与危机能力的关键因素,故家庭功能是家庭评估中最重要的内容。进行家庭评估常用的方法有家庭圈、家庭关怀度指数测评量表。二者都是反映家庭成员在主观上对家庭的看法、对自己和其他家庭成员的认识及对相互间关系的满意度。通过这种方法可粗略、快速地对当前的家庭功能进行评估。

家庭圈绘制由每个家庭成员在5 min内独立完成,其绘制方法为:大圈代表家庭,大圈中小圈代表家庭角色,小圈的大小代表地位,小圈的距离代表关系亲密程度,详见表12-17。

表12-17　家庭圈表

评估对象画图区	备注	
	评估	
本人签名: 　　　年　月　日	护士签名: 　　　年　月　日	

家庭关怀度指数测评量表见第四章第四节。

（五）家庭主要健康问题

家庭主要健康问题是指家庭和家庭生活周期各阶段发生或存在的较为重大的生理、心理及社会问题，如疾病或各种压力事件、家庭危机等。记录方式同个人健康问题。

（六）家庭成员的健康资料

同个人健康资料。

三、社区居民健康档案

社区居民健康档案是记录社区卫生资源、社区主要卫生问题及社区居民健康状况等信息的系统性资料，是了解社区卫生状况、确定社区主要卫生问题及制订社区卫生规划的重要依据。

社区居民健康档案主要包括社区基本资料、社区卫生服务资源、社区卫生服务状况及社区居民健康状况等内容。

（一）社区基本资料

1. 社区的自然环境及资源分布概况　在社区居民健康档案中，这部分资料常采用绘图的形式来表达。社区所处的地理位置不同，其自然环境（如气候、水源、资源分布等）也各有迥异，而自然环境常对居民健康产生很大影响，尤其与某些疾病（如地方病）的发生发展更是有着非常直接的关联。而社区资源分布则与社区的经济状况有非常密切的联系。

2. 经济状况　社区经济状况对社区居民的健康状况有着直接的影响。社区经济状况可用表格的形式反映，如社区每一年的经济状况、居民的人均收入、家庭平均收入、居民消费水平等。通过这些资料，可动态观察社区经济水平的变化情况。

3. 社区组织现状及社区动员潜力　在社区居民健康档案中，社区组织状况一般只收集与居民健康密切相关的社团组织机构的资料，如爱委会、健康促进会、志愿者协会、老年协会等。社区动员潜力则是指社区内可以被动员起来参与和支持社区居民健康服务活动的人力、财力和物力资源。

（二）社区卫生服务资源

社区卫生服务资源主要指社区卫生服务机构和社区卫生服务人员。

1. 社区卫生服务机构　指社区内直接或间接为居民提供医疗保健服务的专业卫生机构，如医院、门诊部、社区卫生服务中心、私人诊所、妇幼保健院（站）、疾病控制中心、健康教育机构等。各机构所在地点、优势服务项目、服务范围等都要在社区居民健康档案中进行记录，以方便社区医生进行转诊、会诊及专业咨询，有利于充分利用社区卫生资源。

2. 社区卫生人力资源　指社区内各类医务人员的数量及年龄结构、专业结构和职称结构等。

（三）社区卫生服务状况

社区卫生服务状况主要包括以下几个方面。

1. 门诊统计　包括每一年的门诊量、门诊服务内容分类情况等。
2. 转诊统计　包括转诊人次、转诊率、转诊原因、转诊单位、转诊问题分类及处理情况等。
3. 住院统计　包括住院人次、住院率、疾病种类及构成、住院天数等。
4. 其他　除以上所述，尚有家访、会诊、患者流失情况及社区卫生服务的性质和构成（如社区防、治、保、康、教、计划生育指导服务人次及构成比）等指标。

（四）社区居民健康状况

1. 社区人口学资料　包括社区人口数量，社区人口出生率、死亡率，人口自然增长率和人口期望寿命等。并列表说明社区人口的年龄和性别构成、文化程度构成、职业构成及负担人口比例等资料。
2. 社区居民患病资料　主要包括社区常见病的发病率、患病率，社区疾病谱及社区疾病分布（包括年龄分布、性别分布、职业分布等）等资料。通过对以上资料进行分析统计，找出对社区人群影响最大的健康问题，从而为全科医疗和社区护理提供科学依据。
3. 社区人口死亡资料　包括社区人口死亡率、婴儿死亡率、社区死因谱及社区死亡顺位等资料。
4. 社区人群行为方式与危险因素资料　人的行为与健康有着密切的联系，不良行为可对人的健康带来很大影响和危害。健康危险因素是指人体内外环境中与疾病发生、发展和死亡有关的各种诱发因素。在社区居民健康档案中可用表格的形式列出社区内吸烟、酗酒、偏食、缺乏体育锻炼、肥胖及有违医行为的人数，并对高血压、冠心病、糖尿病、乳腺癌等患者的危险因素进行评估。

第三节　社区居民健康档案的管理

社区居民健康档案是社区卫生工作者掌握社区居民健康状况的基本工具，是为社区居民提供可及性、连续性、协调性、综合性、人性化的高质量医疗卫生保健服务的重要依据，同时在全科医学与社区护理教育、医学科研及司法等方面都有着极其重要的作用。但是，要使社区居民健康档案真正发挥其重大作用，就必须要在健康档案建立与使用等流程中对其进行科学的管理。

一、社区居民健康档案管理的目的与原则

（一）目的

1. 保证建档质量　社区居民健康档案包括个人健康档案、家庭健康档案和社区健

康档案。建档时所收集的资料范围广泛、内容繁多,为保证健康档案的质量,在资料收集和整理过程中都要严格管理,确保入档资料客观、真实、准确、可靠,避免"死档""假档"。

2. 确保及时归档 每个社区卫生服务机构都要制订一套完善的社区居民健康档案归档制度,明确规定归档范围及归档时间等,将档案资料及时、完整、系统地归档保存。

3. 便于正常使用 社区居民健康档案集中保管存放,并有规范的保管、使用、查阅等管理制度,可使健康档案在社区卫生服务、评价、科研、教学等工作中充分发挥作用。

(二)原则

1. 规范化、科学化管理原则 社区居民健康档案范围广、数量多、管理年限长,为了便于对健康档案进行集中统一管理,应制订一套切实可行的、规范化的、科学的管理制度对各种资料进行管理,以达到方便查找使用、提高工作效率的目的。如对每一份健康档案进行规范化的编号、统一填写标准、规范填写内容等。

2. 系统性、完整性、连续性原则 居民健康档案的记录从围产期保健开始,经历出生、婴幼儿、青少年、中老年,直至临终关怀,这期间个体、家庭、社区发生的各种健康问题均属于健康档案记录、管理的内容,这种社区卫生服务独具的可及性、连续性、综合性、协调性、人性化的服务特点,决定了健康档案是对服务对象一生所有医疗护理资料(住院期间详细情况除外)的系统性、完整性和连续性记录。

3. 资源共享原则 完整、系统的居民健康档案不仅给社区卫生服务提供了极大的方便,同时它也是全科医学与社区护理教学、科研的基础资料,也为社区内各医疗机构提供协调性服务打下了良好的基础,还可为社区政府及卫生行政部门制订卫生方针及预防保健计划等提供科学依据,特别是计算机化档案管理尤其如此。

4. 保密性原则 居民健康档案记录的内容可能会涉及个人隐私,应注意妥善保存,分级管理。

二、社区居民健康档案管理的方法与手段

(一)建档的原则

建立健康档案的前期工作主要是进行资料的收集和整理,在收集资料前,首先应针对个人、家庭、社区居民健康档案的具体内容确立一定的收集范围,以保证收集的资料全面实用。

资料收集的方法,可以是社区卫生工作者在平时居民就诊或进行家访及其他与居民接触的过程中逐渐收集,也可由社区服务机构派专人集中时间进行突击调查,收集居民个人、家庭的基本资料。社区档案资料主要来源于社区调查和政府的统计资料、现有的医疗登记资料及当地居委会、派出所及居民家庭健康档案等。

上述方式收集来的资料纷繁复杂,不便于管理,应先对其进行分类整理,即将原始资料按照个人、家庭、社区分为三大类,再依照一定的规则和要求进行排列、编号,以便使用时

查找。

建档流程如下：

收集原始资料⇨资料分类⇨ | 分类建档 | 重点人群：儿童、妇女、老年人
慢性疾病：建档与进行随访记录
签订保健合同户：履行合同承诺服务
其他人群：保存基础性资料

（二）归档方法

每个社区卫生服务中心（站）都应设立专门的健康档案柜，存放社区居民健康档案。所有的社区居民健康档案都应按一定的建档归档制度，在规定的时间，按照归档要求和范围进行归档保存，由专人进行管理。

健康档案归档时均要按照统一的编号进行排列摆放，这种编号应遵循简易可行、方便查找的原则来进行。常用的方法如下。

1. 以家庭为单位，每一个家庭有一个统一编号，家庭成员的健康资料按个人编号分开，合装于一个档案袋内。袋外注明家庭档案号、户主姓名及家庭住址等。编号可依居民住宅所在，按街道、楼栋、门牌号来排列。

2. 将个人健康档案按姓氏的汉语拼音顺序来编写姓名索引及档案号。

3. 将个人档案按健康人群、慢性病人群及高危人群等进行分类编号。

一般个人及家庭健康档案资料可随时归档；社区健康资料应每年定期归档一次，即社区健康档案每年均应根据实际情况进行一次补充或更新，并将整理分析的结果公布于众，且每年应对社区卫生状况进行一次全面的考核评价，总结写出社区诊断报告存档。

（三）档案使用流程

居民健康档案最主要也是最基本的作用就是作为全科医疗和社区护理服务的工具，使社区医护人员在最短的时间内对服务对象的整体健康状况有一个全面的了解。一般在健康档案建档编号后，会发给本人一张注明健康档案编号的就诊卡，居民就诊时可凭该卡提取所需档案资料，用完后当即退回。

居民健康档案一般只对本人及其健康服务者开放，其他人员不能随便翻阅或拿取，以保证患者的隐私不被泄露；在对患者进行转诊、会诊时，只有在非常必要的情况下才能把相关的档案资料转交给接诊医生，用完后立即退还，不能遗失。

为了健康档案的长期保存和使用，在保管时应注意：

1. 为了维护健康档案的完整与安全，健康档案存放处应有十防（防高温、防湿、防火、防光、防盗、防霉、防虫、防鼠、防尘、防有害气体）措施。

2. 健康档案应有专人负责保管，并建立岗位责任制，档案管理人员对工作应认真负责，定期或不定期地对档案资料进行检查、核对和清理，确保档案资料无破损、生虫、发霉等情况

发生。

3. 健康档案的管理人员要忠于职守,在接收、移出、查阅、复印健康档案资料时要严格执行审批制度,履行登记、交接手续。

档案使用流程如下:

$$\text{患者医疗保险卡或优诊卡} \rightarrow \text{挂号室调档} \genfrac{}{}{0pt}{}{\xrightarrow{\text{使用}} \text{会诊或转诊}}{\xrightarrow{\text{归档}} \text{全科诊疗室就诊}}$$

三、社区居民健康档案管理的程序

1. 制订建立社区居民健康档案的计划。
2. 收集、整理有关资料。
3. 建立社区居民健康档案并归档保存。
4. 规范使用健康档案资料。

第四节　计算机在健康档案管理中的应用

随着信息技术的发展和社区卫生服务工作的不断深入发展,社区卫生服务已逐渐将计算机应用到社区居民健康档案管理中来。目前在我国部分地区的社区卫生服务中心(站)已建立了健康档案的计算机网络系统,这对于方便居民就医、提高疾病的双向转诊效率、快速查询健康档案资料都是非常有利和必要的。

一、计算机化健康档案管理系统的优点

1. 操作简便、存取快捷、方便交流　在计算机化健康档案管理系统,可随时查阅居民档案或查询需要的各种相关信息,亦可随时将需归档的资料信息输入计算机系统,还可通过计算机网络在社区卫生服务中心(站)之间进行相关信息的交流,实现资源共享,促进社区卫生服务工作的发展。

2. 能以多种方式输出　因为计算机健康档案管理系统的资料是以数据库、图形、表格的形式存储到档案库中,查找时可以随时呈现所需要的资料,并能以多种形式输出,如屏幕、打印机、软盘等。

3. 可供多个用户共用　在计算机化健康档案管理系统中,相同的资料内容只需输入一次,即可同时供多个用户使用,可避免重复记录,提高工作效率。

4. 具有强大的计算统计功能　在计算机化健康档案管理系统,可根据需要对同一份档案中的内容进行汇总,或对不同档案的相同项目进行汇总,并计算出相应的指标,自动生成统计报表,如工作量统计、疾病分类、药品消耗、经费核算等。

5. 追踪、随访、提示功能　根据个人档案资料,计算机化健康档案管理系统可自动进行分析、查找,随时警示需做健康体检、预防接种或某种慢性病追踪检查治疗的服务项目,使社区卫生服务人员能及时、有针对性地进行随访和医疗保健服务,充分体现社区卫生服务的主动服务功能。

二、计算机化健康档案管理系统在推广使用中的问题

(一) 尚无统一技术规范的计算机管理软件

到目前为止,虽然很多城市、地区的社区卫生服务都在推行局域化计算机管理,但由于各地健康档案的设计模式不尽相同,计算机化档案管理系统的软件仍属研究开发阶段,没有统一技术规范的计算机管理软件,这给计算机化健康档案管理及大范围的联网交流带来了一定的限制。

(二) 短期内尚不能普及

由于计算机化健康档案管理的投资成本较大,部分地区的社区卫生服务机构暂时无法引入,再加之资料收集的处所不同以及计算机软件开发和程序上的一些问题,可能会致使一些资料尚不能完全输入计算机系统。因此,预计在短时间内尚不能打破电子档案和传统的纸质档案并存的局面。

(三) 资料保密缺陷问题

居民健康档案记录的内容包括生理、心理、社会及家庭各方面的问题,其中难免涉及个人的隐私问题,但电子健康档案往往保密性较差,甚至可能被修改、盗用,这就给电子健康档案管理带来了一定的难度。因此加强健康档案管理系统软件的保密性能应是软件开发的主要内容之一。

思 考 题

1. 为什么要建立社区居民健康档案?
2. 完整的居民健康档案包括哪几种类型?每个类型各由哪些主要内容组成?
3. 怎样对家庭功能进行评估?客观的指标是什么?
4. 居民健康档案管理的原则有哪些?应怎样对居民健康档案进行妥善保管?

(罗艳芳)

第十三章 社区护理管理

学习目标

1. 了解社区护理护士的任职要求。
2. 熟悉社区卫生服务中心(站)的护理管理内容和原则。
3. 掌握社区护理管理的质量评价。

社区护理管理是护理管理者行使职权,促进护理人员为服务对象提供优质服务的管理过程。社区护理管理是为了确保服务对象的医疗和护理质量,逐步完善各项护理制度,为社区护理服务的健康和可持续发展提供质量保证;是社区卫生服务工作中十分重要的组成部分,是验证社区卫生服务质量优劣的核心部分。在社区护理管理中,要注意其特点、性质、内容均与医院护理管理有一定的区别,因此,有必要注意社区护理管理的艺术性和特殊性,只有调动有关积极因素,不断总结经验,才能更好地开展社区护理管理工作。

第一节 社区护理的组织结构与社区护士的任职要求及培养

在我国,由于社区护理开展较晚,大多数社区护士是由医院临床护士转岗而来的,社区护士所从事的社区护理工作较医院的临床护士从事的护理工作范围广、内容新、工作形式多样化、时间不固定。因而,对社区护士的要求是高素质、知识面广、适应力强,这样才能使我国的社区护理事业蓬勃发展,满足社区居民对健康的需求。

一、社区护理的组织结构

目前,社区护士大多是由医院的临床护士经过转岗培训后担任,工作的开展和管理是由社区卫生服务中心(站)安排,一般通过团队合作来为社区群体提供连续性的护理会诊、双向转诊、社区护理、家庭护理等工作。目前,社区护理管理的组织结构仍为三级结构管理。如下所示:

社区卫生服务中心
↓
社区卫生服务站
↓
社区护士(个案家访与家庭护理的社区护士)

二、社区护士的任职要求

在社区护理管理工作中,为了进一步规范医疗服务行为,使医务工作者和管理人员在医疗实践活动中做到有章可循、规范执业,不断提高医疗护理服务质量,对社区护士的任职条件和要求也更高。

1. 我国社区护士的任职条件
(1) 具有护理专科以上学历。
(2) 具有执业护士资格并经注册。
(3) 通过地(市)以上卫生行政部门规定的社区护士岗位培训。
(4) 独立从事家庭访视和居家护理工作的护士,应具有在医疗机构从事临床护理 5 年以上的工作经历。

2. WHO 专家委员会对社区护士的要求
(1) 以家庭为中心提供预防、治疗和康复护理。
(2) 以生活过程为焦点,通过居民积极主动参加,解决健康问题。
(3) 判断基本需求程度,进行高效率高成果的计划、实施和评价。
(4) 与其他社区卫生工作者合作,有组织地进行社区护理服务,编制包括咨询在内的服务流程。
(5) 与社区居民委员会的各种活动相结合,开展社区护理活动。
(6) 支援和指导社区存在的各种组织和初级卫生保健员。
(7) 向适当配置义务保健员、开发社区资源和有效灵活运用资源的方向努力。
(8) 依据社区的需求,灵活运用当地社区的人员,开发适合本地区的社区护理模式。

3. 我国社区护士的基本素质　目前我国对社区护士的基本素质要求是:具有良好的职业道德,丰富的医学知识和娴熟的护理技能,以及健康的身心和宽广的胸怀。具体体现在以下几方面。

(1) 职业道德　社区护士在社区工作,直接面对广大群众,需要热情、周到、全心全意为居民微笑服务,并要有"五心",即爱心、耐心、细心、责任心、同情心,不是亲人胜似亲人的服务态度。注意语言的艺术,做到举止端庄,不着浓妆,语言文明,态度和蔼,处处以身作则,广交朋友,取信于公众,为公众树立良好的榜样。团结协作,正确处理同行、同事间的关系。廉洁奉公,自觉遵纪守法,不以医谋私。

(2) 专业知识　要有丰富的临床护理工作经验,对专业精益求精。熟悉流行病学、统计学和护理程序在社区中的应用,适应社区卫生服务的防、治、保、康、教、计"六位一体"功能的需要,提供高质量的社区护理服务。

(3) 实践能力　社区护理工作内容广泛,工作性质较医院具有相对独立性。社区护士要有熟练的护理技能,具有敏锐的观察能力和应急能力,并要了解各种疾病的预防措施、临床表现、预后和康复训练,以便准确发现问题,及时采取措施解决问题。

(4) 身心健康　社区护士除承担医疗护理工作外,需经常参加和配合社区的公益活动,如健康宣传、做健身操,在老人活动中心、校运动会要做救护工作,入户调查,家庭病床的医疗和护理,去辖区进行预防接种,患者的转送等工作。工作量大且繁琐,必须具有强健的体魄和愉悦的心情,才能适应繁忙的工作。

三、我国社区护士的培养

根据我国国情,社区护士人才紧缺。为适应需求,我国社区护士的培养可采取双轨制,即:学校的学历教育与医院护士转岗培训两种方式。

1. 学校培养　可在本科或大专护士教育中增加公共卫生及社区护理学课程,并在毕业实习期间进入医院和社区实习,实现理论与实践相结合,培养出能适应社区护理工作的实用型人才,进入社区工作。

2. 转岗培训　即医院临床护士通过岗位培训转向社区护士。这是目前我国为适应社区卫生服务需要大量的护理人才现状而采取的一个捷径。具体方法如下。

(1) 必须按原卫生部科教司关于《社区护士岗位培训大纲(试行)》通知的要求对临床护士进行培训。

(2) 结合本地区的特殊情况在拟定培训教材、大纲及考试试题时适当增加培训内容。

(3) 增加实训基地的实践培训。

通过理论培训与实践相结合,使临床护士转变观念,即从医院走向社区,从医院对患者的整体护理观转向对社区人群的整体护理观;从依从于医嘱转向执行医嘱并相对独立思考、独立判断、独立护理;从等待患者转向主动为群体服务;从护患关系转变成伙伴关系。

第二节　社区护理的管理内容、过程和原则

一、管理内容

社区护理管理包括人员管理、制度管理、物品管理、经济管理等内容,要求做到管理目标化、工作制度化、操作规程化和设置规格化。

1. 制度管理　健全各项组织管理制度,如各类人员的岗位责任制度,包括护理人员管理、培训与考核制度、各项技术操作规程和服务技术规范,科室工作制度,社区护理差错与事故防范制度,投诉调查处理制度,双向转诊制度,质量管理制度,设备、药品、财务管理制度等。

2. 人员管理　按服务人口 5 000~10 000 人配置 1 名全科医生和 2 名社区护士。社区服务中心(站)的护理人员均应有护士资格证书和省级以上有关部门颁发的社区护士岗位培训合格证。护士的编制应根据各地区上级政府部门要求,按辖区服务人群的比例配备。

3. 职能管理　认真完成防、治、保、康、教、计"六位一体"的功能,并制定相应的检查、考核标准,随时接受监督、检查。

4. 设备管理　按当地上级卫生部门对社区卫生服务中心(站)的要求配置必需的设备:如房屋的面积(社区卫生服务中心业务用房使用面积原则不低于 400 m^2,社区卫生服务站使用面积一般不低于 60 m^2),药品柜、电话、计算机、心电图机、快速血糖仪及抢救设备如急救车、氧气、家庭护理出诊箱内必备的医疗器械等。上述设备应根据实际情况按要求配备,并设专人管理随时处于备用状态。

5. 药品管理　管理好必备的各种药品,尤其是抢救药品和毒、麻、剧毒药品。药品的配备

应注意有针对性,充分考虑到有效、广谱、价廉、易于保存、实惠的特点,以满足社区大多数居民的需求,并经常清点、查对、补充、更换,保证药品质量的安全可靠性。

6. 物品管理　社区卫生服务中心(站)所需材料、消耗物品、器材由专人领取,按不同种类分别放置,妥善保管。原则上应独立建账,定期清查、检修、补充,专人管理。

7. 经济管理　协助财务收费,统一进入医院计算机管理,并出具医院的正式发票,以便明确检查收费标准。并要进行成本、效益分析,合理控制和使用医疗保健费用。

8. 信息管理　利用网络,了解国内外社区护理管理的新进展,从网上查阅有关护理人才、科研信息、健康档案管理的资料,以及对各类人群的心理护理新动态的信息交流、学习等。

9. 科研管理　重视社区护理科研管理工作,加强对社区护理科研项目、科研过程和科研成果的管理,以促进社区护理质量的提高。

二、管理过程

1. 对护理人员的管理　应根据辖区居民健康需求及卫生服务中心(站)的护理工作量、内容、范围、计划安排所需护士人数,不断地对护理人员进行培训,适当补充新的社区护士进入社区工作,建立社区居民健康档案,对社区居民卫生服务质量进行评估。

(1) 建立健全各项管理制度　建立健全社区卫生服务中心(站)的各项管理制度,包括医疗及护理质量控制管理制度、档案建立管理制度、信息资料统计工作制度等。

(2) 建立健全各岗位职责　包括社区护士岗位职责、家庭病床岗位职责、社区健康教育岗位职责等。

(3) 合理组织安排各项工作　合理组织安排社区卫生服务中心(站)的工作,并掌握新信息、新动向,有计划地进行人员调配,分工合作,做到有条不紊。

(4) 成立管理和质量监控小组　管理和质量监控小组应包括各方面人员,不仅有行政和护理管理者,还应有基层社区护士、相关科室人员甚至社区居民,以期全面公正评价。

(5) 拟定近期、远期的护理工作计划　根据社区诊断,找出辖区主要或亟待解决的健康问题,制定出切实可行的工作计划。

(6) 科研管理　积极探索和研究社区护理中存在的问题,改进工艺,创新方法。科研人员要合理分工、团结协作,严格执行各岗位职责,确保科研工作顺利、按时、高效完成;对研究成果要及时反馈和推广应用。

2. 对健康档案的管理　健康档案是记录社区居民健康状况的系统性文件资料,包括个人患病记录、健康检查记录、各年龄阶段的保健记录及个人和家庭的一般情况记录等。对在社区卫生服务中形成的具有保存价值的资料,由专人按照一定的归档制度和手续,有目的、有计划地进行搜集和整理,予以系统化编目,并按档案管理要求妥善保管和使用。信息技术的发展,计算机化健康档案系统的广泛应用,对计算机化健康档案的规范化管理和使用,对社区居民健康档案的分类建立,具有十分重要的意义。档案建立后如何整理、归档、完善和使用是档案管理的重要工作。

(1) 规范书写　对档案管理人员和建档人员,应进行统一的培训,在书写上,要求适当、准确、真实,而且记录的资料必须规范,能够被其他健康服务者读懂。

(2) 整理归档　按个人、家庭、社区健康档案进行分类,按具体要求进行编目、编号。对健康资料进行系统整理,组成档案保管单位(如卷、册、袋、盒)进行归档管理,后续的资料根据要求可随时归档或定期归档,一般家庭及个人健康资料可随时归档,而社区健康档案可每年定期归档一次。

一般每个家庭拥有一个健康档案袋,上面有家庭档案编号,内装家庭健康档案及家庭内所有成员的个人健康档案。在建立家庭档案时,发给居民一张保健服务卡,卡上注明家庭健康档案和个人健康档案的编号,家庭成员就诊时必须携带此卡,医生或护士按卡上提供的编号就能顺利找到档案袋,获得相关资料。

(3) 定期总结　健康档案资料记录逐渐积累增多,因此有必要对健康档案中一些内容定期地总结和整理,如转诊、住院、手术、首次诊断的慢性病、意外事故、孩子出生、重要生活事件(如丧偶、离婚等)、重要家庭医疗史等情况应适时进行总结,对档案内容进行补充和修正。社区健康档案一般每年更新一次,重要的指标要绘制成图,并有每年的动态比较。

(4) 避免损坏　保存的环境温度在 14~18 ℃、相对湿度在 50%~60% 为宜;应配有防潮、防尘、防虫、防鼠设备;防水,防火;避免阳光直射。档案使用时避免损坏。

(5) 保护隐私　健康档案所记录的内容可能会涉及个人或家庭的隐私,因此要特别强调健康档案管理的可靠性、保密性。查阅、摘抄和复印健康档案必须经过档案管理人员及相关人员的具体审批。对于个人健康档案,一般规定不准其照顾者以外的人员阅读或拿取,在转诊患者时可在转诊单上书写相关健康信息,必要时,才把原始健康档案上的资料转给上一级医生,一般情况下,健康档案不外借。在实行计算机管理健康档案时,尤其要注意对隐私的保护。

(6) 计算机化管理　随着信息技术的发展及计算机知识的普及,计算机化的健康档案管理具备了一定的条件。通过计算机记录个人及家庭的初始注册资料后,可随时记录其后续的所有临床资料,通过有规律的备份操作,计算机的健康档案几乎可做到资料保存永久,并且永远可读。计算机化健康档案管理具有如下优点:① 操作快捷,数据存取方便;② 按需要呈现资料;③ 共享信息;④ 具有很强的统计功能;⑤ 提高服务质量;⑥ 方便监管。

健康档案是对人一生中所有健康资料的记录,并为人的健康服务。计算机化的健康档案管理可为社区卫生服务工作提供极大的方便,是必不可少的现代化管理手段,但同时也存在一些弊端。初期投入成本高,计算机及相关设备的购置和操作人员的培训等需要较大的财政支出;迄今为止,健康档案还没有一个统一的世界标准,可以使用的软件还不十分成熟,还不能完全满足当前社区卫生服务的需求;计算机化的健康档案资料如何保护隐私、如何预防被修改和泄露,还需要不断完善计算机相关软件功能,有关法律保障亦需建立和完善。

3. 质量监控　随时评估社区护理工作的实施情况。通过检查、考核,评估护理工作是否按计划实施,效果反应如何。社区护理管理工作的考核内容如下。

(1) 居民对护理服务的满意率。

(2) 居民对护理服务投诉率。

(3) 社区护理差错、事故发生率。

(4) 社区护理服务覆盖率。

(5) 空巢老年慢性病患者的访视率、居家护理率。

(6) 家庭护理病历建档率、护理计划与患者实际符合率。计划包括评估、诊断/问题、措施和效果评价。

三、管理原则

1. 统一指挥原则　社区卫生服务工作范围广,灵活性较大,但应强调的是,每个社区护士只能有一个直接上级,不能同时接受一个以上的指令,否则工作无法进行。

2. 分工合作原则　专业化分工可以提高工作效率和质量,社区护理工作,应做到既有分工又能合作。合理的分工可以提高工作效率,专业化的集体可以超过个人能力的界限。

3. 层次分明原则　凡是组织都是有层次结构的,组织越庞大,层次越多。指令和命令必须经过层次逐层地上传下达。

4. 职责与权限原则　按职责要使每一层管理人员清楚应负的管理责任,并给予完成这一职责所不可缺少的管理权限。职责与权限必须协调一致。有权无责是瞎指挥,有职无权会限制管理者的积极性、主动性的发挥,不利于管理。

四、社区护理的伦理学问题

1. 医学伦理学的基本原则　医学伦理学原则和规范是一切医疗行为的标准和理由,即据此判断某一医疗行为能做或不能做。原则具有指导意义,而规范则使原则更具体、更明确、更实用。医学伦理学的基本原则如下。

(1) 人道原则　人道原则对于医务人员来说是一个绝对的、无条件的、必须坚持的原则,是护理实践的道德基础,是与服务对象建立良好关系的必要条件。社区护理是一种人道的服务,其服务的道德境界和品质就是充分体现人道主义对人的生命的重视和尊重,对人的人格和尊严的尊重,对患者应有的医疗权利的重视和尊重。

(2) 有利原则　此原则有两方面内容:一方面不伤害患者,即避免或尽量不给患者带来有意、无意或疏忽所致的伤害、残疾或死亡。另一方面对患者有益,如治愈或缓解疾病,解除或减轻疼痛和痛苦。

有利原则要求社区护士不仅在主观上、行为动机上,而且在客观上、行为的效果上对患者确有帮助,全面衡量利弊得失,同时还包括对社会、家庭、他人有益有利再实施。

(3) 公正和公益原则　公正和公益原则是上述两个原则的社会延续。公正原则是要求社区护士在护理活动中公平合理对待每一个服务对象,不受年龄、文化、经济等的影响;公益原则是指护理服务活动要符合大多数人的利益,合理利用社区资源,使社区、社会甚至后代的基本利益不受到伤害。

2. 社区护理的伦理准则

(1) 忠诚护理事业,全心全意维护社区人群的健康服务。实行人道主义,时刻为患者着想,千方百计为患者排忧解难,解除痛苦。

(2) 树立高尚的精神境界和信念,以救死扶伤和保护人群健康为天职,时刻把社区居民的利益放在首位,对待工作一丝不苟。

(3) 全面履行社区护理工作者的责任和义务,有强烈的社会责任感,踏实努力地工作。

(4) 不受种族、国籍、信仰、年龄、性别、受教育程度、经济收入、政治或社会地位的影响,对服务对象一视同仁。

(5) 尊重社区人群的生命、权利和尊严,尊重社区人群的信仰、价值观和风俗习惯,尊重社区人群的基本需要和愿望。

(6) 保护服务对象的隐私,谨慎地使用护理对象的资料;执行护理工作时确保护理对象的安全。

(7) 与医疗、预防保健以及社区各级各类人员密切合作,有良好的团队合作精神,群策群力,共建健康社区。

(8) 以科学为依据,实事求是,为居民提供优质服务。

(9) 积极参与科研工作,拓展及提高护理知识和技能,勤奋学习,不断进取,努力创新。

为在社区护理工作中更好地工作,应全面理解医学伦理学基本原则和社区护理伦理准则中的精髓,并以此为指导方针。

第三节 质量管理与评价

社区护理质量管理是社区卫生服务质量管理的重要组成内容之一。

一、社区卫生服务的质量管理

医疗卫生行业与群众的健康和生命息息相关,必须加强管理,努力提高服务质量。我国的社区卫生服务能否确保质量,是关系卫生服务体系改革成败的关键。应时刻把服务质量放到首要位置,以高起点、高标准要求赢得群众的信任。

1. 社区卫生服务质量管理网络 建立三级质量管理网络是社区卫生服务质量管理的组织保证。

(1) 社区卫生服务工作人员在各自岗位上实行质量的自我管理和控制,这是质量管理的关键。

(2) 在社区卫生服务中心(站)成立质量小组,由专人负责,制定本单位的质量目标。

(3) 基层医院建立院级质量管理领导机构,以院长为核心,各有关负责人和骨干组成质量领导小组,负责制定全院的服务质量方案并监督落实对全院人员进行质量教育,考核评价,并进行质量标准的修订。

此外,除卫生行政部门管理以外,社区内的各个医疗机构还可建立互审、同行评议及社区群众监督管理机制。

三级质量管理者在不同的阶段、不同的环节上,通过定期的检查、评估,对卫生服务进行质量控制,及时发现和解决问题,使质量控制的最终目标在最短时间内,用最适宜的技术、最低的成本、最高的效率达到最优质的服务效果,控制医疗服务缺陷,防范和杜绝医疗事故的发生。

2. 社区卫生服务质量管理方法 常用的质量管理方法包括:① 全面质量管理法。② 三级质量管理法。③ 质量保证法。④ 承包责任制法。⑤ 质量目标管理法。⑥ 标准化管理法。⑦ 病种质量管理法和诊断相关组系统。⑧ 医疗成本核算管理法。其中前三种方法代表着我国医院质量管理的发展趋势。实际上上述方法常常综合使用。

(1) 全面质量管理法 是医疗机构全部门、全员、全过程、全方位参加的现代化质量管理方法。以人为本,以质量为中心,协调一致,共同努力,为服务对象的健康负责,在重视患者的满意程度的同时全面落实质量管理的内容、要求。

(2) 三级质量管理法　1996年美国学者Donabedian提出将质量管理分解为三部分:卫生资源基本结构、实施过程、医疗保健服务效果。我国则将这一方法称作三级质量管理法,有三个组成部分,分别为基础质量、环节质量、终末质量。

1) 基础质量　包括六个要素:人员,医疗保健技术,资金,硬件建设,时间,卫生服务网络与保健制度。

2) 环节质量　针对每个环节制定相应的质量标准,实行标准化管理。

3) 终末质量　通过全面评价列出管理工作的总体成效,找出存在的不足,反馈指导下一个管理周期。

3. 社区卫生服务质量评价　通过社区卫生服务质量评价,考核服务效果,进行质量控制,加强质量管理。评价前明确本次评价的目的、范围、时限、重点内容、评价对象及评价方式。

(1) 评价内容　质量评价是医护人员对自己的服务效果进行评价和改进的过程,包括诊断、用药、综合性治疗、预防保健、社区护理、康复的效果和效益以及全科医疗服务的整体效益。

1) 诊断质量的评价　诊断的及时性、准确性,诊断的成本、策略。

2) 用药质量的评价　进药途径、品种,药品存量、保存是否符合有关规定要求,用药是否合理,药物疗效如何,患者付出的代价多少,用药是否符合成本-效益原则。

3) 医疗效果评价　医生提供物理治疗、药物治疗、心理治疗、中医中药治疗和社会支持等方面的综合能力和资源、治疗效果、患者接受程度等。

4) 预防保健效果评价　是否为社区所有居民、家庭提供预防保健服务。服务内容、手段、资源、效果、成本等是否符合成本-效益原则,居民接受程度、满意程度。

5) 康复效果评价　康复目标、项目、内容、措施、资源、效果,居民付出的代价如何等。

6) 社区护理质量评价　社区护士是否有针对性地对社区重点人群、慢性病患者、高危人群提供社区护理、家庭护理、个人护理,是否了解本社区居民健康状况,主要的健康问题及影响因素,是否按照护理程序实施干预,社区居民满意程度如何等。

7) 全科医疗服务的整体效益评价　本社区居民健康状况改善程度,卫生服务的利用程度,社会经济效益与社区卫生服务机构经济效益的统一程度,患者、合同单位、社区的满意度等。

(2) 评价方法　常采用统计指标评价法、专业特性服务质量评价方法、标准化目标质量管理评价方法、医疗保健服务质量单元评价方法、患者满意度调查与社会评估方法等,可依据需要选用。

二、社区护理管理的质量评价

评价是衡量标准或目标实现程度的行为过程,即对一项工作成效大小、工作优劣、进展快慢、对策正确与否等做出判断的过程。评价不仅在工作结束之后,而是贯穿于工作的全过程。社区护理管理的质量评价是判断在社区卫生工作中的每一个阶段的近期或远期目标,进展的情况和为居民服务的效果。因此,质量的评价应从以下几方面进行。

1. 资料收集,确定目标　在全面收集资料后,确定社区卫生服务目标。确定目标时应考虑到社区卫生服务的特点、卫生资源的合理配置和利用、服务对象的安全、医患关系以及医、护、群众三者的满意度等问题。

2. 分解目标，制定措施　将目标分解，具体落实到人、财、物，制订计划措施和监督体系，保证管理目标的实现。

3. 质量控制和评价　社区护理质量管理中的评价主要涉及患者、护士和管理者三方面内容，通过三个主要层面全面评价社区护理工作质量。

（1）社区护士在社区服务站的配备是否达到要求（包括人员的职称、学历、年龄、工龄、工作情况调查分析）。

（2）居民对社区护理满意度。

（3）物品器械管理制度　各类治疗器材用物齐全、排列有序、标记清楚、分类保管、专物专用；定期检查、维护及保养，保证使用方便，完好率100%。

（4）规章制度的执行　如社区护士的岗位责任制，常规操作程序。

（5）使用问卷评价社区中对慢性患者进行健康教育的效果，以教育前与教育后知晓率作为评价标准。

（6）各种表格登记记录的合格率　如居民健康档案、社区诊断记录、双向转诊的护理记录等。

（7）急、慢性病治疗、控制率　以回顾性评价数据作为当年与上一年对照指标，制定控制目标。

（8）护士专业水平自我评价与考核记录　考核内容为护士应具备的各种综合能力。

（9）社区护理论文、护理科研的开展，以及护理程序在社区中的应用。

在管理的每一个运转阶段，都要将服务情况和目标加以比较，随时评估护理工作的实施，以达到预期效果和目标，即借护理人员的考核制度来评估规划是否完善，领导作用是否还能发挥，人力、物力、财力是否浪费，可采取随时反馈的方式。

4. 信息反馈　通过信息反馈，调控和修订管理目标，如预定目标已经完成，即可终止，并制订下一管理目标；如目标无法完成时，就需要重新调整目标。

思 考 题

1. 社区护理管理内容和原则是什么？
2. 简述社区护理管理的过程。
3. 如何进行社区护理质量评价？

（何新华）

第十四章 社区护理常用操作技术与技能

第一节 产后访视

一、意义

产后访视是社区护士常用技能,是妇幼保健工作的重要组成部分,对促进母婴健康起着重要作用。

二、产后访视的对象、时间及程序

1. 产后访视对象　居住在本社区的产妇与新生儿。
2. 产后访视时间　第一次家庭访视:产后7天或出院3天内;第二次家庭访视:产后14天;第30天,产妇及婴儿回分娩医院或社区进行第三次访视。有特殊情况应酌情增加访视次数或转医院诊治。产后42天回医院检查。
3. 产后访视程序

(1) 核对　社区访视人员应每天核对产妇分娩日期、地址和联系电话。

(2) 转出转入　将产妇按住址分类,通过电话或网络转给责任单位;接受转入的产妇。

(3) 按时到产家对产妇及新生儿进行2次家庭访视,有异常情况应酌情增访或督促其到医院就诊。

(4) 督促母婴产后30天回分娩医院或社区卫生服务中心注射第二针乙肝疫苗及体检;督促产妇产后42天回分娩医院检查,并将婴儿转至儿童保健系统。

(5) 访视人员每访视母婴1次,应收回1张产后访视卡,禁止访视1次收2张卡。

(6) 每次访视,应及时将访视情况详细记录在"母子保健手册"上。

三、产后访视的内容及要求

1. 产后访视要求　先洗手,后检查;先小儿,后成人。采用"看、问、听、查、指导"等方法对产妇、婴儿及生活环境给予指导。

2. 访视内容

(1) 看　《母子保健手册》所记载的孕期、产时的第一手资料,有无高危情况,现为产后多少天;休养环境是否整洁、安静、舒适,温度是否在24~26℃,空气是否流通,尤其是夏天的空调房间,与外界温差不宜超过 7 ℃;产妇和婴儿的被褥是否合适,特别是婴儿被褥的保暖性能是否良好;婴儿一般情况、精神状态、吸吮能力等;产妇的一般情况、精神面貌、情绪状态是否良好,有无贫血面容。

(2) 问　生活起居、饮食、睡眠、大小便及一般情况,并按访视卡内容询问产妇及婴儿有关内容,以及上次访视后、本次访视前有无异常情况或疾病发生等。

(3) 听　认真听产妇及家属提出的有关问题并给予解答。

(4) 查　按访视卡中的内容及要求进行检查:婴儿体温、体重测量(14 天访视时,应注意新生儿是否恢复出生体重;满月访时,应注意新生儿增重是否超过 600 g)、面容是否红润,黄疸有无消退,有无湿疹,脐带有无出血、有无分泌物渗出,有无红臀,大、小便是否正常,母乳喂养的体位、含接姿势是否正确,等等;产妇体温、血压测量,乳房有无红肿、硬结,乳头有无裂伤,乳汁量的多少,子宫底高度是否正常,会阴或腹部伤口恢复情况,有无红肿及分泌物,恶露的颜色、量是否正常,有无异常臭味。

(5) 指导　指导产妇及家属开展婴儿抚触。用产褥期卫生保健知识、母乳喂养知识、平衡膳食(合理营养)知识、避孕知识、心理调节知识、形体康复知识等指导产妇及其家人。

3. 访视时应同时了解社区内新婚妇女数、怀孕妇女数,做好孕期保健宣传工作,督促孕妇按时进行产前检查及住院分娩。

4. 协助做好儿童计划免疫接种宣传工作。

四、产后访视包的基本配置

产后访视包应配有以下用物:婴儿体重秤、布兜、听诊器、血压计、体温表(2~4 支)、碘伏、过氧化氢溶液(双氧水)、消毒纱布、棉签、胶布、绷带。

五、产后访视人员工作职责

1. 认真学习贯彻《中华人民共和国母婴保健法》《中华人民共和国母婴保健法实施办法》《孕产妇系统保健分级管理办法》,按照其规定开展产后访视工作。

2. 积极参加本地市、区卫生局举办的产后访视培训班,经考核合格者,方可取得《产后家庭访视合格证书》。

3. 入户访视时应佩带市卫生局基妇处制发的"产后访视证",携带产后访视专用包。

4. 按程序、按要求对母亲和婴儿做好产后 2 次家庭访视,并掌握社区孕产妇动态情况。

5. 进行出生统计,孕产妇及婴儿、5 岁以内儿童死亡监测并按时报告(如系新生儿、产妇死亡,请通知分娩医院或社区卫生服务中心)。

第二节　乳腺自查指导

一、乳腺自查的目的与意义

乳腺自查是早期发现乳腺癌的方法之一。乳腺癌是位列全球第一的妇女恶性肿瘤。在女性人口中,每 8 位中或有 1 位将遭受乳腺癌的威胁,平均每 2.5 min 即有 1 位女性被诊断为乳腺癌患者,在2006年,平均每13 min就有1位女性死于乳腺癌。我国是乳腺癌发病率增长最快的国家之一,远远超过肺癌而成为我国近10年来死亡率增速最快的癌症;发病年龄也呈逐渐年轻化的趋势,并且与受教育程度和工作压力有很大关系,多发于城市白领女性,发病年龄比西方国家平均提前10~15岁。虽然如此,但如果能"及早预防、及早发现、及早治疗",乳腺癌并不可怕,早期发现的乳腺肿瘤,大部分经小型手术即能治愈,发现得越晚,手术带给患者的痛苦越大,治愈的可能性也越低。

二、乳腺癌的典型表现

1. 无痛性肿块　如果发现乳房里有一个小小的肿块,触摸时不会感觉疼痛,质地比较硬,而且表面也不是很光滑,这通常是乳腺癌的早期症状。

2. 乳头溢液　如果乳头溢液是鲜红色、咖啡色、淡黄色或褐色等血性溢液,或者是无色透明有黏性的清水性溢液,很有可能是早期乳腺癌的信号。

3. "酒窝状"的乳房皮肤凹陷　当乳腺癌肿瘤快速增大,侵犯了乳房内韧带等组织,就会使乳房收缩,乳房表面皮肤将出现"酒窝状"的凹陷。如果肿块位置靠近乳头,还会牵动乳头,甚至使乳头出现内陷。

4. "橘皮状"淋巴水肿　随着肿瘤细胞扩散堵塞淋巴管,造成局部淋巴水肿,乳房皮肤便会出现许多小点状类似"橘皮"的塌陷,甚至出现溃破、出血,外形如同弹坑凹陷,此时病情已十分严重。

三、乳房自查的方法

定期进行乳房自查,乳房异常情况发现得越早,乳腺癌治愈的可能性越大。

(一)视诊

脱去上衣,双臂下垂,在明亮的光线下,面对镜子做双侧乳房视诊。
1. 乳房的弧形轮廓有无改变,是否在同一高度。
2. 乳房皮肤有无皱缩、凹陷、脱皮或糜烂。
3. 乳头是否提高或回缩。
4. 两侧乳房、乳头皮肤的颜色是否一致。
正面检查完毕后,双手叉腰,身体做左右旋转状,对乳房侧面做视诊。

(二)触诊

1. 立位触诊　这种方式适合胸型适中或偏小的女性。左手放在头后方,用右手检查左乳房,中间三指并拢,轻柔平贴在乳房上,按顺时针方向从乳头开始向外划圆圈直至腋下,检查乳房及附乳内有无肿块。然后将右手放在头后方,用左手以相同方法检查右乳房。检查完乳房后,用手指轻柔挤压乳头及周边,观察是否有血性或无色黏性分泌物。

2. 仰卧触诊　这种方式适合胸型丰满的女性。仰卧床上,将左手枕于脑后,放置一个小枕头于左肩下垫高胸部,以前述触诊方法用右手检查左乳房内是否存在肿块。然后以相同方法检查右乳房,完毕后还需检查乳头是否有血性或无色黏性分泌物。

四、注意事项

1. 选择适合人群和时间　育龄期妇女均需定期进行乳腺自查。乳腺自查的最佳时间是在月经结束1周后,因为月经前或经期由于乳腺生理性充血,腺泡增生和腺管扩张等组织变化,使乳腺组织肥厚,影响检查效果。如果月经周期不规则,最好在每月的同一时间进行自查。

2. 自查方法培训　如前述。

3. 掌握转诊指征　如果在自查中发现乳房异常,应立即到医院作进一步确诊。目前,乳腺肿瘤检查有红外线扫描、超声波检查、乳腺钼靶照相等手段,其中乳腺钼靶照相是目前最权威、可靠的检查手段,能在早期发现乳腺的各种疾病。

第三节　冷热疗法

冷热疗法是利用低于或高于人体温度的物质,作用于局部或全身而达到治疗目的,是社区中常用的物理治疗方法之一。

一、冷疗法

冷疗法是用低于人体温度的物质,作用于机体局部或全身皮肤,以达到止痛、止血、消炎和退热的目的。

（一）冷疗的种类及作用

1. 冷疗的种类　冷疗法有全身用冷（温水和乙醇擦浴）和局部用冷（如冰袋）两种方法,全身用冷反应强,局部用冷反应弱,社区护士应根据患者的病情及治疗要求,选用不同的冷疗方法,达到治疗的目的。

2. 冷疗的作用及适应证

（1）降低体温　常用于中暑、高热患者的降温;也可用于脑外伤、脑缺氧的患者,主要是通过物理的作用,使体内的热传导散发,达到局部或全身降温、减少脑细胞耗氧的目的,有利于脑细胞功能的恢复。

（2）抑制炎症扩散　冷疗可使毛细血管收缩,血流速度减慢,降低新陈代谢,从而抑制炎症的扩散。

（3）减轻疼痛　冷疗可使毛细血管的通透性降低,从而减轻由于局部组织充血、肿胀、压迫神经末梢而引起的疼痛;还可使神经末梢的敏感性降低而减轻疼痛。

（4）减轻局部组织出血和充血　冷疗可使毛细血管收缩,从而减少局部出血和充血,用于鼻出血和局部软组织损伤的早期。

（二）冷疗的禁忌证

1. 感染性休克　因局部组织血液循环明显不良,不宜采用冷疗,以免加重血液循环障碍,导致局部组织缺血缺氧而变性坏死。

2. 深部有化脓病灶或慢性炎症不宜用冷疗,因冷疗可使局部血流量减少,组织营养不良,不利于炎症的吸收。

3. 对冷过敏者禁用,如用冷疗后出现皮疹、关节疼痛、肌肉痉挛等现象。

4. 水肿部位禁用冷疗,因冷疗会使血管收缩,血流量减少,影响细胞间液的吸收。

5. 禁用冷疗的部位

(1) 耳郭、枕后、阴囊处,用冷易引起冻伤。

(2) 心前区忌用冷,以防反射性心率减慢或发生心律失常。

(3) 腹部用冷易导致腹泻。

(4) 足底忌用冷,以防反射性末梢血管收缩而影响散热或一过性冠状动脉收缩。

(三) 冷疗的方法

1. 评估

(1) 评估患者的年龄　婴幼儿与老年人对冷的耐受力差,反应迟钝,用冷的过程中要密切观察患者的病情变化及用冷后的反应。

(2) 患者的病情　测量患者的生命体征,可作为用冷疗的指征和患者治疗效果的比较。

(3) 评估患者对冷疗的态度和反应　是拒绝还是接受。

(4) 评估患者家属的态度　是否接受冷疗,是否有能力与知识去发现和制止可能发生的不良反应。

2. 计划　根据医嘱和评估资料准备相应的冷疗用物。

3. 实施

(1) 冷湿敷法　多用于降温。

用物:冷水一盆(18~25 ℃)、敷布2块、干毛巾、橡胶单、治疗巾、长把钳子2把、凡士林、棉签、纱布。

操作步骤:

1) 查对医嘱,核对患者,了解病情并向患者及家属解释用冷疗的方法和目的,以取得配合。

2) 携用物至患者床边,暴露受冷敷部位,下垫橡胶单治疗巾以保护床单,在冷敷部位涂凡士林,上盖纱布。

3) 将敷布浸入冷水中,以长把钳夹起挤至半干(以不滴水为宜),抖开敷布敷于患处,高热患者可敷于前额。

4) 敷布每3~5 min更换一次,一般冷敷15~20 min。敷后用干毛巾擦拭局部。整理床单位,清理用物。

(2) 冰袋　多用于降低体温。

用物:冰块、冰袋及套、盆、勺。

操作步骤:

1) 将小冰块倒入盆中,用水冲去棱角后,用勺将冰块装入冰袋1/2或2/3满,排尽空气,扎紧袋口,擦干外壁水迹,倒提检查是否漏水,然后放入套内或用布包好。

2) 携用物至患者处,核对并解释,以取得患者及家属的配合。

3) 将冰袋置于冷敷部位,冰袋一般放在皮肤薄且有大血管流经处,如腹股沟、腋下等。如果是扁桃体摘除术后,应将冰袋置于颈前颌下以预防出血。

4) 在使用冰袋冷敷过程中,要注意观察用冷部位的血液循环情况,如出现青紫、皮肤苍白等,应立即停止用冷,防止冻伤。

5) 高热患者,在使用冰袋30 min后应测体温,并做好记录,当体温降至39 ℃以下时取下冰袋。

6) 冰袋使用完毕,将冰水倒空,袋口朝下置通风阴凉处晾干。袋套须清洗消毒后备用。

7) 洗手并记录。

(3) 温水擦浴法　用32~34 ℃的温水,与正常人皮肤温度33.9 ℃接近,患者感觉舒适,且温水不过敏、无刺激,特别对新生儿、婴幼儿的降温更适用。在社区家庭中已广泛使用。

用物:温水一盆(32~34 ℃)、小毛巾2块、大毛巾、清洁衣裤1套、冰袋及套、热水袋及套。

操作步骤:

1) 核对患者姓名,向患者解释用冷的目的、方法,以取得合作。

2) 携用物至患者床旁,注意遮挡患者,松开盖被,脱去上衣,解开裤带。置冰袋于头部(防止擦浴时表皮血管收缩、头部充血)、足底置热水袋(促进足底末梢血管扩张,使患者感觉舒适并减轻头部充血)。

3) 擦拭上肢　露出一侧上肢,下垫大毛巾,将小毛巾蘸温水拧至半干,呈手套式缠在手上,朝离心方向边擦边按摩。目的是促进血管扩张、加速血液循环、增加散热。上肢擦拭顺序:① 自颈部侧面→上臂外侧→手背;② 自侧胸→腋窝→上臂内侧→手掌。擦毕后用大毛巾擦干皮肤。同法擦拭对侧,每侧各擦3 min。

4) 擦拭背部　协助患者侧卧,背向护士,下垫大毛巾,用同样手法擦拭背部(自颈下于臀部),分左、中、右三部,全背共擦3 min,擦毕后用大毛巾拭干,更换上衣。

5) 擦拭下肢　协助患者脱去裤子,露出一侧下肢,下垫大毛巾同法擦拭,擦拭顺序为:① 自髂骨→大腿外侧→足背;② 自腹股沟→大腿内侧→内踝;③ 自臀下→大腿后侧→腘窝→足跟。同法擦拭对侧。擦毕以大毛巾擦干皮肤,盖被,同法擦拭对侧,每侧下肢各擦3 min。

6) 整理　穿好裤子,撤去热水袋,盖好被子,整理床单位及用物。

7) 擦拭后30 min测量体温并记录。如体温降至39 ℃以下,取下冰袋,嘱患者休息。

4. 评价

(1) 操作方法正确,患者感觉安全、舒适,体温有所下降,未发生不良反应。

(2) 能满足患者身心需要,得到患者的理解与配合。

二、热疗法

热疗法是用于高于人体温度的物质,作用于患者局部或全身从而达到舒适和治疗目的。

(一) 热疗的种类及作用

1. 热疗的种类　热疗法又分为干热疗法和湿热疗法。使用干热时,因存有空气,热传导能力降低;使用湿热时,因水是热的极佳导体,所以湿热的穿透力强,有明显的温度刺激作用。一般在应用热疗之前,社区护士应根据患者病变部位与治疗要求选择不同的用热方式。

2. 热疗的作用及适应证

（1）保暖　湿热可促进血液循环,使患者感到温暖舒适。常用于小儿、老年人及末梢循环不良患者的保暖。

（2）促进浅表炎症的局限和消散　热可促使局部血管扩张,改善血液循环,增强新陈代谢和白细胞的吞噬功能。因而在炎症后期用热疗,可促进白细胞释放蛋白溶解酶,溶解坏死组织,使炎症局限。若在炎症早期运用热疗,可促进炎性渗出物吸收消散。

（3）减轻深部组织的充血　湿热可促进局部血管扩张,减轻该处深部组织的充血。

（4）缓解疼痛　湿热刺激能增加肌肉的松弛,解除肌肉痉挛,提高痛阈而缓解疼痛。

（二）热疗的禁忌证

1. 未明确诊断的急腹症不可用热疗。因热能缓解疼痛,从而掩盖病情真相而贻误诊断和治疗。

2. 软组织损伤或扭伤后 48 h 内、非炎性水肿、有出血性疾病者不可用热疗。因热疗后会加重水肿与出血。

3. 面部危险三角区域感染时,不可应用热疗。因该部位血管丰富,与颅内海绵窦相通的静脉无静脉瓣,用热可使该处血流量增多,导致细菌毒素进入血液循环,促进炎症扩散至脑部,造成颅内感染和败血症。

4. 治疗部位有金属移植物者(起搏器、金属假关节、固定钢钉、钢板),禁用热疗。因金属是热的良导体,使用热易造成烫伤。

5. 治疗部位有恶性肿瘤,不可应用热疗,因用热会加速细胞活动、分裂及生长,从而加重病情。

（三）热疗的方法

1. 评估

（1）患者的年龄　新生儿与老年人对热的耐受力不敏感,所使用热的温度要相对偏低。在用热过程中,社区护士还须密切观察全身与局部反应。

（2）患者的病情　测量生命体征,评估热疗部位的局部组织情况与治疗要求,选择适宜的用热方式。

（3）评估患者对热疗的反应和态度　是接受还是拒绝。

（4）评估患者家属的态度　能否接受热疗,有无能力与知识去发现和制止可能发生的不良反应。

2. 计划　根据热疗的方法准备相应的用物。

3. 实施

（1）热水袋热敷法

目的:保暖、解痉、镇痛。

用物:热水袋及套、水温计、干毛巾、水瓶内盛热水。

操作步骤:

1）检查热水袋有无破损,将水瓶内的水温调至 60～70 ℃。对年老体弱、婴幼儿等患者调至50℃。

2)将热水袋去塞、放平,一手持热水袋口边缘,边灌边提高袋口,使水不致溢出,热水灌入热水袋容积的1/2~2/3满为宜。灌毕,将热水袋口端逐渐放平以排尽袋内空气,拧紧塞子。用干毛巾擦干外壁并轻轻挤压检查是否漏水,如无漏水再装入套中,系好带子。

3)携热水袋至患者床边,核对患者姓名,并向患者及其家属解释用热水袋的目的及使用方法。置热水袋于所需部位。

4)热水袋用后将水倒净,倒挂晾干后,吹气旋紧塞放置阴凉处备用。热水袋套放污衣袋内送洗备用。

注意事项:

1)在使用热水袋过程中,要经常巡视,密切视察局部皮肤,以防烫伤。如连续使用须保持一定温度,要及时更换热水。

2)年老体弱、婴幼儿等患者应用热水袋时,热水袋外面最好再包一条大毛巾,切勿将热水袋直接接触患者的皮肤,以免烫伤。

(2)烤灯 利用热辐射产生热效应。

目的:消炎、解痉、镇痛,促进创面干燥结痂和肉芽组织生长。

用物:鹅颈灯。

操作步骤:

1)携用物至患者床旁,核对患者姓名并向其说明治疗的目的及有关注意事项,如在治疗过程中感到心慌、头晕、过热等感觉,应及时告诉社区护士或其他医务人员。

2)协助患者取舒适体位,暴露治疗部位,将灯头移至治疗部位的斜上方或侧方后,接通电源,打开开关。

3)调节灯距一般为30~50 cm,以温热为宜。

4)每次照射时间为20~30 min,照射结束后,让患者休息15 min后方可外出,以防感冒。

注意事项:

1)照射颈部及前胸部者,要注意保护眼睛。

2)在照射过程中,随时观察局部皮肤有无异常变化,以防烫伤。

(3)热湿敷法

目的:消炎、消肿,促进血液循环,减轻疼痛。

用物:治疗盘内放小盆热水(水温45~50℃)、水温汁、敷布、敷钳、凡士林、棉签、纱布、橡胶单及治疗巾、大毛巾,必要时备暖水瓶或热源、热水袋。

操作步骤:

1)携用物至患者床旁,核对患者姓名并解释其目的,以取得合作。如果湿敷是患者的隐私部位,要注意遮挡。

2)暴露治疗部位,下垫橡胶单与治疗巾,局部涂以凡士林,盖以单层纱布。调节水温为45~50℃,将敷布放入热水盆中,用敷钳拧干敷布(以不滴水为宜),抖开敷布,用操作者腕的掌侧皮肤试温,如无烫感即可敷于患处,盖上大毛巾,以维持温度。

3)敷布每3~5 min更换一次。如治疗部位不忌受压,可在敷布上加热水袋,再盖上大毛巾,来代替更换敷布,达到持续给热的目的。热敷时间一般为15~20 min。

4) 热敷结束后,揭开纱布,擦去凡士林,盖好治疗部位以防着凉,整理床单位,清理用物。
注意事项:
1) 在治疗过程中,随时与患者交流,认真听取患者对用热的感受、注意观察局部皮肤的颜色,防止烫伤。
2) 伤口部位做湿热敷时,要严格按照无菌技术进行操作,热敷结束后,按外科换药法处理伤口。
3) 在冬季面部湿热敷者,敷后 30 min 方能外出,以防感冒。

(4) 热坐浴
目的:清洁、消炎、减轻或消除局部组织充血、水肿和疼痛。用于会阴、肛门及盆腔充血、炎症及疼痛。
用物:坐椅上置无菌坐浴盆、坐浴液(常用 1∶5 000 高锰酸钾溶液)、温开水、水温计、无菌纱布。
操作步骤:
1) 携用物至患者床旁,向患者解释坐浴的目的、方法,以取得合作。
2) 嘱患者排便,洗手后准备坐浴。
3) 将坐浴液的水温调至 40~45 ℃,嘱患者自己用纱布蘸浴液试着接触皮肤,以免烫伤,倒入盆内至 1/2 满。待患者适应后即可坐入水中,按需随时调节水温,添加热水时嘱患者偏离坐浴盆。
4) 坐浴时间一般为 15~20 min,坐浴结束后,用纱布擦干臀部,清理用物。
注意事项:
1) 女性患者在月经期、妊娠后期、产后 2 周内、盆腔器官急性炎症期和阴道出血者忌坐浴。
2) 在坐浴过程中,要注意观察病情变化。
3) 冬季要保持室温,以免患者受凉感冒。

第四节 各种管道的护理

一、鼻饲患者的护理

家庭中的鼻饲,是出院带管或因病情需要,将胃管从一侧鼻腔插入胃内,从管内灌注流质食物、水和药物的方法。其目的是供给不能由口进食或拒绝进食的患者营养或治疗的药物,以促进身体早日康复。注意如有食管静脉曲张、食管梗阻的患者禁忌使用鼻饲。

(一) 护理评估

1. 患者是否有以往的插管经验、知识。
2. 患者对插管的心理反应及合作程度。
3. 患者的病情、意识状态及鼻腔状况。
4. 患者有无义齿,如有应先移去。

（二）护理计划

用物准备：治疗盘内备鼻饲包（内含治疗巾、胃管、镊子、压舌板、纱布、50 mL 注射器、治疗碗）、棉签、石蜡油、胶布、橡胶单、别针、听诊器、手电筒、温开水、试纸、面巾纸、夹子、流质饮食。

（三）护理措施

1. 根据医嘱，备齐用物。
2. 将用物携至患者床旁，向患者做适当的解释。
3. 帮助患者取半坐卧位或坐位，不能坐起者取侧卧位。颌下铺橡胶单和治疗巾。
4. 选择一侧鼻腔，用棉签蘸水清洁。
5. 用胃管测量应插入的长度，从耳垂至鼻尖再加上到剑突的长度，成人为 45~55 cm，做好标记。
6. 用石蜡油润滑胃管前端 10~20 cm，一手以纱布包住胃管的末端，另一手用镊子夹管，让患者头稍后仰，将胃管由鼻孔轻轻向后、向下插入，约插入 15 cm 时，胃管已通过咽部，指导患者做深呼吸、吞咽动作，随患者吞咽动作稍速送管。插入深度 45~55 cm。若插管过程中患者作呕感持续或咳嗽，可用手电筒、压舌板检查胃管是否盘于口腔内；如患者有咳嗽、呼吸急促、发绀，须立即拔出胃管，休息片刻后，更换胃管再行插入。
7. 插入胃管标记处，可通过下列两种方法来确定胃管是否在胃内：① 用 50 mL 注射器抽取胃内容物，用试纸检查是否呈酸性。② 用注射器快速注入 10~20 mL 空气，同时用听诊器在胃部可听到气过水声。
8. 当证实胃管已进入胃中，先将胃管固定在面颊部，再将胃管末端用夹子夹住并用纱布包扎，防止过多气体进入胃内和保持外管口的清洁。
9. 鼻饲的次数、膳食种类，应根据患者的病情而定，同时需考虑患者的经济情况，在条件允许时制定家庭式鼻饲膳食（如米汤、菜汤）。
10. 从胃管内注入食物前，先用温开水以试验胃管是否通畅及是否在胃内，然后注入流质饮食，最后再注入少量温开水，以免鼻饲液积存在管腔中变质。鼻饲饮食最好现配现用。
11. 加强口腔护理（每日 2 次），预防并发症。一般胃管保留 7~10 天。当患者需要更换胃管的前一天，可在末次喂毕拔管。
12. 拔出胃管前，应向患者解释，以取得配合。将弯盘置于患者颌下，揭去胶布，夹紧胃管末端。嘱患者深呼气，当患者慢慢呼气时，可将胃管迅速拔出，冲洗后晾干、消毒后备用。

（四）护理评价

1. 操作方法是否正确，有无黏膜损伤及并发症。
2. 所喂饮食是否清洁，温度是否适宜。
3. 拔管后患者有无不适反应。

二、结肠造口患者的护理

结肠造口术见于直肠癌晚期的患者。为解除其梗阻症状,在梗阻近端做结肠造口术又称人工肛门或假肛。在日常生活中,结肠造口对患者来说,是一件极痛苦、不便和难以接受的事,患者会由此而产生心理压力和心理问题,所以社区护士在患者出院后应及时进行家访,对患者的心理问题及生理上的不适给予具体的指导。

(一) 护理评估

患者对疾病所致的焦虑情绪,尤其是结肠造口可能带来的生理、心理、社会、家庭等问题。

(二) 护理诊断

1. 焦虑。
2. 排便方式的改变:结肠造口所致的不便。
3. 有感染的危险。

(三) 护理措施

1. 心理护理　社区护士通过了解患者对疾病的认识,耐心倾听患者对疾病所致的恐惧和顾虑,担心结肠造口后会给生活、家庭、社交带来诸多不便。护士可利用图片、模型、实物向患者介绍结肠造口的一些相关知识,如有条件,还可向患者推荐在社区中其他结肠造口自我护理较好的病例,让他们之间相互交流,以增强其对未来生活的信心和勇气。

2. 加强患者参与造口自我护理的指导

(1) 鼓励患者参与自我护理和使用人工肛门　一般要求患者至少要准备两个人工肛门袋,以便交替使用。使用时,袋口要求大小合适,袋口对准造口盖紧,袋囊向下,用有弹性的腹带将肛门袋系于腰间,松紧适宜,腹带要定时清洗。袋内粪便应及时倾倒更换,及时清洗,煮沸、消毒后备用,如有条件者可使用一次性肛门袋。

(2) 要注意保持造口周围皮肤的清洁　防止肠内容物及分泌肠液污染皮肤。每次更换清洁肛门袋时,须用清洁温水纱布将肛门周围皮肤洗净擦干,涂上氧化锌软膏或将凡士林油纱覆盖于造口及周围皮肤上,防止皮肤受损造成皮炎、皮肤糜烂。

(3) 改善造口患者饮食调节的知识不足　告知患者,避免食用过多粗纤维和过稀的食物,应食营养丰富、易消化、少渣、产气少的食物。忌食生、冷、辛辣刺激性食物。进食太快易吞咽空气,咀嚼口香糖或喝产气饮料等也是造成肠内产气的原因,应尽量避免。

(4) 病情观察　及时发现造口狭窄、排便困难,并给予及时处理。具体操作方法是:戴消毒手指指套,置结肠造口探查,扩张造口内径,每2周扩张一次,可作为预防排便困难的措施,须教会患者自行操作。

3. 日常生活的指导　指导患者进食要有规律,以便养成定时排便的习惯。保持心情舒畅,平时可参与一般正常人的社交活动及适量运动,同时还应避免过度增加腹压,以防造口内的结肠黏膜脱出。

三、各种导尿管患者的护理

(一) 留置导尿管患者的护理

留置导尿主要是为了尿失禁或会阴损伤患者保持局部清洁、干燥,让这些患者也能过上与正常人一样的生活,以提高他们的生活质量。具体护理措施如下。

1. 行导尿术后固定导尿管,接上无菌集尿袋(瓶),向患者及其家属解释留置导尿的目的和方法,使其认识到预防泌尿系统感染的重要性。

2. 保持引流通畅　尿管应放置妥当,避免扭曲、受压、堵塞等造成引流不畅,以致造成观察判断病情失误。如有阻塞,可用无菌生理盐水进行冲洗。

3. 防止逆行感染　保持尿道口清洁,每日以0.1%苯扎溴铵酊棉球清洁消毒尿道口及外阴2次,以清除分泌物,若分泌物过多,可先用0.02%高锰酸钾溶液清洗,再用苯扎溴铵酊棉球擦拭。每月更换一次尿管,以防尿管周围结石形成。拔管后间隔4 h再安置。每日更换集尿袋,及时放出集尿袋内的尿液,并记录尿量,集尿袋及引流管位置应低于耻骨联合,以防尿液反流。

4. 鼓励患者多饮水　若是长期卧床的患者,嘱患者家属,注意经常协助其更换体位。如发现尿液混浊、沉淀、结晶时,应做膀胱冲洗,定期做尿常规的检查,以便及时发现感染。

5. 训练膀胱反射功能　教会患者及家属,在拔管前采用间歇引流方式,使膀胱定时充盈排空,促进膀胱功能的恢复。

6. 患者下床活动时,导尿管及集尿袋应妥善安置。

(二) 耻骨上膀胱造瘘管的护理

耻骨上膀胱造瘘引流适用于急性尿潴留、尿道外伤、梗阻,不能排尿且不能往尿道插管引流的患者。具体护理措施如下。

1. 向患者解释膀胱造瘘的目的、方法及注意事项。

2. 保持引流管通畅,避免弯曲、受压、折叠,以免影响尿液引流,致使膀胱内液体积留。

3. 膀胱造瘘内导管的更换最好在医院内进行。导管外口护理时应注意:夏季每日更换敷料,其他季节可根据患者的病情而增减;社区护士在为患者换药前应洗手,然后给患者进行皮肤消毒,观察外口皮肤、分泌物等情况,外口皮肤按外科换药前消毒准备,外敷油纱,并用消毒纱布围管周覆盖。纱布外最好使用腹带。

4. 长期带有膀胱造瘘管的患者可定时采取间断关闭,开放瘘管,训练膀胱肌排尿、储尿功能,避免发生膀胱肌无力。

5. 使用一次性尿袋,应及时在尿袋下口放尿,尿袋不可高于造瘘口,更换尿袋时应先放尿后换袋。

6. 当患者外出活动时,可用别针将尿袋固定在内裤上,或将尿袋装在专用布袋中,放在肥大的裤子内或外用肥大外衣遮挡,高度应适宜。

(何　坪　王海英)

附 实习指导

实习一 社区护理服务模式及服务内容

【实习目的】

1. 了解社区卫生服务中心(站)的科室设置,设施、设备和人员配置。
2. 熟悉社区护理服务的内容及工作形式,理解社区护理与专科护理服务的异同。
3. 掌握社区护理服务特征。

【实习地点】

某社区卫生服务中心(站)。

【实习内容】

1. 社区卫生服务中心(站)的科室设置,以及设施、设备和人员配置。
2. 社区护理服务的特征,与专科护理的异同。
3. 社区护理服务的内容及工作形式等。

【参考学时】

2～4学时。

【实习形式】

1. 社区卫生服务中心(站)见习。
2. 按每组5人分成小组,每组由一名老师负责带教。
3. 围绕实习内容分小组讨论,每位同学发言3～5 min。
4. 学生小结,带教老师总结,布置实习作业。

【实习要求】

1. 讨论以下内容
(1) 社区护理与医院护理的区别。
(2) 社区护理与专科护理的区别。
(3) 社区护理的服务内容与形式。
(4) 社区护理的优点、缺点与不足及解决措施。

2. 撰写不少于 500 字的"见习后感"一份。

实习二 接诊技巧

【实习目的】

1. 通过接诊慢性病患者,训练社区护士的人际沟通能力和应急处理能力。
2. 为患者或家属提供咨询,训练学生对事物的判断力以及分析问题、解决问题的能力。

【实习地点】

_____市_____区(县)_____街(路)_____社区_____某社区卫生服务中心(站)全科诊室或患者家中。

【实习内容】

1. 社区护士接诊任务与程序。
2. 社区护士接诊时问诊提纲 问诊开始,收集信息,建立关系,说明与确定方案,问诊结束(卡尔加里-剑桥咨询观察指南)。
3. "BATHE"方式问诊方法 B(background)背景、A(affect)情感、T(trouble)烦恼、H(handling)处理、E(empathy)同情。
4. SOAP 记录格式。

【参考学时】

2~4 学时。

【实习形式】

1. 工作服着装,在老师带领下分小组实施。
2. 老师主持,一名学生询问,一名学生记录,其余同学观摩和补充。
3. 分小组讨论后,学生小结汇报,带教老师评析,布置实习作业。

【实习步骤】

1. 预约就诊患者或联系访视家庭。
2. 查阅患者档案及相关文献,准备接诊和咨询提纲,以及所需用物。
3. 实施接诊和咨询。
4. 完成接诊记录,并写出实习报告。

【实习要求】

1. 完成患者接诊和接诊记录(提出主要问题并按 SOAP 进行描述)。

2. 讨论以下内容,并写出不少于 500 字的实习报告。
(1) 社区护士接诊体现什么特点?关键性技巧是什么?
(2) 社区护士在咨询中应注意什么问题?如何注意?

实习三 家庭访视

【实习目的】

1. 通过对家庭成员及其家庭健康问题的评估,加深对访视目的的理解,熟悉访视程序和访视技巧,了解 4 种常见访视类型。
2. 了解家庭访视的注意事项。
3. 掌握常用家庭评估方法。
4. 学习撰写家庭访视报告。

【实习地点】

_____市_____区(县)_____街(路)_____社区居民家庭中。

【实习内容】

1. 家庭类型评估　核心家庭、主干家庭、单亲家庭或再婚家庭。
2. 家庭周期评估　8 个周期。
3. 家庭功能评估　绘制家庭圈和家系图;采用家庭功能评估问卷(Family APGAR),综合评估家庭功能。

【参考学时】

2~4 学时。

【实习形式】

每 3~5 人分为一个小组,由社区实训基地教师带引,进入居民家庭,实施入户访视。

【实习步骤】

1. 准备阶段　从社区居民健康档案中抽取一份家庭档案,查阅户主姓名及联系方式,打电话预约被访视对象(即访视的家庭成员),主要确认家庭需要访视的原因、是否愿意接受家访等,并了解到达的路线。
2. 前往探视阶段　从出发至到达家庭过程中,观察评估家庭的邻里和社区情况。
3. 进入家庭阶段　与家庭建立良好的人际关系,取得家庭的信任,并观察家庭内的基本情况。
4. 探视阶段　通过言语交流、现场观察和问卷调查等,进行家庭类型评估、家庭周期评估、家庭功能评估和家庭成员居家环境安全评估等。

5. 结束阶段　在本次访视结束后,快速审视和分析结果,预计是否需要下一次家访,并做好预约准备。

6. 记录和总结　填写家访记录并进行工作总结。

【实习要求】

1. 书写一份家庭访视记录(格式附后),内容包括:

(1) 家系图描绘及分析。

(2) 健康问题目录与描述(包括个人与家庭)。

(3) 健康管理计划与措施。

2. 讨论以下内容,并写出不少于500字的实习报告。

(1) 教师张某刚退休,现与早她两年退休的丈夫相依为伴。问该家庭将面临什么问题?

(2) 居民吴某,为了让儿子接受更好的教育,夫妇节衣缩食,筹措费用送儿子出国读研究生。现家中剩下夫妇两人。问该家庭处于生活周期的什么阶段?此周期的重点应该关注什么问题?

【附】　家庭访视记录参考格式

××家庭访视记录

时间	户主姓名	参加人员	记录人员
地点	访视时间		

内容:
1. 基本情况
2. 家系图描绘及分析
3. 主要问题及其原因
4. 护理计划及措施

实习四　健康教育

【实习目的】

1. 掌握社区健康教育计划的设计原则、步骤和实施与评价的方法。
2. 熟悉社区健康教育的技巧。
3. 了解患者教育的方法与技巧和效果的评价。

【实习地点】

学校或某一选定的社区。

【实习内容】

1. 背景资料的阅读和分析。
2. 小组讨论,制定健康教育计划。
3. 组织并实施健康教育,评价其效果。

【参考学时】

2~4学时。

【实习形式】

学生分小组,收集个体患者(利用实习一或实习二或实习三资料)和群体健康教育的背景资料,根据资料拟订健康教育计划、实施方案、目标及效果评价手段。

【实习步骤】

1. 学生分成小组,每组选定组长。
2. 收集个体或群体健康教育背景资料,分析并提出优先可干预问题。
3. 制订健康教育计划、措施、目标及效果评价手段。
4. 各小组实训结束时,各组派代表进行10 min患者教育(角色扮演)和群体健康教育讲座,教师指导并进行现场点评和总结。

【实习要求】

1. 每组上交一份患者健康教育和群体健康教育计划。
2. 讨论以下内容,并写出不少于500字实习报告。
(1) 社区健康教育的主要环节有哪些?患者健康教育的主要技巧是什么?
(2) 你认为健康教育有效吗,为什么?如何评价?

实习五 入户调查

【实习目的】

1. 了解社区居民基本健康信息及调查方法和程序。
2. 了解社区卫生诊断报告格式、主要内容及作用。
3. 熟悉入户调查的技巧。

【实习地点】

_____市_____区(县)_____街(路)_____社区_____。

【实习内容】

1. 社区居民基本健康信息及调查方法和程序。
2. 了解社区卫生诊断报告格式和主要内容。
3. 熟悉入户调查的技巧。

【参考学时】

2～4学时。

【实习形式】

学生分小组,由老师带队到社区,入户收集居民健康信息资料,根据收集资料拟定社区卫生诊断报告的主要内容。演示社区卫生诊断报告格式和主要内容。

【实习步骤】

1. 学生分成小组,每组选定组长,在教师带领下入户调查收集资料。
2. 各组派代表进行报告本小组入户调查时的问题及处理方式,教师指导并进行现场点评和总结。
3. 演示标准的社区卫生诊断报告。

【实习要求】

1. 每组上交入户调查表格5份,内容详见附件。
2. 讨论以下内容,并写出不少于500字的实习报告。
(1) 你认为入户调查技巧的什么?应该注意些什么问题?
(2) 可能会碰到什么问题?如何恰当处理?

【附】 居民个人健康调查表

居民个人健康调查表

编号□□□□□□□

(15岁及以上成人适用)

户主姓名_____户口地址_____
本人姓名_____现住地址_____身份证号_____
与户主关系_____联系电话_____邮编_____
① 户主　② 配偶　③ 子女　④ 孙子女　⑤ 父母　⑥ 兄弟　⑦ 兄弟姐妹　　□
工作单位_____

1. 出生日期:_____年_____月_____日　　　　　　　　　　　□□□□□□
2. 性别:① 男性　② 女性　　　　　　　　　　　　　　　　　　　　　　□
3. 民族:① 汉　② 土家族　③ 苗　④ 回　⑤ 其他　　　　　　　　　　　□
4. 婚姻状况:① 未婚　② 已婚　③ 再婚　④ 离婚　⑤ 丧偶　　　　　　　□
5. 文化程度:① 文盲　② 小学　③ 初中　④ 高中技校　⑤ 中专　⑥ 大专　⑦ 本科及以上　□

6. 职业状况：① 工人　② 农民　③ 科技人员　④ 行政干部　⑤ 金融财务人员　⑥ 商业服务人员
　　　　　　⑦ 教师　⑧ 医务人员　⑨ 新闻、文艺、出版人员　⑩ 体育　⑪ 司机　⑫ 家政
　　　　　　⑬ 离退休人员　⑭ 其他（请注明＿＿＿＿＿＿＿） □

7. 医费用承担：① 公费　② 基本医疗保险　③ 合作医疗　④ 劳保　⑤ 自费　⑥ 其他（请注明＿＿＿＿＿＿＿）
　　　　　　　□

8. A. 是否经常在以下医疗单位就诊　0. 否　① 是
　　　　个体开业　　　　　　　　　　　□　　　社区卫生服务中心（站）　□
　　　　门诊部、所　　　　　　　　　　□　　　街道医院（乡镇医院）　　□
　　　　区县医院　　　　　　　　　　　□　　　市级医院　　　　　　　　□
　　　　部队医院　　　　　　　　　　　□　　　职工医院　　　　　　　　□
　　　　其他（请注明＿＿＿＿＿＿＿）　　　　　专科医院　　　　　　　　□

　　B. 到该单位就诊原因　0. 否　① 是
　　　　合作单位　　　　　　　　　　　□　　　离家近、方便　　　　　　□
　　　　医方技术好　　　　　　　　　　□　　　服务态度好　　　　　　　□
　　　　设备好　　　　　　　　　　　　□　　　收费合理　　　　　　　　□
　　　　其他（请注明＿＿＿＿＿＿＿）

　　C. 上年就诊次数（填具体次数）＿＿＿＿＿＿＿次　　□□

9. A. 你是否吸烟　0. 否　① 是　② 已戒　　□
　　B. 如吸烟：哪年开始吸烟的？＿＿＿＿＿＿＿年　　□□□□
　　C. 吸烟量　① 偶尔　② 每周一盒　③ 每周二盒　④ 两天一盒　⑤ 一天一盒　⑥ 一天两盒以上
　　　　　　　　□
　　D. 哪年戒烟的？＿＿＿＿＿＿＿年　　□□□□

10. A. 您是否经常饮酒　0. 否　① 是　② 已戒　　□
　　B. 如饮酒，从开始饮酒到现在＿＿＿＿＿＿＿年　　□□
　　C. 每月饮各类酒相当60°白酒量　① 1斤以下　② 1～1.9斤　③ 2～2.9斤
　　　　　　　　　　　　　　　　　④ 3斤以上（1斤＝500 g）　　□
　　D. 哪年戒酒的？＿＿＿＿＿＿＿年　　□□□□

11. A. 您是否有药物依赖（药瘾）　0. 否　① 是　　□
　　B. 具体药物　① 安定类　② 安眠类　③ 吗啡类　④ 其他（请注明＿＿＿＿＿＿＿）　　□
　　C. 每日服量＿＿＿＿＿＿＿片　　□

12. 您的饮食习惯：0. 否　① 是
　　　喜甜食　　　　　　　　　　　　　□　　　喜咸食　　　　　　　　　□
　　　经常吃油炸食物　　　　　　　　　□　　　经常吃过热食物　　　　　□

13. A. 您是否经常进行体育锻炼　0. 否　① 是　　□
　　B. 参加体育锻炼年数＿＿＿＿＿＿＿年　　□□
　　C. 锻炼的类型　① 步行、骑自行车　② 太极拳、气功及武术　③ 舞蹈及体操　④ 球类　⑤ 跑步
　　　　　　　　　⑥ 其他（请注明＿＿＿＿＿＿＿）　　□
　　D. 参加体育锻炼次数　① 每周＜3次　② 每周3次　③ 每周3次以上　④ 不规律运动　　□
　　E. 每次活动时间　① ＜20 min　② ＞20 min　　□

14. A. 您认为您现在的健康状况是　① 很好　② 一般　③ 体弱　④ 很差　⑤ 长期卧床　　□
　　B. 与同年龄的人比较，您认为您的健康状况是　① 很好　② 差不多　③ 较差　　□

C. 与一年前比较,您认为您现在的健康状况是　① 很好　② 差不多　③ 较差　☐
D. 您对您的健康状况是否满意　① 很满意　② 满意　③ 不太满意　④ 很不满意　☐

15. A. 两年内您是否做过全面健康检查　0. 否　① 是　☐
    B. 未做过检查的原因　① 无人通知检查　② 不知道需要检查　③ 不愿意检查
       ④ 其他(请注明_____)　☐

16. 目前个人居住情况　① 独自居住　② 与配偶一起居住　③ 与子女、孙辈一起居住
    ④ 与配偶、子女一起居住　⑤ 与其他人一起居住(请注明_____)　☐

17. 身高(cm)　☐☐☐.☐　体重(kg,精确到0.2 kg)　☐☐☐.☐
18. 腰围(cm)　☐☐☐　臀围(cm)　☐☐☐
19. 血压:收缩压值(mmHg)☐☐☐　舒张压值(mmHg)　☐☐☐
20. 视力:左眼　☐.☐　右眼　☐.☐
21. 尿糖:① －　② ±　③ ＋　④ ＋＋　⑤ ＋＋＋　⑥ ＋＋＋＋　☐

22. A. 15~64岁妇女两年内是否做过乳房检查　0. 否　① 是　② 发现问题(请注明)_____　☐
    B. 做过检查　① 临床检查　② 红外线　③ 钼靶　④ B超　⑤ 其他(请注明_____)　☐
       未做过检查的原因　① 无人通知检查　② 不知道需要检查　③ 不愿意检查　④ 其他(请注明____)　☐

23. A. 已婚妇女两年内是否做过宫颈细胞涂片检查　0. 否　① 是　☐
    B. 未做过检查原因　① 无人通知检查　② 不知道需要检查　③ 不愿意检查　④ 其他(请注明
       _____)发现问题(请注明_____)　☐

24. 您是否存在伤残和功能障碍　0. 否　① 是
    肢体伤残　☐　听力障碍　☐
    精神障碍　☐　全聋　☐
    视力障碍　☐　咀嚼障碍　☐
    完全失明　☐　其他(请注明_____)　☐

25. 家族史(只限于亲生父母)　0. 无　① 是　② 不详
    　　　　　　　　　　　父母　　　　　　　　　　　　　　　　　　　父母
    高血压　☐☐　恶性肿瘤　☐☐
    冠心病　☐☐　精神疾病　☐☐
    脑卒中　☐☐　青光眼　☐☐
    糖尿病　☐☐　其他(请注明_____)　☐☐

26. 个人主要病史　0. 无　① 是　② 不详
    高血压　☐　恶性肿瘤　☐
    冠心病　☐　慢性支气管炎　☐
    脑卒中　☐　肺源性心脏病　☐
    糖尿病　☐　白内障　☐
    心肌梗死　☐　青光眼　☐
    高脂血症　☐　骨关节病　☐
    肺结核　☐　其他(请注明_____)　☐

27. 老年人行为能力调查(≥60岁老年人填写)　0. 无困难、不需要别人帮助　① 自己有些困难
    ② 自己很困难　③ 完全依赖别人
    洗澡　☐　购物　☐
    穿衣　☐　洗衣　☐

吃饭	☐	做饭菜	☐
上厕所	☐	打电话	☐
室内运动	☐	自理经济	☐
上楼梯	☐	能走完 200～300 m	☐
		能独立坐汽车	☐

28. 目前您需要哪些服务？① 健康咨询　② 饮食指导　③ 体格检查　④ 家庭病床
　　⑤ 上门护理、康复服务　⑥ 其他(请注明＿＿＿＿＿)　☐
29. A. 您家平均每人每月用于饮食的费用是多少　① ＜300 元　② 300～499.99 元
　　　③ 500～699.99 元　④ 700～799.99 元
　　　⑤ ≥800 元　☐
　　B. 占人均总支出的比例是　① ＜20%　② 20%～39%　③ 40%～59%　④ 60%～79%　⑤ ＞80%　☐
30. 家庭住房　A. 类型　① 普通楼房　② 高层楼房　③ 砖瓦平房　④ 木棚、土坯平房
　　　⑤ 其他(请注明＿＿＿＿＿)　☐
　　B. 面积　人均住房面积＿＿＿＿＿ m²　☐☐
31. 燃料使用情况　① 电　② 煤气　天然气　③ 煤　④ 燃油　⑤ 柴草
　　　⑥ 其他(请注明＿＿＿＿＿)　☐
32. 饮水情况　① 自来水　② 二次供水(高层水箱)　③ 手压机井水　④ 江河湖水
　　　⑤ 其他(请注明＿＿＿＿＿)　☐
33. 厕所　A. 类型　① 水冲式　② 深坑或免水冲　③ 无厕所　④ 其他(请注明＿＿＿＿＿)　☐
　　　B. 使用情况　① 使限本户　② 几户合用　③ 公共厕所　☐
34. 您家离最近医院(社区卫生机构)的距离(千米)　① 不到 1 km　② 1 km　③ 2 km　④ 3 km
　　　⑤ 4 km 以上　☐

调查员姓名＿＿＿＿＿＿＿＿　单位＿＿＿＿＿＿＿＿　调查日期＿＿＿＿＿＿＿＿

实习六　居民个人健康档案

【实习目的】

1. 掌握健康档案建立原则。
2. 熟悉个人健康档案的基本内容。
3. 了解社区居民健康信息管理系统。

【实习地点】

＿＿＿＿＿＿市＿＿＿＿＿＿区(县)＿＿＿＿＿＿街(路)＿＿＿＿＿＿社区＿＿＿＿＿＿。

【实习内容】

1. 建立一份个人健康档案。
2. 了解社区居民健康信息管理系统。

【参考学时】

2~4学时。

【实习形式】

1. 社区卫生服务机构接诊患者或家庭出诊,或者以自身为例建立健康档案。
2. 参观社区卫生服务机构居民健康档案管理系统。

【实习步骤】

1. 准备阶段　在社区中选取有一位规范管理的慢性病患者,查阅患者档案及联系方式,预约联系对象,说明来意,确认是否愿意接受访问等。
2. 信息收集　社区卫生服务机构的全科诊室内或到达访视家庭,收集并记录家庭成员基本情况、健康状况、疾病史、生活方式等。
3. 建档　建立个人健康档案。
4. 在计算机中查阅该居民健康档案,了解社区卫生服务机构健康档案管理系统。

【实习要求】

1. 请根据收集居民健康信息资料书写一份个人健康档案(详见本书第十二章社区居民健康档案的建立与管理),具体要求如下。

(1) 提出一个主要问题或一个暂时性问题。

(2) 用 SOAP 方式描述问题,填写病情流程表。

(3) 针对该病例设计一份周期性健康检查计划表。

2. 讨论以下内容,并写出不少于 500 字的实习报告。

(1) 在进行 SOAP 记录时注意什么?与目前使用的病历有何异同?

(2) 建立健康档案时需要注意什么?计算机管理居民健康档案有何利弊?

【案例】

马×,女,62岁,退休工人,文盲,汉族,出生于四川凉山州西昌市,现住在重庆市九龙坡区谢家湾文化七村41号(社区号 023-51),邮编400050,家庭电话×××2130,身份证号:××××××××××××1344,医保账号××××592,于2013年1月19日建档。

现病史:因头昏、耳鸣、乏力、视物模糊多年,上楼累5年多,加重伴食欲减退半个月于2013年1月18日来社区卫生服务站就诊。该患者自30岁起患高血压,降压药时服时停,多次发生短暂性眩晕。因血压高并发眼底出血多次,在重庆医科大学附属第一医院住院治疗。血压均未降至理想水平,波动在 170~220/60~80 mmHg。嘱服硝苯地平缓释片 20 mg,2 次/d。

既往史:患者50岁时患糖尿病,嘱口服格列本脲12.5 mg,2次/d,加饮食控制。曾服二甲双胍,出现全身瘙痒。

社会个人史:A型血,无过敏史,未进行计划免疫,55岁从钳工岗位退休。现与儿子、孙子一起生活,以前常因与儿媳关系不好而生气。经济上又要负担儿子一家三口,感到生活压力大,不愉快。1 年前儿子与儿媳离婚。月经史：12 $\frac{5\sim7}{28\sim30}$ 45 岁,22 岁时放环。人流 5 次,无引产。

习惯：不吸烟,不喝酒,无特殊饮食习惯。习惯早睡、早起,未锻炼。

个人、家庭史：与丈夫有 4 个孩子,3 个健在,二女一子,儿子患有胆囊结石,经常发作胆绞痛,未手术,丈夫 15 年前死于肝癌。二女儿 12 年前在妊娠期间死于急性重型肝炎。

生命体征：身高 155 cm,体重 55 kg,血压 210/80 mmHg,脉搏 80 次/min。

体格检查：健谈,性情急躁,慢性病容,面色、甲床轻苍白,双眼见角膜老年斑。颈部及甲状腺正常。颈部叩诊及听诊无异常,心率 80 次/min,节律整齐,各瓣膜听诊区 S_2 亢进。双肾区无叩击痛。双下肢水肿（＋＋）,随机指血糖 22.5 mmol/L,尿糖（＋＋＋）,血钾 3.1 mmol/L,血钠 120 mmol/L,血氯 90 mmol/L,尿素氮 9.6 mmol/L,肌酐 180 mmol/L。坚持服用降压药,严格控制饮食,并服降糖药。

血压及尿糖观察：

1 月 19 日	4:50 pm	210/88 mmHg	尿糖 ＋＋
1 月 20 日	9:00 am	170/70 mmHg	尿糖 ＋＋
	5:00 pm	220/80 mmHg	尿糖 ＋＋
1 月 21 日	7:05 am	230/88 mmHg	尿糖 ＋
	2:00 pm	230/82 mmHg	尿糖 ＋
	4:00 pm	226/80 mmHg	尿糖 ±

（何　坪）

参考文献

[1] 李春玉.社区护理学.3版.北京:人民卫生出版社,2012.
[2] 沈健.社区护理学.北京:人民卫生出版社,2012.
[3] 姚蕴伍.社区护理学.2版.杭州:浙江大学出版社,2013.
[4] 刘建芬,黄惟清.社区护理学.2版.北京:中国协和医科大学出版社,2010.
[5] 谢日华,张琳琳.社区护理学.北京:北京大学医学出版社,2012.
[6] 周亚林.社区护理学.2版.北京:人民卫生出版社,2011.
[7] 边丽娟.社区护理学.长春:吉林大学出版社,2013.
[8] 何坪,夏晓萍.全科医学概论.北京:高等教育出版社,2012.
[9] 祝墡珠.全科医学概论.4版.北京:人民卫生出版社,2013.
[10] 施榕.预防医学.2版.北京:高等教育出版社,2011.
[11] 凌文华.预防医学.3版.北京:人民卫生出版社,2012.
[12] 孙菁.健康评估.2版.北京:高等教育出版社,2010.
[13] 余丽君,姜亚芳.健康评估.2版.北京:中国协和医科大学出版社,2012.
[14] 常春.健康教育与健康促进.2版.北京:北京大学医学出版社,2010.
[15] 马骁.健康教育学.2版.北京:人民卫生出版社,2013.
[16] 吴红宇,王春霞.老年护理.北京:高等教育出版社,2012.
[17] 化前珍.老年护理学.3版.北京:人民卫生出版社,2012.
[18] 秦敬民,李玲.护理伦理.北京:高等教育出版社,2012.
[19] 闫金辉.内科护理.2版.北京:高等教育出版社,2011.
[20] 尤黎明,吴瑛.内科护理学.5版.北京:人民卫生出版社,2012.
[21] 万学红,诊断学.8版.北京:人民卫生出版社,2013.

常用英中文词汇对照

A

allied families 联合家庭
attack rate 罹患率
ambulatory care 门诊
action 行动阶段
abdominal pain 腹痛
anger stage 愤怒期
agreement 协议期
acceptance of death 接受死亡
acupuncture analgesia 针刺止痛法
agonal stage 濒死期
assessment 评估

B

bio-psycho-social medical model 生物-心理-社会医学模式
balanced diet 平衡膳食
birth rate 出生率
bias 偏倚
bidirectional referrals 双向转诊
biomedical model 生物医学模式
bedsore 压疮
biological death stage 生物学死亡期
breast self-examination 乳腺自查

C

community 社区
community nursing 社区护理
community health service 社区卫生服务
community nurse 社区护士
communication 沟通
clear communication 清晰性沟通
counseling 咨询
counselor 咨询者
challenge 鞭策
causal prophylaxis 病因预防
clinical prevention 临床预防
cause of disease 病因
causal inference 病因推断
community environment 社区环境
carboxyhemoglobin, HbCO 碳氧血红蛋白
cross-sectional study 横断面调查研究
census 普查
case-control study 病例对照研究
cohort study 队列研究
community diagnosis 社区诊断
community intervention tria 社区干预实验
cluster randomization 整群随机分组
consulatation 会诊
contemplation 意图阶段
chest pain 胸痛
constipation 便秘
chronic non-communicable diseases 慢性非传染性疾病
coronary atherosclerotic heart disease 冠状动脉粥样硬化性心脏病
cerebro vascular disease, CVD 脑血管病
cancer 恶性肿瘤
chronic obstructive pulmonary disease, COPD 慢性阻塞性肺疾病
clinical death stage 临床死亡期
community health records 社区居民健康档案
community nursing management 社区护理管理
cold and heat therapy 冷热疗法
cold therapy 冷疗法
colostomy 结肠造口术
catheterization 导尿

D

district visiting nursing　地段访视护理
disease　疾病
disease stage　疾病期
disease causality　疾病因果观
direct communications　直接沟通
death rate　死亡率
double blind　双盲
depression　抑郁症
diabetes mellitus, DM　糖尿病
dying　临终
denial of death period　否认死亡期
death　死亡
device management　设备管理
drug management　药品管理

E

early-disease stage　疾病尚未分化期
emotional communication　情感性沟通
education　教育
environmental pollution　环境污染
excessive drinking　酗酒
epidemiology　流行病学
exposure　暴露
experimental study　实验性研究
enabling factor　促成因素
effectiveness evaluation　效果评价
economic management　经济管理

F

family　家庭
family boundary　家庭界限
family role　家庭角色
fuzzy communication　模糊性沟通
family values　家庭价值观
family resources　家庭资源
family life cycle　家庭生活周期
family assessment　家庭评估
family genogram　家系图
family ecomap　家庭社会关系图
family circle　家庭圈
family counseling　家庭咨询
family therapy　家庭治疗
family buffer triangle　家庭缓冲三角
family prevention　家庭预防
fishbone diagram　鱼骨图
fertility rate　生育率
formative evaluation　形成评价
family health record　家庭健康档案
functional management　职能管理

G

goal　总目标
goods management　物品管理

H

health belief model, HBM　健康信念模式
home care　家庭护理
home care　居家照顾
hospice care　临终关怀
home visit　家庭访视
home sickbed　家庭病床
health education　健康教育
health promotion　健康促进
healthy　健康
health education　健康教育学
headache　头痛
hypertension　高血压
health problems directory　健康问题目录
health screening　健康筛查
heat therapy　热疗法

I

illness　病患
indirect communication　间接沟通
intervention　干预
investigation of the current situation　现况调查研究
inquiry　询诊
insomnia　失眠症
immunization　免疫接种
information management　信息管理

K

Knowledge-Attitude-Belief-Practice, KABP 或 KAP 知-信-行

L

long-term care　长期照护
lumbodorsalgia　腰背痛

M

macro world　宏观世界
micro world　微观世界
mechanical communication　机械性沟通
morbidity　发病率
medical model　医学模式
mechanistic medical model　机械论医学模式
maintenance　维持阶段
music intracavitary　音乐疗法

N

non-disease stage　无疾病期
nuclear families　核心家庭
Neuman's health systems model　Neumann 健康系统模式
nursing diagnosis　护理诊断
nursing goals　护理目标
nursing outcomes　护理结果
natural environment　自然环境
noise　噪声
nursing grogram process　家庭护理程序
nursing evaluation　护理评估
nursing plan　护理计划
nursing measure　护理措施
nursing assessment　护理评价
nature philosophical medical model　自然哲学医学模式
nasal feeding　鼻饲

O

obeys the medical behavior　遵医行为
Orem's self-care deficit theory of nursing　Orem 自理缺陷模式
oxyhemoglobin, HbO_2　氧合血红蛋白
occupational hazards　职业性有害因素
occupational disease　职业病
objectives　具体目标
outcome evaluation　结局评价
obesity　肥胖症
osteoarthritiso　骨关节疾病
objective data　客观资料

P

public health nursing　公共卫生护理
patient-centred care　以患者为中心的照顾
personalized care　人格化的照顾
patient　患者
power structure　权力结构
Pender's health promotion model　Pender 健康促进模式
primary prevention　初级预防
prevention　预防
public nuisance　公害
public nuisance disease　公害病
pollutants　环境污染物
proportional mortality indicator, PMI　死亡构成比
patrol　巡诊
palliative medicine　姑息医学
pre-contemplation　无意图阶段
preparation　准备阶段
predisposing factor　倾向因素
process evaluation　过程评价
pain　疼痛
principle of beneficence　有利原则
principle of respect　尊重原则
principle of fairness　公正原则
principle of mutual　互助原则
palliative operation　姑息手术疗法
problem-oriented medical record, POMR　以问题为导向的记录方式
personal health record　个人健康档案
plan　计划
periodic health examination　周期性健康检查

personal management   人员管理
principle of humanitarianism   人道原则
principle of public welfare   公益原则
postpartum visit   产后访视

Q

quality management of community nursing care   社区护理质量管理

R

role expectation   角色期待
role learning   角色学习
role conflict   角色冲突
Roy adaptation model   Roy 适应模式
rehabilitation at home   家庭康复
rational diet   合理膳食
reinforcing factor   强化因素
relaxation therapy   松弛疗法

S

sickness   患病
secondary prevention   二级预防
support   支持
sampling survey   抽样调查
sickness rate   患病率
simple randomization   简单随机分组
stratified randomization   分层随机分组
single blind   单盲

self care   自理
self care deficit   自理缺陷
spiritualism medical model   神灵主义医学模式
social ecological theory   社会生态理论
sleep onse   睡眠始发
sleep maintenance   睡眠维持
sad time   忧伤期
subjective data   主观资料
systematic management   制度管理
scientific research managemen   科研管理

T

trunk families   主干家庭
tertiary prevention   三级预防
triangulation of family therapy   家庭治疗三角
triangle model   三角模式
triple blind   三盲
trauma   创伤

V

visit   出诊

W

World Health Organization, WHO   世界卫生组织
whole-person care   个体化的照顾
wheel model   轮状模式
water pollution   水体污染

郑重声明

高等教育出版社依法对本书享有专有出版权。任何未经许可的复制、销售行为均违反《中华人民共和国著作权法》，其行为人将承担相应的民事责任和行政责任；构成犯罪的，将被依法追究刑事责任。为了维护市场秩序，保护读者的合法权益，避免读者误用盗版书造成不良后果，我社将配合行政执法部门和司法机关对违法犯罪的单位和个人进行严厉打击。社会各界人士如发现上述侵权行为，希望及时举报，本社将奖励举报有功人员。

反盗版举报电话　（010）58581897　58582371　58581879
反盗版举报传真　（010）82086060
反盗版举报邮箱　dd@hep.com.cn
通信地址　北京市西城区德外大街4号　高等教育出版社法务部
邮政编码　100120

护理微信教学平台

护理专业教材均配套建设基于微信的教学平台。您可以打开手机微信，查找公众号"护理专业资源库"，或者扫描教材封底的二维码添加关注。

该微信平台融医护最新信息推送与护理专业资源库教学内容于一身，对应护理专业多门主干课程，可直接查询各知识点、技能点对应的微课、图片、动画、视频、虚拟仿真等全媒体资源，并支持学生在线自测以及错题汇总，能有效服务于移动教学的需求。